Nicolai Worm

Warum Schlafmangel dick und guter Schlaf schlank macht

Nicolai Worm

Warum Schlafmangel dick und guter Schlaf schlank macht

riva

Bibliografische Information der Deutschen Nationalbibliothek:
Die Deutsche Nationalbibliothek verzeichnet diese Publikation in der Deutschen Nationalbibliografie; detaillierte bibliografische Daten sind im Internet über http://d-nb.de abrufbar.

Wichtiger Hinweis
Sämtliche Inhalte dieses Buches wurden – auf Basis von Quellen, die der Autor und der Verlag für vertrauenswürdig erachten – nach bestem Wissen und Gewissen recherchiert und sorgfältig geprüft. Trotzdem stellt dieses Buch keinen Ersatz für eine individuelle Fitnessberatung und medizinische Beratung dar. Wenn Sie medizinischen Rat einholen wollen, konsultieren Sie bitte einen qualifizierten Arzt.
Der Verlag und der Autor haften für keine nachteiligen Auswirkungen, die in einem direkten oder indirekten Zusammenhang mit den Informationen stehen, die in diesem Buch enthalten sind.

Für Fragen und Anregungen:
info@rivaverlag.de

1. Auflage 2016

Nymphenburger Straße 86
D-80636 München
Tel.: 089 651285-0
Fax: 089 652096

Die Originalausgabe erschien 2011 bei systemed unter dem Titel *Die Schlafmangel-Fett-Falle: ... wie Sie trotzdem gesund und schlank bleiben.* © 2011–2014 by systemed Verlag, Lünen. Alle Rechte vorbehalten.
Die Marke LOGI sowie die LOGI-Methode sind für die Systemed GmbH, 44534 Lünen, geschützt.

Redaktion: systemed Verlag, Lünen
Umschlaggestaltung: Karen Schmidt
Umschlagabbildung: www.shutterstock.com
Illustration, Infografik, Layout: A flock of sheep, Lübeck, www.flock-of-sheep.com
Satz: Georg Stadler, München
Druck: Floriancic Tisk d.o.o., Slowenien
Printed in the EU

ISBN Print 978-3-86883-887-9
ISBN E-Book (PDF) 978-3-95971-231-6
ISBN E-Book (EPUB, Mobi) 978-3-95971-232-3

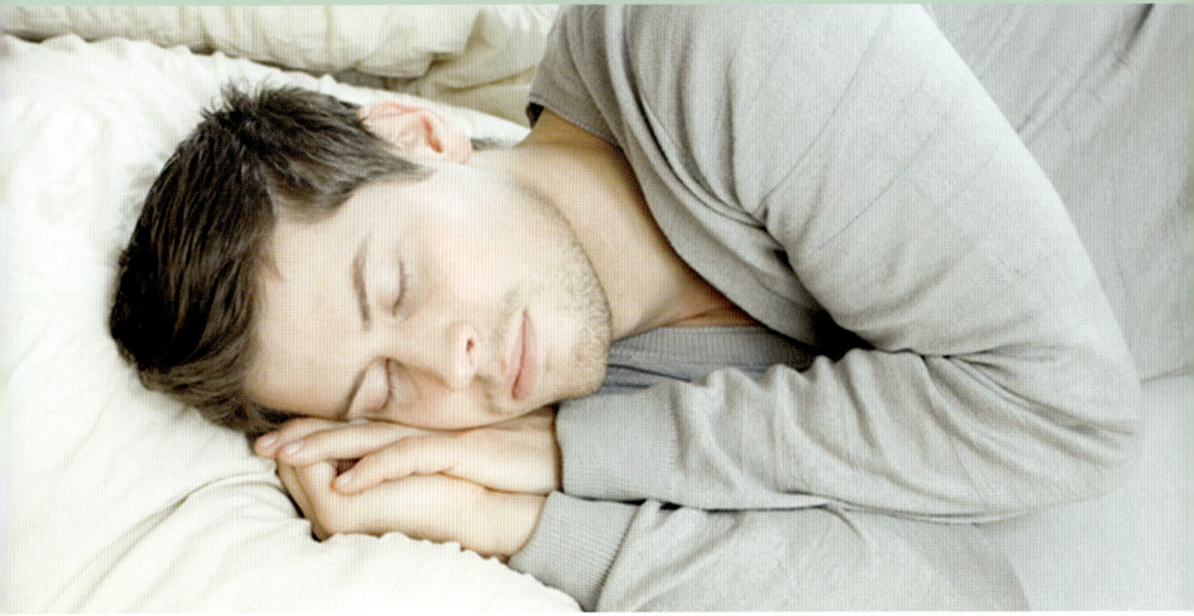

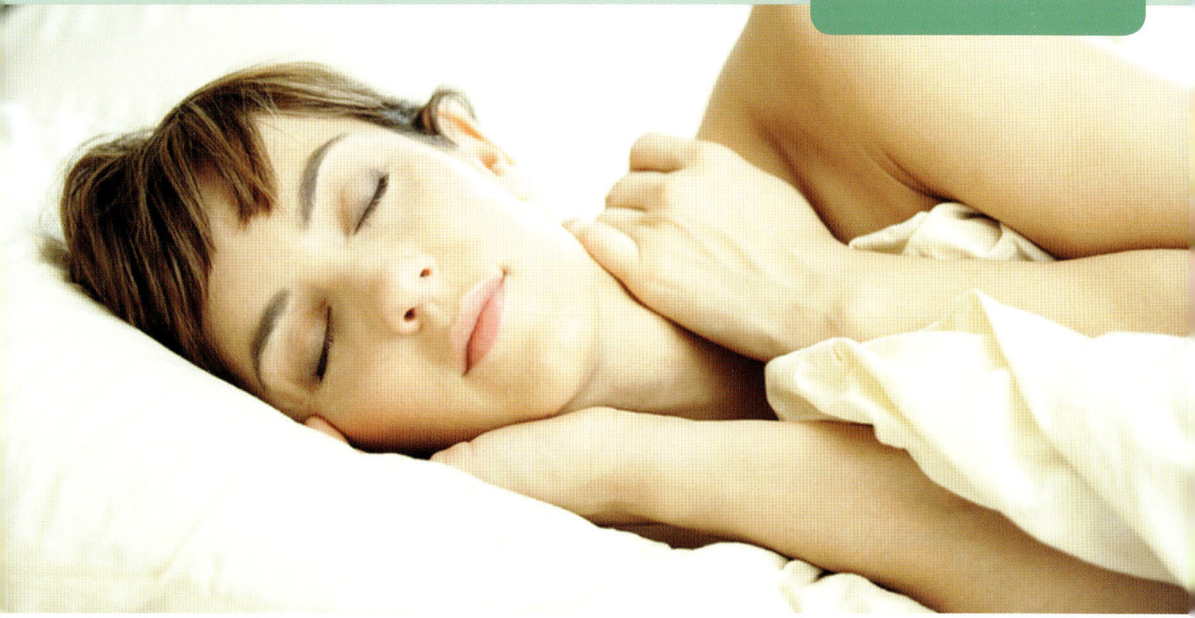

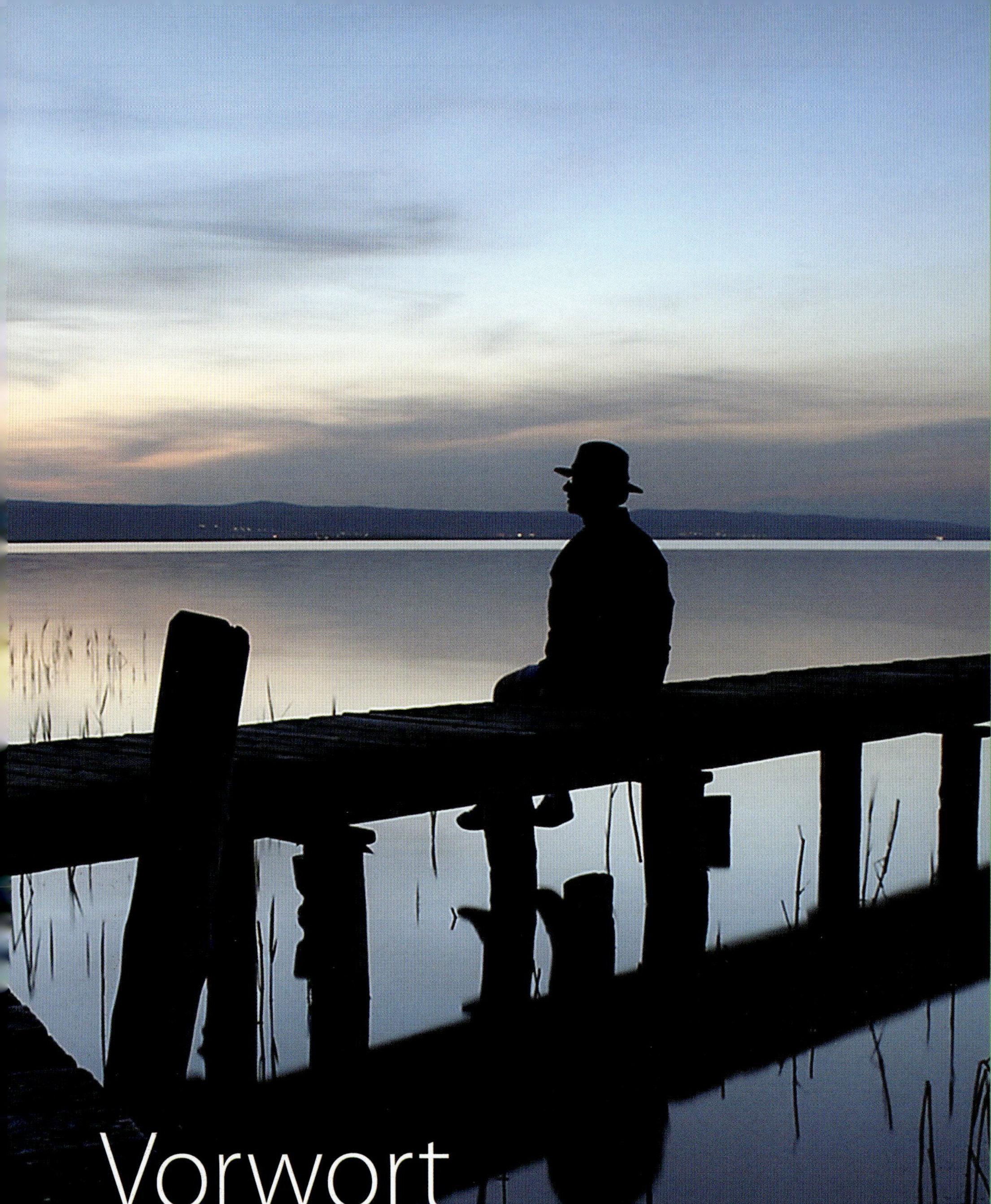

Vorwort

Seit dem Erscheinen der ersten Auflage meines »Schlafbuches« im Jahre 2011 sind bis heute einige Tausend weitere wissenschaftliche Studien und Experten-Kommentare zum Thema veröffentlicht worden. Sie alle bestätigen nicht nur meine damalige Einschätzung, sondern verstärken sie noch: Schlechter und unzureichender Schlaf ist ein enormer, von anderen Bedingungen unabhängiger Risikofaktor für die Entwicklung von Stoffwechselstörungen und Typ-2-Diabetes mellitus bis hin zu Herz-Kreislauf- sowie neurologischen Erkrankungen und Krebs.

Überdies hat sich unzureichender Schlaf als absoluter Dickmacher bestätigt. Bei Männern wird danach eher der Appetit angefacht, bei Frauen eher die Sättigungswirkung des Essens gemindert. Im Endeffekt läuft es aber auf das Gleiche hinaus: Man isst zu viel nach Nächten mit schlechtem oder zu kurzem Schlaf. Die neuen Studien haben bestätigt: Es sind etwa 300 Kilokalorien mehr nach solchen Nächten, und dann isst man vor allem Süßes und Fettiges. Wenn sich solche Nächte häufen oder wenn Schlafprobleme gar chronisch werden, dann muss man sich nicht wundern, dass man immer mehr Körperfett zulegt.

Inzwischen mehren sich auch die wissenschaftlichen Erkenntnisse, dass die heute so weit verbreitete zucker- und stärkereiche, ballaststoffarme Ernährung solche Schlafstörungen fördert. Dies unterstreicht meine Empfehlung in diesem Buch, anstelle von so viel Brot- und Backwaren, Kartoffeln, Reis und Nudeln lieber mehr Gemüse, Salate, Beeren und Pilze als Sättigungsgrundlage zu essen. Auch wird immer deutlicher, dass bestimmte ungesättigte Fett- und Aminosäuren schlaffördernd wirken können und man sich dies im Sinne meiner Empfehlungen zu Nutze machen kann. Man findet sie in natürlichen Nahrungsmitteln, aber auch in speziell zusammengestellten »Schlafdrinks«. Mit besserem Schlaf kann man jedenfalls seine Diätziele effizienter erreichen und die ersehnte Gewichtsreduktion dauerhafter erhalten.

Da Schlafmangel und schlechte Schlafqualität solch große Gesundheitsrisiken darstellen, möchte ich hier einen Gedanken aus der ersten Auflage des Buches noch verstärken. Man muss heute das Dogma in Frage stellen, dass die Einnahme von Schlafmitteln in jeder Form abzulehnen sei. Es gibt unterschiedliche Medikamente mit unterschiedlichem Risikoprofil für Nebenwirkungen. Manche erzeugen Abhängigkeit, andere aber nicht. Jeder, der an chronischem Schlafmangel leidet, sollte sich bei einem erfahrenen Schlafmediziner Rat suchen und eine Abwägung von Nutzen und Risiko mit ihm vornehmen. Sicherlich wäre es für viele risikoärmer, auf sichere Schlafmittel zurückzugreifen, als sich dem nachweislich extrem hohen Risiko von chronischem Schlafmangel auszusetzen.

Noch eine aktuelle Entwicklung möchte ich hier zitieren. Anfang des Jahres 2016 hat die »National Sleep Foundation« in den USA neue Empfehlungen für die Schlafdauer jeder Altersgruppe veröffentlicht.[a] Die Empfehlungen sehen für jede Altersgruppe eine Zeitspanne vor, in der sich die Schlafdauer idealerweise bewegen sollte, sowie eine Stundenzahl, die nicht unter- bzw. überschritten werden sollte.

Für Neugeborene (bis 3 Monate) werden täglich 14 bis 17 Stunden Schlaf empfohlen, bei Säuglingen (4 bis 11 Monate) sind es 12 bis 15 Stunden, bei Kleinkindern (1 bis 2 Jahre) 11 bis 14 Stunden. Im Vorschulalter (3 bis 5 Jahre) werden 10 bis 13 Stunden Schlaf empfohlen, bei Schulkindern (6 bis 13 Jahre) sind es immer noch 9 bis 11 Stunden. Bei Teenagern gilt die Schlafdauer von 8 bis 10 Stunden als ideal. Für Erwachsene werden 7 bis 9 Stunden vorgeschlagen, wobei im Alter über 65 auch 7 bis 8 Stunden Schlaf täglich als ausreichend angesehen werden.

In diesem Sinn wünsche ich den Lesern, dass sie einen guten und ausreichenden Schlaf finden mögen.

München im Januar 2016

Nicolai Worm

a http://www.sleephealthjournal.org/article/S2352-7218(15)00160-6/abstract

01

Gesunder Schlaf

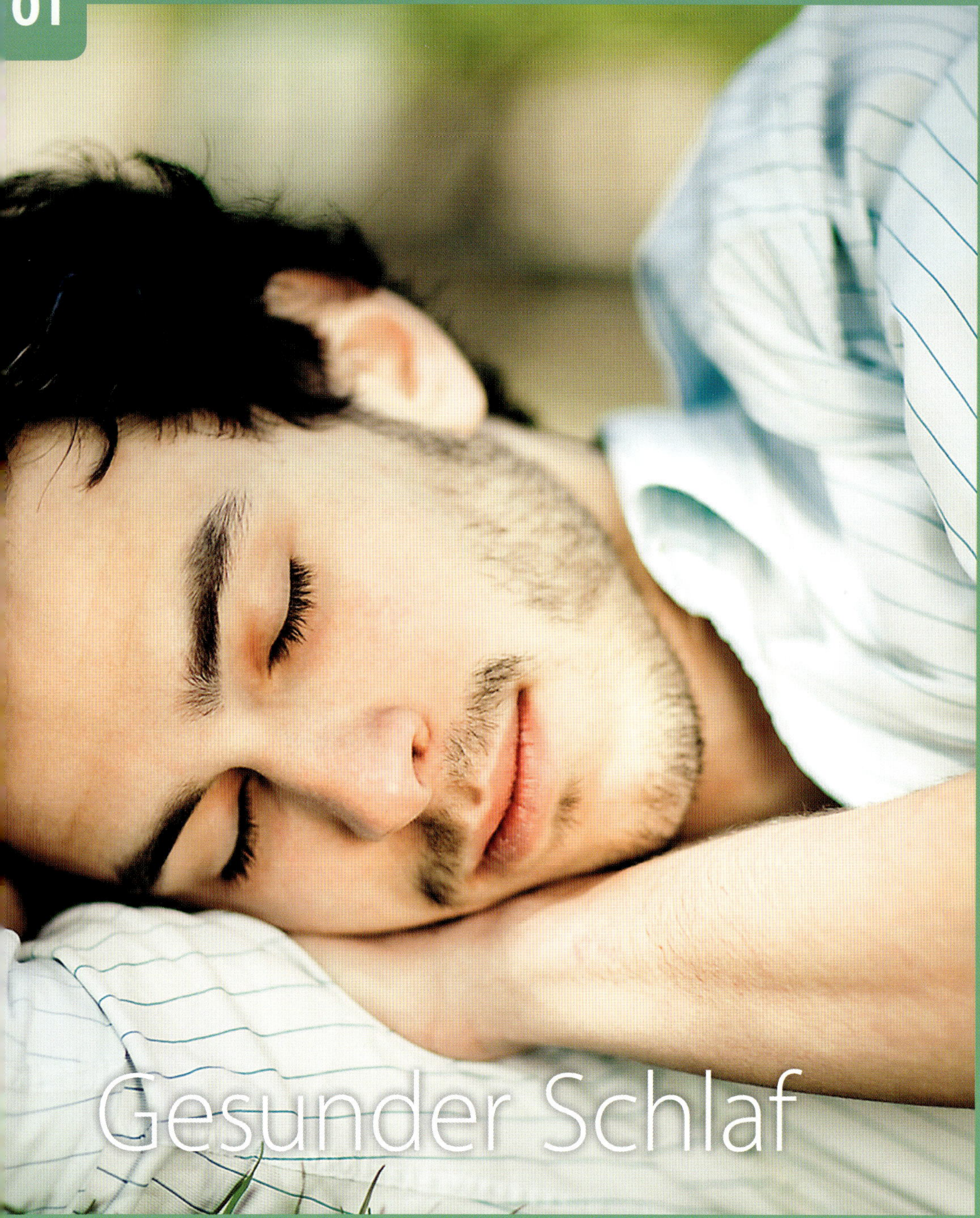

Wie wichtig und erholsam Schlaf für den Körper ist, dürfte jeder aus eigener Erfahrung wissen. Und deswegen können Sie bestimmt auch nachvollziehen, dass Schlafentzug nicht umsonst als effektive Foltermethode gilt. Rasch bricht er die Willenskraft. Und die Leistungsfähigkeit des Organismus nimmt bei Schlafmangel noch schneller ab als bei Durst. Aber warum eigentlich? Was passiert im Schlaf, das ihn so unentbehrlich macht?

> Der Schlaf ist für den ganzen Menschen, was das Aufziehen für die Uhr.
>
> Arthur Schopenhauer

Einige Tatsachen sind schon seit Langem bekannt. So zum Beispiel, dass während des Schlafens viele wichtige Reparatur- und Regenerationsprozesse im Körper ablaufen. Deswegen benötigen die Zellen von Haut, Stoffwechsel und Immunsystem diese – am besten nächtliche – Ruhephase dringend. Außerdem nutzt auch das Gehirn diese Erholungszeit, scheinbar, um die Eindrücke des Tages zu sortieren und gegebenenfalls abzuspeichern. Schlafmangel rächt sich meist umgehend durch Müdigkeit, mangelhafte Konzentrationsfähigkeit und Schwächegefühle. Auch ist der Appetit oft deutlich stärker ausgeprägt als an Tagen nach ausreichender Nachtruhe.

Die Schlafforschung kommt immer neuen Fakten auf die Schliche, die darauf hinweisen, was für eine immense Bedeutung der Schlaf für den Organismus hat.[a] Doch obwohl in den letzten Jahren eine ganze Reihe neuer Erkenntnisse gewonnen wurden, ist immer noch nicht viel darüber bekannt, wie genau wir von der Nachtruhe profitieren und welche Stoffwechselprozesse im Schlaf ablaufen. Klar ist, dass Schlafmangel tödliche Folgen haben kann. Umso alarmierender ist, dass immer mehr Menschen von Einschlaf- und Durchschlafstörungen betroffen sind.

Äußerlich betrachtet befindet man sich während des Schlafs in einem Zustand tiefer Ruhe. Tatsächlich sinkt in manchen Schlafphasen sogar die Gehirnaktivität. Dennoch stellt der Schlaf einen dynamischen und komplexen Prozess dar, was jedoch die angestrebte Entspannung und Erholung des Organismus keineswegs behindert: Während des Schlafens wechseln Tiefschlafphasen und Phasen des REM-Schlafs ab, in denen der Schlaf weniger tief ist und das Gehirn hoch aktiv arbeitet. Die vier Stadien unterschiedlicher Schlaftiefen werden während der Nacht mehrfach in exakt abgestimmter Folge durchlaufen. Diese zyklischen Prozesse werden auch als Schlafrhythmus bezeichnet. Gegen Ende der benötigten Erholungszeit, üblicherweise nach etwa sechs bis sieben Stunden, wechseln sich die unterschiedlichen Schlafphasen in immer kürzeren Abständen ab. Der Anteil der REM-Phasen nimmt erkennbar zu, je intensiver sich der Organismus aufs Erwachen einstellt. Die Kontrolle dieses nächtlichen Geschehens obliegt präzise arbeitenden Mechanismen des zentralen Nervensystems.

a Siehe auch Website der Schlafforscher Dr. T. Müller, Dr. B. Paterok, Prof. Dr. Becker-Carus: www.schlafgestoert.de

Das Wissen über die verschiedenen Schlafphasen verdanken wir in erster Linie dem deutschen Psychiater Hans Berger. Dieser leitete Anfang 1928 erstmals die elektrische Aktivität der Großhirnrinde an der Kopfhaut des Menschen ab. Er nannte dieses Verfahren »Elektroenzephalographie« (EEG). Diese Untersuchungsmethode erlaubte es, die Hirnaktivität auch im Schlaf zu messen. Das EEG offenbarte bald, dass sich das Hirnstrombild eines wachen Menschen deutlich von dem eines schlafenden Menschen unterscheidet. So sind im Schlaf unter anderem große Ausschläge der Hirnwellen zu beobachten, wohingegen das EEG im Wachzustand eher geringe Ausschläge zeigt.

Mittlerweile stehen in der Schlafforschung weitere Methoden zur Verfügung, um über die gesamte Nacht kontinuierlich weitere interessante Parameter zu ermitteln. Neben dem EEG sind das zum Beispiel das Elektrookulogramm (EOG) und das Elektromyogramm (EMG). Die Elektroden des EOG zeichnen die Aktivität der Augäpfel während der Nachtruhe auf, während die Elektroden des EMG die Spannung der Skelettmuskulatur erfassen: Je tiefer der Schlaf, desto geringer ist die Anspannung der Muskulatur. Erst die Kenntnis über diese drei Parameter ermöglichte es, den Schlaf in verschiedene Stadien einzuteilen. Darüber hinaus werden im Schlaflabor unter anderem auch der Herzrhythmus (EKG), der Sauerstoffgehalt des Blutes, die Körpertemperatur, der Atemfluss durch Mund und Nase, die Atmungsbewegung, die Muskelspannung, die Aktivität der Beinmuskulatur und die Änderung der Körperlage aufgezeichnet.

Die Schlafstadien

In abgestimmtem Rhythmus wechseln im Laufe der Nacht die vier verschiedenen Schlafstadien einander immer wieder ab: Die Stadien I bis III des Non-REM-Schlafs (NREM-Schlafs) und die IV. Phase – der REM-Schlaf. REM steht für »rapid eye movements« – schnelle Augenbewegungen. Diese kennzeichnen die Traumphase.

Stadium I: Das Einschlafen

Nach dem Zubettgehen entspannt sich der Körper ganz allmählich. Unterstützt wird dieser Prozess durch Dunkelheit, ein bewusstes Schließen der Augen und gleichmäßiges Atmen. Während dieser Phase sind die Augäpfel noch aktiv, was sogar durch die geschlossenen Lider beobachtet werden kann. Die Muskelspannung ist noch hoch. Nach einigen Minuten setzt bei gesundem Schlaf das Einschlafstadium ein. Dieser Übergang zwischen Wachen und Schlafen kann von bizarren Bildern und Gedanken begleitet sein. Subjektiv empfinden wir dieses langsame Wegdämmern als Dösen. Nicht selten schrecken wir aus diesem nur sehr kurz andauernden Stadium auf, ohne genau sagen zu können, ob wir bereits geschlafen haben oder nicht. Ein gesund schlafender Mensch verbringt durchschnittlich zehn Prozent der Nacht im Zustand des Wachens und im Stadium des Einschlafens. Das Bewusstsein ist in diesen Phasen aktiv.

Stadium II: Der leichte Schlaf

Nach der kurzen Einschlafphase gleiten wir in eine Phase leichten Schlafs. Die Augenbewegungen kommen unter den geschlossenen Lidern zum Stillstand, die Muskelspannung nimmt deutlich ab, und der Organismus schirmt sich gegen äußere Einflüsse ab. Dieses Stadium kennzeichnet den eigentlichen Schlafbeginn. Trotzdem registriert das Bewusstsein noch, was in der Umgebung geschieht. Unter

Umständen genügen leichte Störungen, um uns noch einmal aufschrecken zu lassen. Wenn das passiert, haben wir den Eindruck, noch gar nicht geschlafen zu haben. Das gilt besonders für Menschen, die unter Schlafstörungen leiden. Soweit bekannt, können uns in diesem Zeitfenster grüblerische Gedanken beschäftigen, teilweise sogar noch bis in den Schlaf hinein. In einem solch leichten Schlafstadium verbringen wir ungefähr die Hälfte der gesamten Schlafdauer.

Stadium III: Der Tiefschlaf

Bei ungestörtem Schlafverlauf gleiten wir vom leichten Schlaf ins Stadium des Tiefschlafs. Die Augäpfel sind jetzt ganz ruhig, die Muskulatur ist vollkommen entspannt. Die Körperfunktionen laufen auf Sparflamme oder im Regenerationsmodus. Der Blutdruck sinkt, Atmung und Herzschlag werden noch langsamer. In diesem Stadium reagieren wir kaum bzw. stark verzögert und unwillig auf Geräusche oder Berührungen. Das Bewusstsein ist aber auch in diesem Schlafstadium nicht vollkommen ausgeschaltet. Bedeutsame, lebenswichtige Signale in der Umgebung werden durchaus wahrgenommen. Sie führen zum Erwachen. Bestes Beispiel ist in diesem Zusammenhang der sogenannte Ammenschlaf: Egal, wie tief eine Mutter schläft, das Wimmern ihres Babys lässt sie sofort aufwachen.

Das Immunsystem wird während des Tiefschlafs aktiviert und schüttet vermehrt Wachstumshormone aus. Auf diese Weise übernimmt der Tiefschlaf eine maßgebliche Aufgabe für die körperliche Regeneration. Gesunde Schläfer verbringen ungefähr 20 Prozent der Nacht in diesem Stadium. Mit dem Alter nimmt der Anteil der Tiefschlafphase aber immer weiter ab.

Natürlich unterbrochen

Der Schlaf wird im Laufe der Nacht 20- bis 30-mal für wenige Sekunden unterbrochen. Nicht immer kann man von Erwachen sprechen, aber zumindest erlangt der Schlafende kurz die Schwelle des Bewusstseins. Allerdings unbemerkt, sofern diese Art der Unterbrechungen nicht länger als drei Minuten anhält. Die kurzen Wachphasen ermöglichen es, kontrolliert die Schlafposition zu wechseln oder sich wieder zuzudecken. Da in diesen Momenten das (Unter-) Bewusstsein aktiv ist, fallen wir beim Drehen auch nicht aus dem Bett. Eine Fertigkeit, die das Unterbewusstsein erst erwerben muss. Kleinkindern fehlt dieser Kontrollmechanismus noch, weswegen Kinderbetten mit einem entsprechenden Schutz ausgestattet sein sollten. Doch selbst Erwachsene müssen sich an ein verändertes Format eines neuen Bettes oder eine unbekannte Schlafstätte gewöhnen: Erst wenn das Unterbewusstsein die Maße des Bettes gespeichert hat, ist der Schlummer wieder ungestört, tief und ruhig.

Stadium IV: Der REM-Schlaf

Das vierte Schlafstadium unterscheidet sich deutlich von den ersten drei Stadien. Kennzeichnend und ohne weitere Instrumente nachweisbar ist, dass die Augen sich während des REM-Schlafstadiums schnell bewegen – manchmal sind es nur einzelne, kurze Bewegungen der Augäpfel, manchmal kurze Bewegungsfolgen. Diesen verdankt das vierte Schlafstadium auch seinen Namen. REM steht für Rapid (schnell), Eyes (Augen) und Movement (Bewegungen). Der REM-Schlaf wird auch als Traumschlaf bezeichnet. Wer aus diesem Stadium geweckt wird, berichtet meist, gerade geträumt zu haben. Erwähnenswert ist, dass

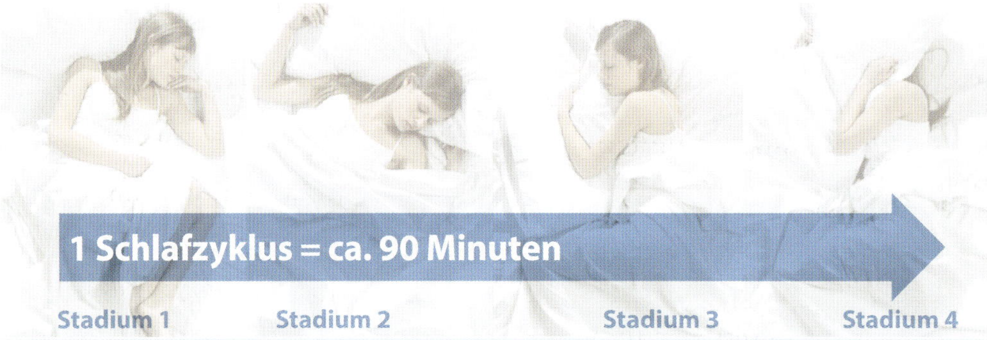

Nach dem Einschlafen (Stadium 1) gleitet man über Stadium 2 in den Tiefschlaf (Stadium 3). Nach etwa 90 Minuten gelangt man in die erste REM-Episode (Stadium 4). Damit ist der erste Schlafzyklus abgeschlossen.

weite Teile der Muskulatur während der REM-Phasen blockiert sind. Dadurch ist der Schlafende wie gelähmt, er befindet sich in einer »Schlafparalyse«. Dieser Zustand wird aktiv vom Gehirn gesteuert, um den Schläfer durch die Unbeweglichkeit daran zu hindern, die geträumten Bewegungen tatsächlich umzusetzen. Denn das könnte nicht nur für seinen Bettgefährten gefährlich werden, sondern auch für den Schläfer selbst.

Die erste REM-Schlafphase beginnt etwa 80 bis 100 Minuten nach dem Einschlafen. Unmittelbar davor endet die erste Tiefschlafphase – meist – abrupt, oft begleitet von einer Veränderung der Körperstellung. Der Körper fällt dann kurz in einen leichten Schlaf, bis innerhalb von Sekunden die Muskelspannung wieder abnimmt und das EEG kleine und schnelle Gehirnströme anzeigt. Dazu treten einzelne oder in rascher Folge mehrere Augenbewegungen auf. Dieses Stadium wird auch als »paradoxer Schlaf« bezeichnet, denn viele Abläufe im Organismus ähneln jetzt jenen im Wachzustand. So sind die Gehirnaktivität und der Herzschlag erhöht, der Blutdruck steigt und die Atmung wird schneller und unregelmäßig. Bei Männern kommt es mit jeder REM-Phase zu einer Erektion, bei Frauen wird die Klitoris stärker durchblutet.

Schlafprofil

Wirklich erholsam wirkt der Schlaf nur, wenn während der Nacht alle Schlafstadien mehrmals durchlaufen wurden. Auch darf die Schlafdauer weder zu gering noch zu lang ausfallen. Ein Schlafzyklus umfasst die Stadien I bis IV und dehnt sich über 90 bis 120 Minuten. Daran schließt sich ein zweiter Zyklus an, es folgen ein dritter und – je nach Gesamtschlafdauer – weitere ein bis drei Schlafzyklen. Den ersten Schlafzyklus dominiert eine lange Tiefschlafphase. Mit zunehmender Schlafdauer verkürzt sich diese dann von Schlafzyklus zu Schlafzyklus zugunsten der Traumphase (REM-Phase). Daraus ergibt sich eine klare Prioritätenverteilung über die Nacht: Zunächst ist der Schlaf friedlich, tief und nahezu traumlos. Je näher das Aufwachen rückt, desto stärker ausgeprägt sind die Traumphasen. In der zweiten Nachthälfte bewegt sich der Schlafende häufiger, steigt die Körpertemperatur an, werden vermehrt Stresshormone ausgeschüttet und sinkt die Weckschwelle. So bereitet sich der Organismus auf das Aufwachen vor. Dank dieser Vorbereitungen werden gesunde Schläfer morgens selten aus dem Tiefschlaf gerissen. Sie starten mit dem Gefühl in den Tag, gut erholt und energiegeladen zu sein. Anders sieht es aus, wenn man mitten in der Nacht oder sehr früh morgens aus dem Tiefschlaf gerissen wird und danach aufstehen muss. Der Start in den Tag fällt dann deutlich schwerer. Dieses methodische Wechselspiel der unterschiedlichen Schlafphasen bezeichnet man übrigens als »Schlafarchitektur«.

Innerhalb der Schlafzyklen wird der Schlaf durch mehr oder weniger kurze Wachphasen unterbrochen. Sind diese kürzer als drei Minuten, erwacht man am folgenden Morgen mit dem Eindruck, durchgeschlafen zu haben. Mit zunehmendem Alter mehren sich die nächtlichen Wachphasen. Und das wird problematisch, wenn diese dann auch länger anhalten: Ältere oder schlafgestörte Menschen erleben die häufigen kurzen Wachphasen in der zweiten, ohnehin weniger erholsamen Nachthälfte als ein stundenlanges Wachliegen. Irgendwann genügt schon das Bewusstwerden des kurzen Erwachens, um Ärger, Ängste oder Sorgen aufkommen zu lassen. Das reißt sie endgültig aus ihrem (Erholungs-)Schlaf: die Ruhezeit wird unsanft und abrupt unterbrochen. Viele Menschen, die davon betroffen sind, schlafen gegen Morgen noch einmal kurz ein, doch nach dem Aufstehen fühlen sie sich wie gerädert, müde und kraftlos.

Wozu schlafen wir?

Die einzige wirklich erwiesene Funktion des Schlafs besteht in seinem »Entmüdungseffekt«. Es werden eine Reihe weiterer Erklärungsansätze diskutiert – die meisten drehen sich um die Auswirkungen des Schlafens auf viele komplexe Gedächtnisprozesse. Ein kurzer Überblick über die wichtigsten dieser Hypothesen.

Die **regenerative Hypothese** besagt, dass der Schlaf der Erholung und Regeneration der Organe dient. Das würde bedeuten, dass er einer Energiesparmaßnahme des Organismus gleichkommt. Diese Schlussfolgerung geht in erster Linie auf die Beobachtung zurück, dass ausgeschlafene Menschen sich leistungsstark und erfrischt fühlen. Und dass der Mensch nach einem erholsamen Schlaf wieder tadellos funktioniert, selbst wenn seine Leistungsfähigkeit am Vortag mit zunehmender Wachdauer immer stärker abgenommen hatte. Es deutet vieles darauf hin, dass der Körper vor allem die Non-REM-Phasen (anabole Phase) nutzt, um Immun- und Nervensystem, Muskeln und Knochen zu stärken und sie fit für die Herausforderungen des nächsten Tages (katabole Phase) zu machen.

Die **psychische Hypothese** verweist auf die Verarbeitung von Eindrücken des Tages als die wichtigste Aufgabe des Schlafs. Demnach ginge es im Schlaf in erster Linie darum, die Geschehnisse der Wachphase zu sortieren, zu prüfen, einzuordnen und zu archivieren bzw. auszusortieren. Kurzum darum, das Gehirn von überflüssigen Informationen zu entrümpeln und Wichtiges dauerhaft zu speichern. Während der REM-Phasen können Erlebnisse – positiver wie negativer Art – in Form von Träumen abschließend verarbeitet werden. Daher rührt wohl die Redensart »Schlaf noch einmal eine Nacht darüber«.

Eine weitere Hypothese misst die größte Bedeutung des Schlafs primär der Gedächtnisbildung zu. Wohl jeder hat schon einmal die Erfahrung gemacht, wie sehr gerade das Kurzzeitgedächtnis unter Schlafmangel leidet. Es ist Teil des Arbeitsgedächtnisses und gleicht in seiner Funktion dem Arbeitsspeicher eines Computers. Dieser Speicher hält in einem aktiven, jederzeit verfügbaren Stadium immer die aktuellsten Informationen bereit. Diese können weiterverarbeitet werden, müssen zur längerfristigen Speicherung aber auf die »Festplatte« – das Langzeitgedächtnis des Rechners – überführt werden.

Unser Kurzzeitgedächtnis scheint von den verschiedenen Schlafphasen unterschiedlich beeinflusst zu werden. Das deklarative Gedächtnis speichert als »Wissensgedächtnis« Tatsachen und Ereignisse, die bewusst abgerufen werden können. Es scheint seine Speicherprozesse vor allem während der Tiefschlafphasen vorzunehmen. Das prozedurale Gedächtnis hingegen profitiert vor allem von langen REM-Schlafphasen. Seine Aufgabe ist es, automatisierte Handlungsabläufe bzw. Fertigkeiten zu speichern; Gehen, Radfahren, Tanzen, Autofahren, Klavierspielen und andere komplexe Bewegungsabläufe sind tief in ihm verankert. Sobald diese gelernt und gut eingeübt sind, können die Ausführungen ohne nachzudenken abgerufen werden. Deswegen wird dieser Teil des Gedächtnisses auch Verhaltensgedächtnis genannt.

Diese gedächtnisstabilisierende Funktion könnte auch erklären, warum der Schlaf mit einer Einschränkung des Bewusstseins verbunden ist. Denn im Zentralnervensystem werden dieselben Prozessoren sowohl für die Speicherung als auch für die akute Verarbeitung von Reizen benutzt. Da dieselben Prozessoren aber nicht gleichzeitig frisch kodierte Gedächtnisinhalte geordnet abspeichern und neu eintretende externe Reize verarbeiten können, findet die eigentliche, geordnete Ablage im Schlaf statt.

Wie viel Schlaf ist gesund?

Nicht zu kurz und nicht zu lang. Was heißt das denn konkret? Wie lange sollte man schlafen, um dem Organismus ein Optimum an Erholung und Regeneration zu gewähren? So pauschal lässt sich das nicht sagen. Denn es gibt wahrlich nicht DIE ideale Schlafdauer. Um eine individuelle Empfehlung abgeben zu können, müssen weitere Faktoren berücksichtigt werden. Unter anderem ist entscheidend, um welchen Schlaftyp es sich handelt.

Tatsache ist, dass die durchschnittliche Schlafzeit in Deutschland sieben Stunden beträgt. Etwa die Hälfte der schlafgesunden Bevölkerung schläft im Durchschnitt sieben bis acht Stunden pro Nacht. Einige Menschen sind von Natur aus Kurzschläfer und fühlen sich bereits nach fünf bis sechs Stunden Schlaf erholt und frisch. Aufgrund ihrer Schlafarchitektur verbringen sie nachweislich dennoch genauso viel Zeit im Tiefschlaf wie Acht-Stunden-Schläfer. Diese geborenen Kurzschläfer sind deswegen auch nach vergleichsweise kurzem Schlaf fit, leistungsstark und ausgeruht. Das gilt natürlich nicht für jene Menschen, die sich zwingen, kurz zu schlafen, ohne die genetische Programmierung dafür zu besitzen.

Es gibt aber auch geborene Langschläfer. Sie benötigen neun bis zehn Stunden gesunden Schlaf, um ausgeschlafen in einen neuen Tag starten zu können. Ein noch größeres Schlafbedürfnis weisen zum einen Säuglinge und Kleinkinder auf, die über den Tag verteilt auf bis zu 18 Stunden Schlaf kommen, und zum anderen ältere Menschen, die vergleichsweise wenig schlafen. Senioren benötigen oft nur noch vier bis sechs Stunden Schlaf pro Nacht und stehen deswegen ziemlich früh am Morgen auf. Dies oft als »senile Bettflucht« bezeichnete Phänomen beeinträchtigt gesunde Schläfer aber nicht, sie sind dann ausgeschlafen.

Durchschnittliches Schlafbedürfnis pro Tag

▪ Neugeborene	bis zu 18 Stunden
▪ 1–12 Monate	14–18 Stunden
▪ 1–3 Jahre	12–15 Stunden
▪ 3–5 Jahre	11–13 Stunden
▪ 5–12 Jahre	9–11 Stunden
▪ Jugendliche	9–10 Stunden
▪ Erwachsene	6–8 Stunden
▪ Schwangere	8+ Stunden

Das individuelle Schlafbedürfnis der Erwachsenen liegt also meist irgendwo zwischen sechs und zehn Stunden pro Nacht. Es ist genetisch vorprogrammiert. Deswegen kann das Schlafbedürfnis auch nicht dauerhaft verändert werden! Wird das individuelle Bedürfnis dauerhaft ignoriert, schläft man stattdessen deutlich kürzer oder länger, steigt damit unwillkürlich das Gesundheitsrisiko. Infolgedessen können leichte gesundheitliche Beeinträchtigungen auftreten oder sich sogar gravierende Störungen entwickeln. Schlafstörungen sollten deswegen ernst genommen und rechtzeitig behandelt werden.

Um herauszufinden, wie viele Stunden Schlaf der Mensch benötigt, um gut zu funktionieren, haben Schlafforscher in zahlreichen Studien gesunde Versuchspersonen untersucht, die unter kontrollierten Bedingungen im Labor vom Schlaf abgehalten wurden. Anhand zahlreicher Parameter wurde ermittelt, welche physiologischen Veränderungen auftreten und welchen Einfluss das auf die körperliche und geistige Leistungsfähigkeit hat.

Der aktuelle Wissensstand lässt sich vorsichtig so zusammenfassen: Ein »Normalschläfer« mit acht Stunden Schlafbedürfnis kann eine Zeit lang auch mit fünf bis sechs Stunden relativ gut auskommen, sofern dieser Schlaf qualitativ gut ist. Unter der Voraussetzung eines regelmäßigen Schlaf-Wach-Rhythmus und eine gesunde Lebensweise verkraften das die meisten Menschen ohne dauerhafte Beeinträchtigungen oder deutliche körperliche Veränderungen. Selbst einschneidende kurzfristige Störungen, wie sie experimentell durch Schlafentzug auf weniger als fünf Stunden erzeugt werden, sind durch ausreichendes Nachschlafen umkehrbar. Die geistige Leistungsfähigkeit ist nach einem nur fünf bis sechs Stunden kurzen Schlaf noch nicht gravierend beeinträchtigt, die Reaktionsfähigkeit wird dadurch allerdings herabgesetzt. Das bedeutet im Alltag vor allem Beeinträchtigungen der Fahrtüchtigkeit. Es ist also keineswegs ein Zufall, dass recht viele Autounfälle ursächlich auf ein Schlafdefizit des Fahrers zurückzuführen sind.

Erwiesen scheint auch, dass bei gesundem Schlaf die Verkürzung der Schlafdauer auf fünf bis sechs Stunden zu höherer Schlafqualität führt: Die Gesamtdauer des biologisch so wichtigen Tiefschlafs bleibt selbst bei dieser reduzierten Schlafdauer vollständig erhalten. Es scheint sogar, dass die Tiefschlafphasen an Länge gewinnen, während sich die leichten Schlafstadien und die REM-Phase verkürzen. Dazu trägt unter anderem bei, dass sich die Einschlafphase verkürzt und der Schlaf seltener unterbrochen wird. Der Organismus gesunder Schläfer ist also in der Lage, den Schlaf effektiver zu gestalten.

Bei ansonsten gesundem Schlaf kann der Körper kurze Nächte vorübergehend ausgleichen, ohne dass es zu gesundheitlichen Störungen kommt. Anders ist dies bei einer stark verkürzten Schlafdauer von weniger als fünf Stunden und Schlafstörungen. Wer schlecht schläft bzw. kurz und schlecht schläft, entwickelt aufgrund solcher Schlafstörungen körperliche und psychische Probleme!

Anders ist es, wenn die Schlafqualität nachlässt. Wird der Schlaf oberflächlich, kann er schon durch schwache Störfaktoren unterbrochen werden und der Schlaf-Wach-Rhythmus wird instabil. Tagsüber stellt sich immer öfter das Bedürfnis ein, ein Nickerchen zu halten. Schlafen wird zum Problem. So sehr, dass sich sogar Ängste einstellen können, überhaupt zu Bett zu gehen.

Zwischen dem 30. und 40. Lebensjahr kann die Schlafqualität spürbar nachlassen. Irgendwann gesteht man sich dann ein, nachts immer öfter zu erwachen. Ursächlich können dafür unterschiedlichste psychische, physische oder sonstige Umstände verantwortlich sein. Beispielsweise das Alter, ein besonderes berufliches Engagement in dieser Lebensperiode, hohe familiäre Anforderungen, Stress und andere seelische Belastungen.

> Wer schlafen kann, darf glücklich sein.
>
> Carl Zuckmayer

Darüber hinaus zum Beispiel auch Schlafapnoe, das Restless-Legs-Syndrom, eine ungünstige Schlafumgebung, Schichtarbeit oder eine wenig schlaffreundliche Alltagsgestaltung. Auch Frauen im Klimakterium erfahren oft eine bedeutende Abnahme ihrer Schlafqualität. Mit fortschreitendem Alter sinkt die Schlafdauer oft immer weiter und auch die Schlafarchitektur wandelt sich. So verkürzen sich die Tiefschlaf- und REM-Schlafphasen, die nächtlichen Schlafunterbrechungen nehmen zu. Viele ältere Menschen erreichen das Stadium des Tiefschlafs kaum noch. Sollte es sich dabei wirklich um typische, biologisch bedingte Alterungsprozesse handeln, wirft das die Frage auf, welche Vorteile diese Veränderung des Schlafs haben könnte. Sie ist bislang ungeklärt. Wichtig ist, festzuhalten, dass ältere Menschen sich durch diese Form der Schlaflosigkeit nicht zwangsläufig beeinträchtigt fühlen. Gerade jene, die körperlich aktiv und geistig fit sind, sich Ziele und Aufgaben setzen und ihren Tagesablauf mit Unternehmungen ausfüllen, schlafen meist viel besser als Gleichaltrige mit einer vergleichsweise freudlosen, monotonen und bequemen Alltagsgestaltung.

Unter der Schlafarchitektur versteht man den Wechsel der unterschiedlichen Schlafphasen im Verlauf des Schlafs. Eine gute Schlafarchitektur ist ausschlaggebend für die Regenerationsfähigkeit des Organismus.

Wann Schlafmangel gefährlich wird

Da sich die folgenden Kapitel mit den gravierenden Auswirkungen von Schlafmangel und Schlafstörungen auf die Gesundheit beschäftigen, sei noch einmal ausdrücklich darauf hingewiesen, dass es nach aktuellem Wissensstand nicht zu dauerhaften Beeinträchtigungen kommt, wenn ansonsten gesund schlafende Menschen hin und wieder oder auch eine kurze Zeit lang ihrem natürlichen Schlafbedürfnis nicht gerecht werden! Deren größtes Problem ist nach Nächten mit wenig Schlaf die Müdigkeit am darauf folgenden Tag. Schon infolge von ein oder zwei aufeinanderfolgenden Nächten mit zu wenig Schlaf treten tagsüber kurze Schlafattacken auf, während derer das Gehirn schlagartig in einen kurzen Tiefschlaf fällt. Im Straßenverkehr kann das besonders dramatische Folgen haben.

Wer hingegen andauernd zu kurz oder schlecht schläft oder wenn gar beides zutrifft, muss allerdings schon mit einschneidenden gesundheitlichen Folgen rechnen. Um zu beurteilen, ob Schlafmangel vorliegt oder nicht, genügt es nicht, die Anzahl der Schlafstunden zu kontrollieren. Vielmehr sollten die Stabilität des Schlafprofils und die Anpassung an den individuellen biologischen Rhythmus untersucht werden. Dies sind die beiden Faktoren, die entscheidend für die körperliche und geistige Leistungsfähigkeit sind.

Leseempfehlung:

Die Texte in diesem Kapitel sind in enger Anlehnung an die Aussagen und Ergebnisse der Schlafforscher Dr. T. Müller, Dr. B. Paterok, Prof. Dr. Becker-Carus auf deren Website www.schlafgestoert.de verfasst.

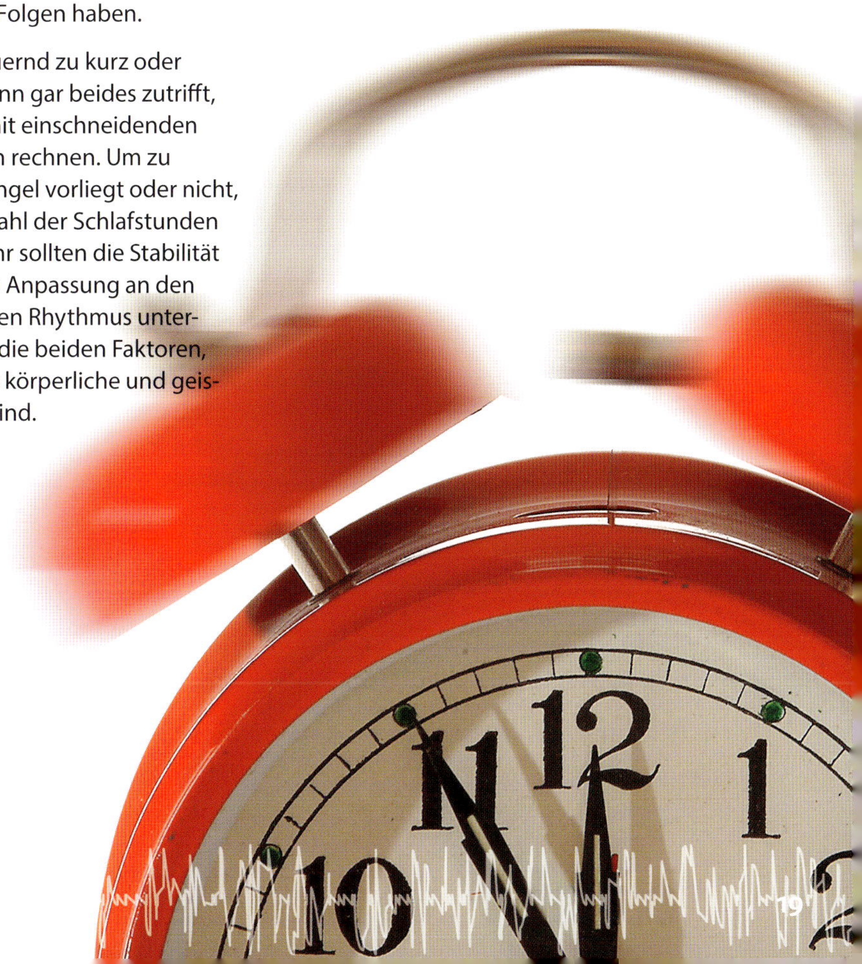

(Quelle: Dr. Tilman Müller, www.schlafgestoert.de)

Schlafmythen und deren Auflösung

Abschließen möchte ich die einführenden Erklärungen mit einer Auflösung der wichtigsten Schlafmythen in Anlehnung an die Schlafforscher Dr. T. Müller, Dr. B. Paterok, Prof. Dr. Becker-Carus.

Mythos: Der Schlaf vor Mitternacht ist der beste.

Irrtum! Fakt: Frühes Zubettgehen führt in der Regel zu frühem Erwachen. Das erste Drittel des Schlafs ist durch einen hohen Tiefschlafanteil geprägt, tritt aber weitgehend unabhängig von der Tages- bzw. Nachtzeit des Einschlafens auf.

Mythos: Der Großteil der Nacht besteht aus Tiefschlaf.

Irrtum! Tatsächlich findet sich Tiefschlaf nur in der ersten Hälfte der Nacht und macht insgesamt maximal 15 bis 20 Prozent der Nacht aus. 50 Prozent der Nacht bestehen aus Leichtschlaf.

Mythos: Acht Stunden Schlaf sind notwendig, um erholt zu sein.

Irrtum! Tatsächlich ist die Schlafdauer individuell sehr unterschiedlich. Es gibt Kurzschläfer, die mit nur vier bis fünf Stunden Schlaf pro Nacht auskommen. Auch normale Acht-Stunden-Schläfer können ihre Schlafdauer häufig relativ unproblematisch auf fünf bis sechs Stunden verkürzen.

Mythos: Der Schlaf verläuft nach dem Einschlafen gradlinig abfallend bis zu seinem tiefsten Punkt, um dann langsam bis zum Erwachen am Morgen wieder anzusteigen.

Irrtum! Tatsächlich ist Schlaf ein aktiver, in 90-Minuten-Zyklen ablaufender Prozess.

Mythos: Wer gut und gesund schläft, wacht nachts nicht auf.

Irrtum! Tatsächlich ist es physiologisch sinnvoll und charakteristisch für einen gesunden Schlaf, dass dessen Verlauf mehrmals kurz unterbrochen wird.

Mythos: Nach einer schlechten Nacht muss der Schlaf in der darauf folgenden Nacht durch eine längere Schlafdauer nachgeholt werden.

Irrtum! Fakt ist, dass der Körper verlorenen Schlaf durch eine bessere Schlafqualität ausgleicht und nicht durch eine längere Schlafdauer.

Mythos: Das Befinden am Tage ist ausschließlich von der Qualität des Nachtschlafs abhängig. Wenn ich eine Nacht schlecht geschlafen habe, muss ich mich am folgenden Tag schonen.

Irrtum! Tatsächlich ist das Befinden am Tag von einer Vielzahl von Faktoren abhängig. Schlechter Schlaf kann schnell zur Ausrede herangezogen werden, warum man sich schlecht fühlt. Wer regelmäßig gut schläft und nur hin und wieder zu wenig Schlaf bekommt, braucht um seine Leistungsfähigkeit am Folgetag nicht zu fürchten. Darüber hinaus wäre es falsch, sich zu schonen, denn die ausreichende Tagesaktivität stellt eine notwendige Bedingung für einen gesunden Nachtschlaf dar.

Mythos: Im Laufe des Tages nimmt die Müdigkeit stetig zu.

Irrtum! Tatsächlich schwankt die Müdigkeit in einem etwa vierstündigen Rhythmus.

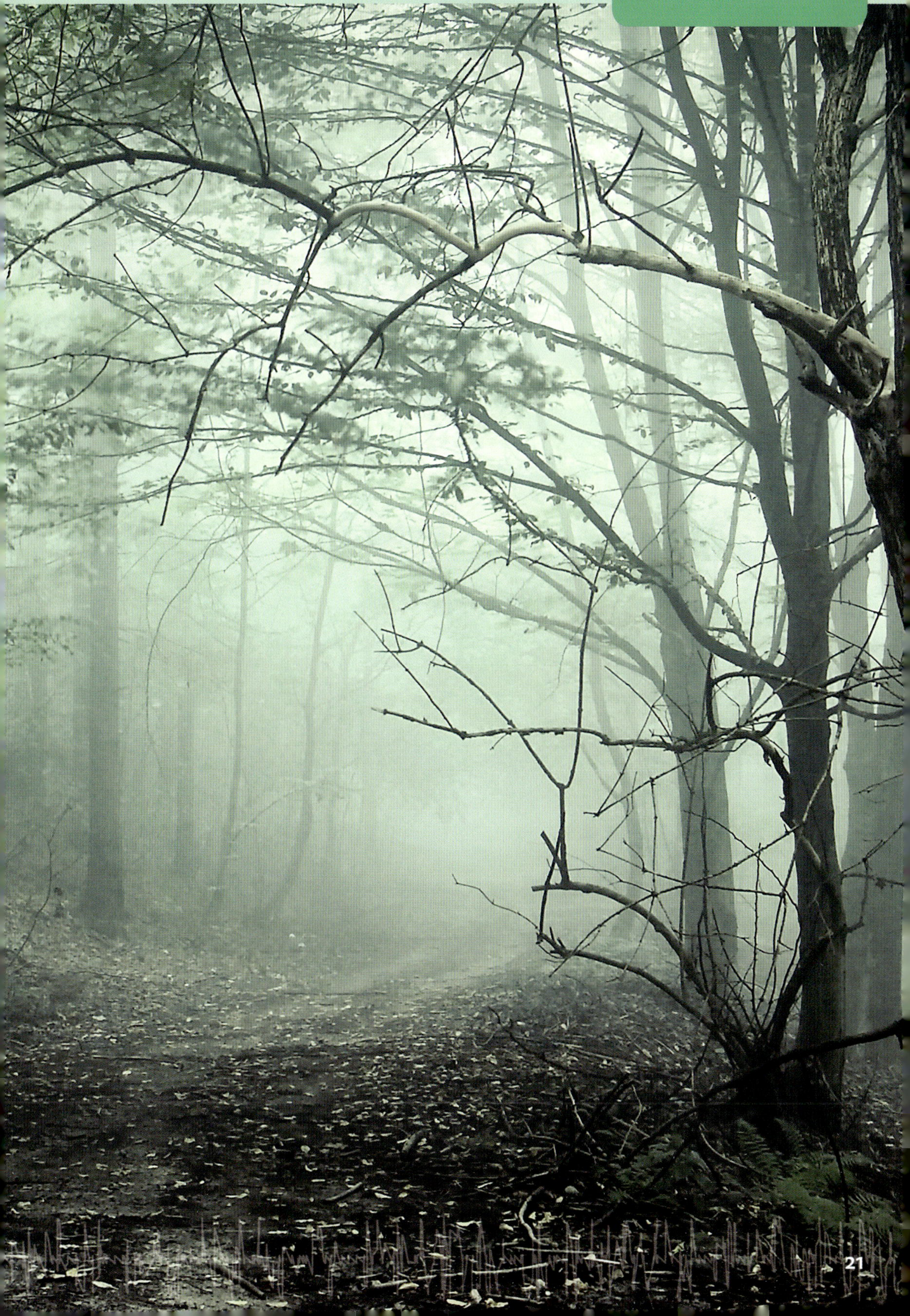

02

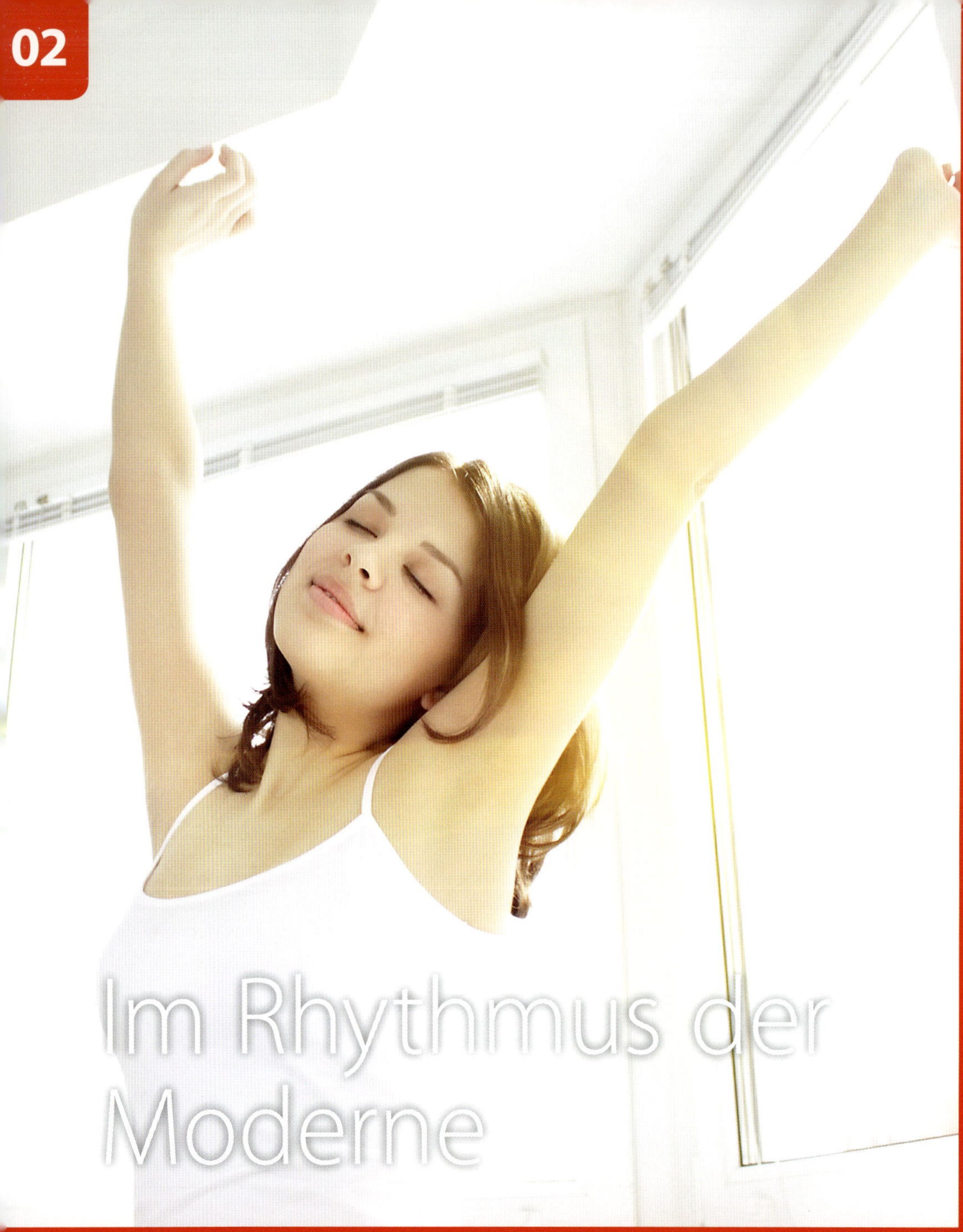

Im Rhythmus der Moderne

»Taktlos durch den Tag zu gehen widerspricht nicht nur unseren Konventionen, sondern auch unserer Biologie. Wir sind nun einmal Rhythmuswesen. Und das besagt, wir sind im Gegensatz zu Maschinen nicht auf kontinuierliche Leistung, auch nicht auf eine längere Arbeitsleistung eingestellt, sondern wir leben und arbeiten im Rhythmus. Nur im Takt bleiben wir intakt.«

So bringt es Professor Jürgen Zulley, einer der bekanntesten Schlafforscher Deutschlands, von der Universität Regensburg auf den Punkt.

Unsere innere Uhr ist tief in uns verankert. Seit Jahrtausenden tickt sie im gleichen Rhythmus: Ihr 24-Stunden-Takt wird durch die Rotation der Erdkugel vorgegeben. Aus dem damit einhergehenden Hell-Dunkel-Wechsel ergibt sich eine natürliche Abfolge von Tag und Nacht, die als externer Faktor ganz entscheidend an der Steuerung vieler unserer Körperfunktionen beteiligt ist.[1] Der natürlich immer wiederkehrende Wechsel von Licht und Dunkelheit im 24-Stunden-Takt – von Sonnenaufgang zu Sonnenaufgang – wird als zirkadianer Rhythmus bezeichnet.

Der Lichtreiz des Sonnenlichts synchronisiert unsere biologische Uhr ein Leben lang. Und sie reguliert auch die Physiologie des Körpers entscheidend mit. So sind beispielsweise die Körpertemperatur, die Ausschüttung von Wachstums- und Stresshormonen, die Herzfrequenz und der Blutdruck tageszeitabhängig. Auch wenn Sie beispielsweise Tag für Tag sogar ohne Wecker etwa zur gleichen Zeit erwachen, geht dies auf Ihre innere Uhr zurück.

Trotz der Orientierung am Tag-Nacht-Wechsel hat jeder Mensch seinen ganz persönlichen Biorhythmus. Bekanntlich unterscheidet man »Lerchen« von »Nachteulen«, also Menschen, deren Leistungsfähigkeit schon morgens hoch ist, von jenen, die erst abends so richtig aufdrehen.

Der wesentliche Taktgeber ist jedoch das Licht. Allerdings reagiert der menschliche Organismus nur auf Lichtquellen, die wie das natürliche Tageslicht mit einer Intensität von mindestens 2.500 Lux scheinen. Selbst bei bedecktem Himmel erreicht die Lichtintensität unter freiem Himmel 8.000 Lux, bei strahlendem Sonnenschein sogar etwa 300.000 Lux. Eine künstliche Innenraumbeleuchtung erreicht diese Werte nur in den seltensten Fällen.

Zusätzlich wirken weitere, ganz individuell geprägte Taktgeber, wie etwa soziale Kontakte, der Turnus unserer Tagesaktivitäten sowie der Zeitpunkt der Mahlzeiteneinnahmen.[1] Alle diese Faktoren zusammen prägen den individuellen Biorhythmus. Das ist mittlerweile anerkannt. Nur im Gleichklang mit dem eigenen natürlichen Biorhythmus lebt es sich so richtig gut. Wer die innere Uhr ignoriert, hat ein höheres Risiko zu erkranken und gerät öfter in soziale Konflikte. Wissenschaftler gehen sogar davon aus, dass eine Vielzahl von Katastrophen, hinter denen »menschliches Versagen« steckt, auf ein solches Leben gegen selbige zurückzuführen sind.

Beispiele typischer Beleuchtungsstärken

▪ Sommertag in der Sonne	100.000 lx
▪ trüber Sommertag	20.000 lx
▪ Sommertag im Schatten	10.000 lx
▪ Operationssaal	10.000 lx
▪ bedeckter Wintertag	3.500 lx
▪ Fußballstadion	1.400 lx
▪ TV-Studio	1.000 lx
▪ Büro-/Zimmerbeleuchtung	500 lx
▪ Flurbeleuchtung	100 lx
▪ Straßenbeleuchtung	10 lx
▪ Kerze ca. 1 Meter entfernt	1 lx
▪ Vollmondnacht	0,25 lx
▪ Nachthimmel (Neumond)	0,001 lx
▪ bewölkter Nachthimmel	0,00013 lx

Im Takt der inneren Uhr

Bei einem Großteil der Menschen sinkt die Körpertemperatur zum Abend hin unmerklich ab. Damit setzt eine natürliche Müdigkeit ein. In den frühen Morgenstunden erreicht die Körpertemperatur dann ihren tiefsten Punkt, bevor sie langsam wieder ansteigt und am Nachmittag ihren Höhepunkt erreicht. Diese Schwankung um etwa ein Grad Celsius im Laufe eines 24-Stunden-Tages scheint gering – doch die physiologischen Auswirkungen sind bedeutend! So schüttet zum Beispiel die Zirbeldrüse im Gehirn umso mehr des Schlafhormons Melatonin aus, je weiter die Körpertemperatur absinkt: Der Melatoninspiegel steigt kurz nach Einsatz der Abenddämmerung rapide an und fällt vor der Morgendämmerung wieder ab. Wer erst in den frühen Morgenstunden zu Bett geht, wird aufgrund des zirkadianen Rhythmus meist schon nach sehr kurzer Zeit wieder wach. Denn das Ansteigen der Körpertemperatur und die sinkende Melatoninkonzentration leiten trotz Schlafmangel den Aufwachprozess ein. Und wer sich nachts hellem Licht aussetzt, sei es bereits vor dem Zubettgehen oder beim nächtlichen Erwachen, kann anschließend nur schlecht einschlafen, weil die Helligkeit zur rasch eintretenden Hemmung der Melatoninausschüttung führt.

> Der Versuch vorzuschlafen, indem man sich einfach früher ins Bett legt, wird mit hoher Wahrscheinlichkeit misslingen. Denn die innere Uhr ist dann noch nicht auf Schlafen eingestellt, die Körpertemperatur noch zu hoch und man ist aufgrund des Biorhythmus noch fit. Statt bald einzuschlafen, wälzt man sich mit hoher Wahrscheinlichkeit unruhig im Bett hin und her.

Unser eingespielter Schlaf-Wach-Rhythmus kann nicht einfach unterbrochen werden. Selbst nach einer völlig schlaflosen Nacht verschwindet die quälende Müdigkeit in den Vormittagsstunden zumindest für eine Weile und kehrt wahrscheinlich erst nach dem Mittagessen wieder, dann allerdings verstärkt. Denn uns alle überkommt im Vier-Stunden-Rhythmus ein kleines Tief. Das wäre jeweils ein guter Zeitpunkt für ein kleines Nickerchen. Einige Studien deuten darauf hin, dass ein Mittagsschlaf im Tagesablauf vorgesehen ist.

Längst ist aber auch erwiesen, dass nicht jeder Mensch schon sehr früh am Morgen seine optimale Betriebstemperatur erreicht. Manche sind einfach so früh noch nicht richtig wach und dementsprechend weder leistungsfähig noch besonders kommunikationsfreudig. Ein Umstand, der entschuldigt werden sollte – auch wenn es vielen unbegreiflich ist – da es nachweislich Morgen- und Abendtypen gibt: Der freiwillige Frühaufsteher ist bereits in den frühesten Morgenstunden gut gelaunt und leistungsfähig. Der Abendtyp läuft hingegen teilweise erst in den frühen Nachtstunden zur Hochform auf. Schätzungsweise jeweils 15 Prozent der Bevölkerung gehören zu einem dieser beiden Chronotypen. Es liegt also in den Genen und wird darüber hinaus auch durch das Alter bestimmt, ob Lerche oder Eule. Diese unterscheiden sich gravierend in ihren Gewohnheiten, was den Zeitpunkt des Zubettgehens und Aufstehens angeht. Und auch darin, ob sie eher am Vormittag oder am Nachmittag besonders wach sind. Einfach umpolen lassen sich solche Menschen nicht![1]

Aus dem Takt …

So unantastbar der individuelle Rhythmus auch ist, lässt sich der Taktgeber doch durch Manipulation erheblich aus dem Rhythmus bringen. So verwirrt es den Takt definitiv, wenn man um zwölf Uhr mittags München im Flieger nach New York verlassen hat und nach neun Stunden Flug um 16 Uhr am John-F.-Kennedy-Flughafen landet. Im Grunde ist es für den Organismus ja bereits 21 Uhr und er läutet die abendliche Müdigkeit ein. Aber die Freunde wollen noch feiern, die Stadt will erkundet werden, die Gastgeber warten … – Und so zeigt die Uhr am Times Square Mitternacht, während die innere Uhr noch im heimatlichen Rhythmus tickt und darauf programmiert ist, jetzt das morgendliche Aufwachen einzuleiten. Lernfähig wie unser innerer Zeitgeber ist, passt sich der Körper innerhalb weniger Tage an den neuen Rhythmus an. Und genau da steht für die meisten Menschen schon wieder der Rückflug an.

Übrigens ist der Jetlag noch stärker ausgeprägt, wenn man nach Osten fliegt. Denn die Zeitverschiebung bei einem Flug nach Osten entspricht einer Tagesverkürzung. Eine solche verursacht deutlich stärkere Störungen als ein Flug nach Westen, der einer Verlängerung des Tages entspricht. Der Körper gewöhnt sich nach einem Flug gen Westen um 20 Prozent schneller an die neue Tageszeit. Im Schnitt benötigt das Organsystem jeweils etwa 24 Stunden, um zwei Stunden Zeitverschiebung zu kompensieren. Jeder, der schon einmal eine Fernreise unternommen hat, wird dieses klassische Phänomen eines desynchronisierten zirkadianen Rhythmus schon einmal erlebt haben.

Die schlaflose Gesellschaft

Doch auch in Hinblick auf unseren Biorhythmus und die persönliche Leistungsfähigkeit im Tagesverlauf fordert das moderne Leben einen Tribut. In unserem gesellschaftlichen Kontext müssen die meisten sowohl die Arbeitswelt wie auch das Privatleben möglichst effizient und effektiv gestalten. Dynamische Menschen erhalten Anerkennung, andauernde Aktivität und Leistungsbereitschaft werden vorausgesetzt. Andere arbeiten bei hohem Engagement oder aufgrund von Notwendigkeit bis spät in die Nacht am Bildschirm. Ausgleichend werden alle erdenklichen Freizeitangebote genutzt, die meisten stehen ja zeitlich unbegrenzt zur Verfügung. Selbst wer allein zu Haus ist, findet zeitlich unbegrenzten Zugang zu abendlicher Unterhaltung bei Computerspielen und Internetaktivitäten oder TV-Unterhaltung. Und diese wird oft im Schlafzimmer konsumiert. All das fördert die Entstehung von Einschlafstörungen. Zudem tragen die vielseitigen Möglichkeiten zu jeder Tages- und Nachtzeit dazu bei, dass Wachen und Schlafen zu den unterschiedlichsten Tageszeiten stattfindet. Und vielfach nicht entsprechend dem natürlichen Biorhythmus.

Risikofaktor Technik

Besonders problematisch in Hinblick auf die Entwicklung von Schlafstörungen sind offenbar LED-Bildschirme, die bei Fernsehgeräten wie auch als Computermonitor immer beliebter werden. Dank ihrer LED-Dioden (Light Emitting Diodes) anstelle klassischer Leuchtstoffröhren, garantieren solche Bildschirme ein größeres und natürlicheres Farbspektrum. Weil sie mit einer Wellenlänge von 464 Nanometern arbeiten, geben sie verstärkt genau das blaue Licht ab, das den Tag-Nacht-Rhythmus unmittelbar beeinflusst: Das Licht dieser Wellenlänge unterdrückt die Ausschüttung des Schlafhormons Melatonin. Was durchaus erwünscht sein kann, denn wer vor solch einem Bildschirm sitzt, arbeitet deutlich schneller und fühlt sich wacher. Schlafforscher der Universitären Psychiatrischen Kliniken Basel und Kollegen des Fraunhofer-Instituts für Arbeitswirtschaft und Organisation in Stuttgart haben herausgefunden, dass Probanden bei Aufmerksamkeitstest deutlich besser abschnitten, wenn sie diese an LED- statt an LCD-Bildschirmen absolvierten. Doch genau diese Auswirkungen auf den Schlaf-Wach-Rhythmus können Schlafstörungen verursachen. Deswegen werden mittlerweile Forderungen nach Monitoren und Bildschirmen laut, deren Wellenlängenprofil sich individuell programmieren lässt. Die Reduktion des blauen LED-Lichts bei abendlicher Nutzung entspräche dann einer Art »Gute-Nacht-Modus«.[2, 3]

Doch selbst wenn Kinder und Jugendliche ihre Computerspiele vor einem herkömmlichen Bildschirm ausüben, führt dies zu Schlafstörungen. Nachweislich verlängert die Spielaktivität die Einschlafzeit, wohingegen sich die REM-Phasen während der Nacht verkürzen. Und auch bei allen Menschen, die bis spät in die Nacht vor einem alten TV-Röhrengerät sitzen, treten diese Effekte in ähnlicher Weise auf. Generell fördert exzessive TV-Berieselung Ein- und Durchschlafprobleme. So ist ein Fernsehkonsum von mehr als drei Stunden pro Tag im Alter von 14 Jahren ein anerkannter Risikofaktor für Schlafstörungen im jungen Erwachsenenalter. In vielen Fällen konnten die so verursachten Beeinträchtigungen des Nachtschlafs für schlechte Schulleistung, für körperliche Fehlentwicklung, Haltungsschwäche und Übergewicht mitverantwortlich gemacht werden.[4]

Junge Menschen sind die bedeutendste Risikogruppe für Autounfälle durch Übermüdung und Einschlafen am Steuer. Es existieren zahlreiche Belege für den Zusammenhang zwischen spätem Einschlafen bzw. Schlafmangel und Konzentrationsstörungen bzw. psychischen Auffälligkeiten. Mehrere Studien bewiesen beispielsweise, dass sich Aufmerksamkeit und Leistungsfähigkeit der Schüler bei einem späteren morgendlichen Schulbeginn deutlich verbessern.[5] Doch diese Erkenntnisse werden bei den Zeitplänen, nach denen sich Jugendliche im Alltag richten müssen, kaum berücksichtigt

Und noch eine Errungenschaft unseres modernen Lebens beeinträchtigt die Schlafqualität. Die Rede ist von den beliebten Mobiltelefonen, die nur in Deutschland »Handy« genannt werden. Mehrere Studien konnten belegen, dass die Verwendung von Mobiltelefonen vor dem Zubettgehen sowohl die Qualität des Schlafs herabsetzen wie auch Kopfschmerzen, Konzentrationsstörungen sowie Depressionen auslösen kann. Es wird diskutiert, dass dafür die von ihnen ausgehende Strahlung von 884 MHz verantwortlich ist. Diese aktiviert das Stresssystem des Gehirns und erhöht dadurch die Konzentration des Telefonierenden – allerdings über die Dauer des Telefonats hinaus, was zu Schlafproblemen führt.[6-8]

Wenn die Sonne nicht mehr scheint

Die schleichende Veränderung unseres Lebensstils öffnet weiteren Faktoren die Tür, unser Leben gegen unseren zirkadianen Rhythmus immer weiter auf die Spitze zu treiben. Einen besonders gravierenden Einschnitt in unsere Lebensqualität stellt die Tatsache dar, dass wir uns vorwiegend in Innenräumen aufhalten. Damit entziehen wir uns immer stärker dem Sonnenlicht und erfahren in geschlossenen Räumen nur eine Lichtintensität von maximal 500 Lux. Unserer inneren Uhr bereitet das allergrößte Schwierigkeiten, denn sie ist auf die regelmäßige Justierung durch natürliches Tageslicht angewiesen, um im Takt zu bleiben. Unser zirkadianes System empfindet den seltenen Aufenthalt unter freiem Himmel genauso, als lebten wir dauerhaft in Dunkelheit.[5]

Auch dieser Umstand trägt dazu bei, dass Schlafprobleme unter Berufstätigen weit verbreitet sind. Laut aktuellem DAK-Gesundheitsreport 2010[a] sind derzeit vier Millionen Erwerbstätige in Deutschland von schweren Schlafstörungen betroffen. Eine DAK-Umfrage kam zu dem Ergebnis, dass Schlafstörungen neben Kopfschmerzen zu den häufigsten gesundheitlichen Beschwerden gehören. Außerdem verdeutlichte sie, dass erholsamer Schlaf nicht nur das subjektive Wohlbefinden und das Lebensgefühl stärkt, sondern zugleich eine wichtige Voraussetzung für die berufliche Leistungsfähigkeit in unserer Arbeitsgesellschaft ist. Schlafstörungen verursachen neben den unmittelbaren Folgen für die Betroffenen kostenträchtige Schäden für die Wirtschaft, da sie zu hohen Produktivitätsverlusten und Arbeitsunfällen führen. Doch obwohl weitreichende Untersuchungen vorliegen, welche gesundheitlichen und auch wirtschaftlichen Auswirkungen und Beeinträchtigungen sich daraus ergeben können, bestehen Engpässe und Defizite in der medizinischen Versorgung der Betroffenen.

a https://www.dak.de/dak/download/Vollstaendiger_bundesweiter_Gesundheitsreport_2010-1319238.pdf

Für die Datenbasis ihres Gesundheitsreports hatte die DAK eine repräsentative Befragung unter rund 3.000 Arbeitnehmern im Alter von 35 bis 65 Jahren durchgeführt. Unterstützt durch das IGES-Instituts in Berlin wurden darüber hinaus die Krankschreibungen von 2,5 Millionen erwerbstätigen Mitgliedern ausgewertet. Das Ergebnis:

- Bei 28 Prozent der Erwerbstätigen im Alter von 35 bis 65 Jahre waren in den vorausgehenden drei Monaten mindestens hin und wieder Schlafprobleme wie Ein- und Durchschlafstörungen aufgetreten.
- Bei mehr als jedem Vierten traten diese Probleme sogar häufiger auf.
- Nahezu 50 Prozent der Befragten hatten in den drei vorausgehenden Monaten einige Male nicht einschlafen oder durchschlafen können.
- Nahezu jeder Vierte, der unter Schlafproblemen leidet, hatte in den vorausgehenden drei Monaten häufig bis ständig das Gefühl, »ohne Energie« zu sein.

Problem Schichtarbeit

Viele Faktoren unseres heute vergleichsweise komfortablen Lebensstils tragen also entscheidend dazu bei, dass wir immer weniger schlafen. Doch eine Einflussgröße übertrifft all diese sogar noch. Und diese betrifft immer mehr Menschen. Die Rede ist von der Schichtarbeit. Mehr als 20 Prozent der berufstätigen Bevölkerung arbeiten zumindest zeitweise außerhalb der Kernzeit zwischen 7 Uhr morgens und 19 Uhr abends. Die Einführung der Schichtarbeit in den 1970er-Jahren wurde als große Errungenschaft gefeiert. Sie ermöglichte die Reduktion einer Wochenarbeitszeit von 42 oder mehr Stunden auf 38 oder sogar

36 Stunden. Diese Neuerung sollte auch die Voraussetzungen für die für den Menschen so wichtige Freizeit verbessern. Doch nicht jede Freizeitgestaltung ist in Hinblick auf unsere Gesundheit und Erholung sinnvoll. Ebenfalls erst nach und nach kommt ans Licht, welche negativen Begleiteffekte die Schichtarbeit darüber hinaus mit sich bringt.[5]

Mit der Umstrukturierung der Arbeitszeiten und der Ausweitung künstlicher Beleuchtung wurden immer mehr Menschen zunehmend vom natürlichen Hell-Dunkel-Rhythmus abgekoppelt. Dieser von außen aufgezwungene Rhythmus kollidiert mit den Grundfesten unserer Biologie und ist alles andere als optimal für unsere Gesundheit. So können jetlagähnliche Symptome auftreten, und die Fehlerquote und die Unfallgefahr während der Nachtschicht sind größer als bei Tagarbeitern. Erklären lässt sich dies durch die Einschränkung der Lernfähigkeit und der Gedächtnisfunktion infolge von Schlafmangel. Es ist mittlerweile gut untersucht, warum sich die innere Uhr bei Nachtschichtarbeit nicht einfach anpasst bzw. neu programmiert wie bei Reisen in eine andere Zeitzone: Dies liegt am natürlichen Sonnenlicht, dem die Schichtarbeiter während des Tages irgendwann ausgesetzt sind. Diesem starken »Tag-Signal« für den Organismus kann die üblicherweise schwache künstliche Beleuchtung am nächtlichen Arbeitsplatz nichts entgegensetzen.

Das Sonnenlicht verhindert, dass die Nachtbeleuchtung als Taktgeber wirkt! Dafür genügen bereits geringe Dosen Tageslicht. Wie wenig Kunstlicht geeignet ist, die innere Uhr umzustellen, beweist die Beobachtung, dass sich der zirkadiane Rhythmus selbst nach 20 Jahren Nachtschicht nicht so weit verschiebt, dass die innere Uhr der Arbeiter den Anforderungen ihres Arbeitsrhythmus gerecht würde.[5]

Im Zusammenhang mit der mangelnden Aufnahme von Sonnenlicht muss auch darauf hingewiesen werden, dass das natürliche Sonnenlicht überhaupt erst die körpereigene Produktion von Vitamin D ermöglicht. Dieses Hormon aktiviert Hunderte von Genen in unseren Geweben und Organen. Aufgrund des überproportional langen Aufenthalts in Innenräumen ist ein Vitamin-D-Mangel heute weit verbreitet. Das geht mit dramatischen gesundheitlichen Folgen einher und betrifft natürlicherweise auch die Schichtarbeiter.[b]

Das Leben gegen die innere Uhr, verbunden mit eher dürftigem Schlaf, hat langfristige gesundheitliche Konsequenzen. Schichtarbeiter weisen ein erhöhtes Unfallrisiko auf, neigen häufiger zum Missbrauch von Suchtstoffen und erkranken öfter an Depressionen. Auch empfinden Nachtarbeiter ihre Tätigkeit viel häufiger als extrem belastend, als dies bei Menschen mit regulären Arbeitszeiten zu beobachten ist. Schlimmer noch: Schichtarbeiter haben ein erhöhtes Risiko, an Magengeschwüren, Herz-Kreislauf-Erkrankungen und verschiedenen Krebsarten zu erkranken.[5] Dieser Hinweis darauf, wie sehr eine Störung unseres zirkadianen Rhythmus Einfluss auf die Gesundheit nimmt, ist deutlich! Die Erkenntnis der fehlenden Adaptation war für die Industrie ein wichtiger Anreiz, besser verträgliche Schichtsysteme zu entwickeln. Trotz dieser Bemühungen ist es bisher aber nicht gelungen, die beschriebenen Nachteile der Schichtarbeit zu umgehen. Der Körper hält seine Stoffwechselaktivitäten, die Aufmerksamkeit und Leistungsfähigkeit tagsüber auf hohem Niveau, wenn die Nachtarbeiter zu schlafen versuchen. Während ihrer nächtlichen Schichtarbeit aber dümpeln diese auf Sparflamme vor sich hin.

b Siehe auch Worm, N.: »Die Heilkraft von Vitamin D. Wie das Sonnenvitamin vor Herzinfarkt, Krebs und anderen Krankheiten schützt«. riva Verlag, München 2016

Wir schlafen immer weniger

Und die Liste der negativen Einflüsse des modernen Lebens auf unseren inneren Takt lässt sich noch weiter fortsetzen. So tragen viele technische Errungenschaften dazu bei, dass die Menschen im Vergleich zu früheren Zeiten immer weniger schlafen. Das ist die Meinung vieler Forscher, und es entspricht wohl auch unserem subjektiven Eindruck. Tatsächlich sprechen einige Untersuchungen dafür, dass wir heute weniger als jemals zuvor in unserer Entwicklungsgeschichte schlafen. Studien aus den USA und Europa kamen zu dem Ergebnis, dass die durchschnittliche nächtliche Schlafdauer zu Beginn des 20. Jahrhunderts bei neun Stunden pro Nacht lag – nunmehr ist sie auf sieben Stunden pro Nacht zurückgegangen. In mehreren Umfragen gaben über ein Drittel der befragten erwachsenen Amerikaner eine durchschnittliche nächtliche Schlafdauer von weniger als sechs Stunden an.[9] Europäische Untersuchungen kommen zu ganz ähnlichen Ergebnissen.[10] Zusammengenommen lassen die vielen Studienergebnisse die Aussage zu, dass sich die durchschnittliche Schlafdauer innerhalb der letzten 20 Jahren um eine Stunde pro Tag verkürzt hat. Allerdings lieferten einige Studien auch abweichende Ergebnisse. Danach lassen sich während der letzen 100 Jahre keine nennenswerten Veränderungen in der durchschnittlichen Schlafzeit beobachten.[11]

> Gebt den Leuten mehr Schlaf – sie werden wacher sein, wenn sie wach sind.
>
> Kurt Tucholsky

Wie dem auch sei, man sollte im Hinterkopf behalten, dass es beim Schlafen nicht ausschließlich bzw. nicht so sehr auf dessen Dauer, als vielmehr auf seine Qualität ankommt. Anfang März 2011 wurde in den USA die neueste Umfrage (engl. poll) dazu veröffentlicht, die Sleep in America® Poll der National Sleep Foundation.[c] Darin geben 43 Prozent der US-Amerikaner im Alter zwischen 13 and 64 Jahren an, dass sie selten oder niemals während der Woche ausreichend schlafen. Mehr als die Hälfte, nämlich 60 Prozent der Interviewten, bekennen, jede oder fast jede Nacht Schlafprobleme zu haben: Schnarchen, Einschlafprobleme, Durchschlafprobleme, frühzeitiges Erwachen, Erschöpfung und Müdigkeit in der Frühe etc. Und gar zwei Drittel der 1.508 Befragten gaben an, unter der Woche niemals ihrem Schlafbedürfnis gerecht zu werden. Die überwiegende Mehrheit sagte aus, sich nach etwa 7,5 Stunden Schlaf am wohlsten zu fühlen. Unumstritten ist, dass jeder, der anhaltend zu wenig und/oder schlecht schläft, Einbußen in der körperlichen und geistigen Leistungsfähigkeit hinnehmen muss. Dies zeigt sich zum Beispiel in mangelnder Motivationsfähigkeit. Typische Auswirkungen sind auch eine erhöhte Fehleranfälligkeit, verminderte Wachsamkeit, ein schlechteres Gedächtnis und längere Reaktionszeiten. Unzureichender Schlaf bringt die Wirtschaft jährlich um viele Milliarden

c http://www.sleepfoundation.org/article/sleep-america-polls/2011-communications-technology-use-and-sleep

Euro! Und noch ein relevantes Beispiel sei hier angeführt: Klinikärzte müssen häufig überlange Arbeitsschichten absolvieren. Dabei kann die kleinste Unaufmerksamkeit oder ein Fehler ein Menschenleben kosten! Es ist schon erstaunlich, welche enormen Arbeitsbelastungen von der amerikanischen Association of Medical Colleges zugelassen sind. Mehrere Studien an amerikanischen Medizinstudenten im ersten Jahr ihrer Kliniktätigkeit belegen besorgniserregende Konsequenzen ihres Schlafdefizits – bei einer Wochenarbeitszeit von 70 bis 80 Stunden und vier 32-Stunden-Schichten pro Monat. Die untersuchten Studenten hatten nach einer Nachtschicht auf der Intensivstation ein 16 Prozent höheres Risiko für Verkehrsunfälle auf dem Heimweg und machten erheblich mehr Flüchtigkeitsfehler. Nachdem ihre Wochenarbeitszeit auf 63 Stunden und die Schichtdauer auf maximal 16 Stunden reduziert worden war, sank diese Fehlerrate auf weniger als die Hälfte.[12, 13] Eine generelle Beschränkung der ärztlichen Schichtdauer auf höchstens 16 Stunden müsste demnach eine höhere Sicherheit der Patienten gewährleisten und die Lebensqualität von Arzt und Patient erhöhen.[14]

Tatsächlich sind von Schlafstörungen statistisch betrachtet am häufigsten Rentner, Frauen, Arbeitslose und Büroangestellte betroffen. Viele Menschen aus diesen Risikogruppen können nur schwer einschlafen, schlafen nicht durch oder werden morgens oft viel zu früh wach. Und auch immer mehr Kinder erhalten nicht mehr den langen Schlaf, der ihrem Alter gerecht würde. Das bedeutet, dass sie am meisten von einer der – im wahrsten Sinne des Wortes – schwerwiegenden Folgen von Schlafstörungen betroffen sind: Übergewicht und auch dessen Folgeerkrankungen. Diese Zusammenhänge werden in den nächsten Kapiteln schwerpunktmäßig thematisiert.

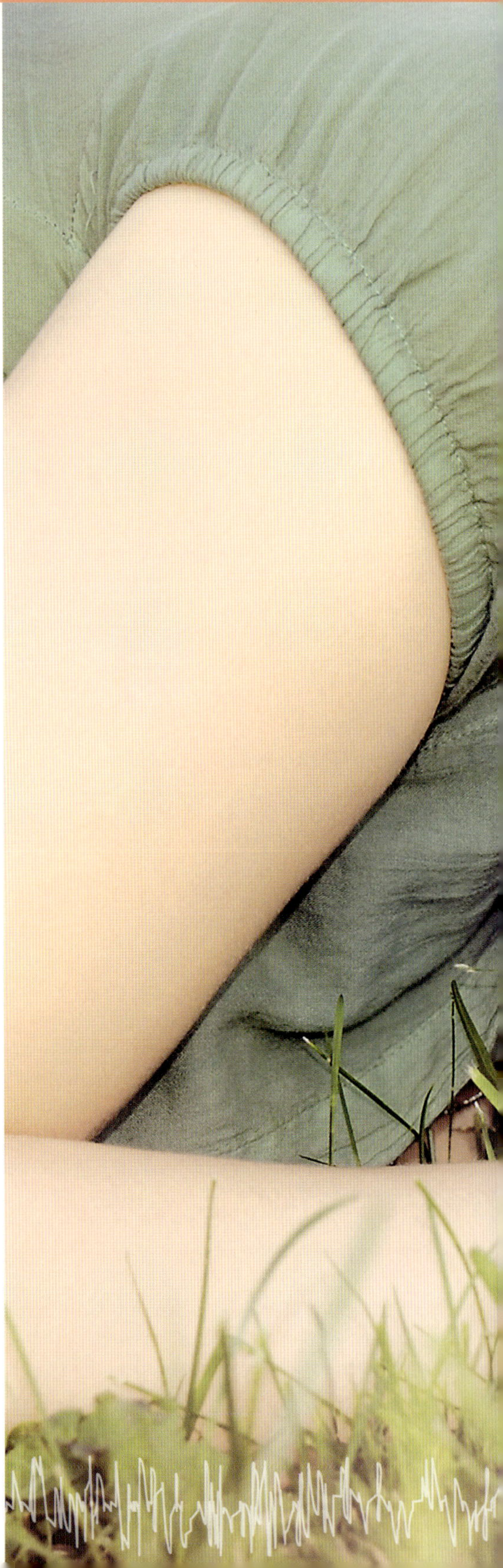

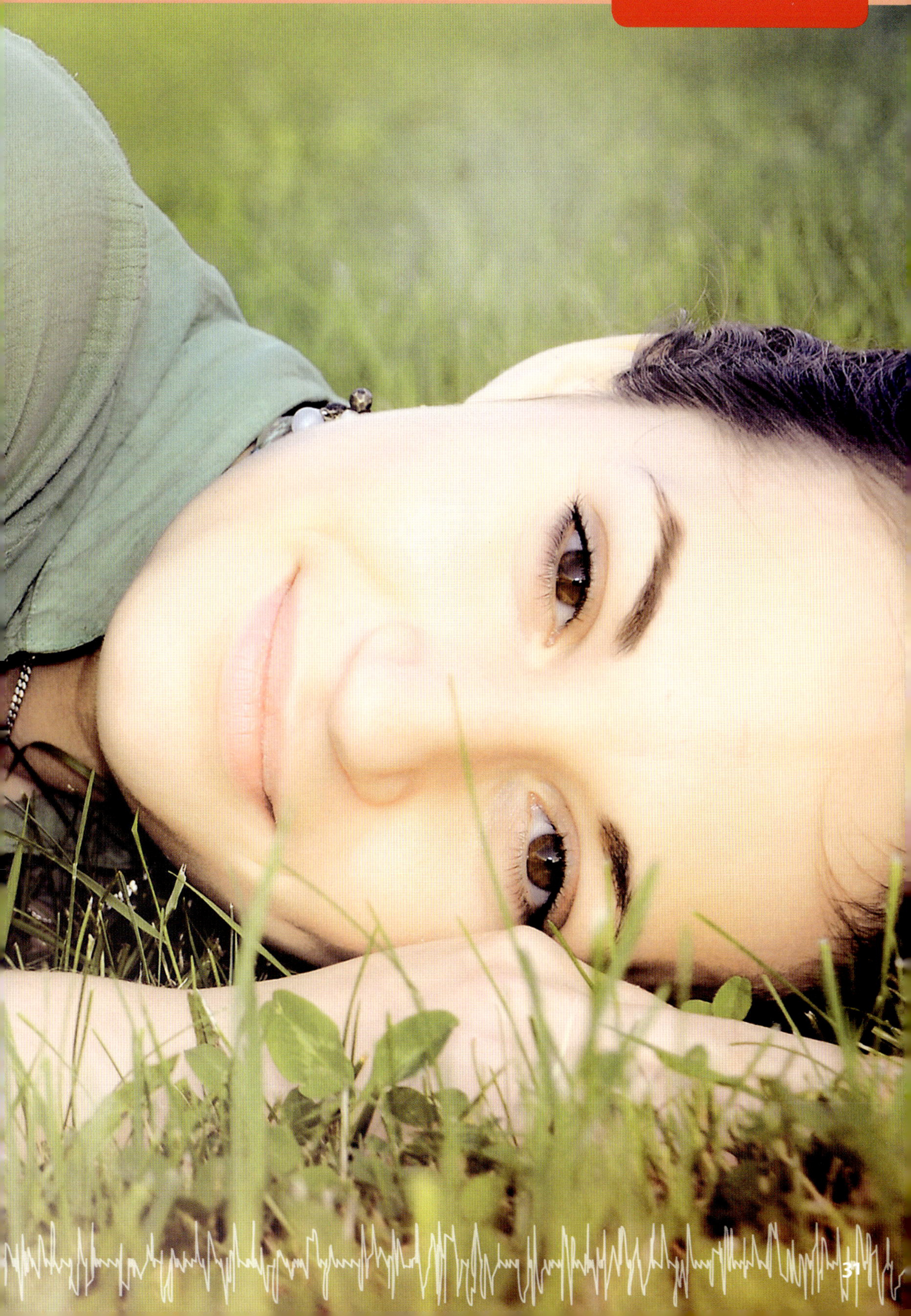

03

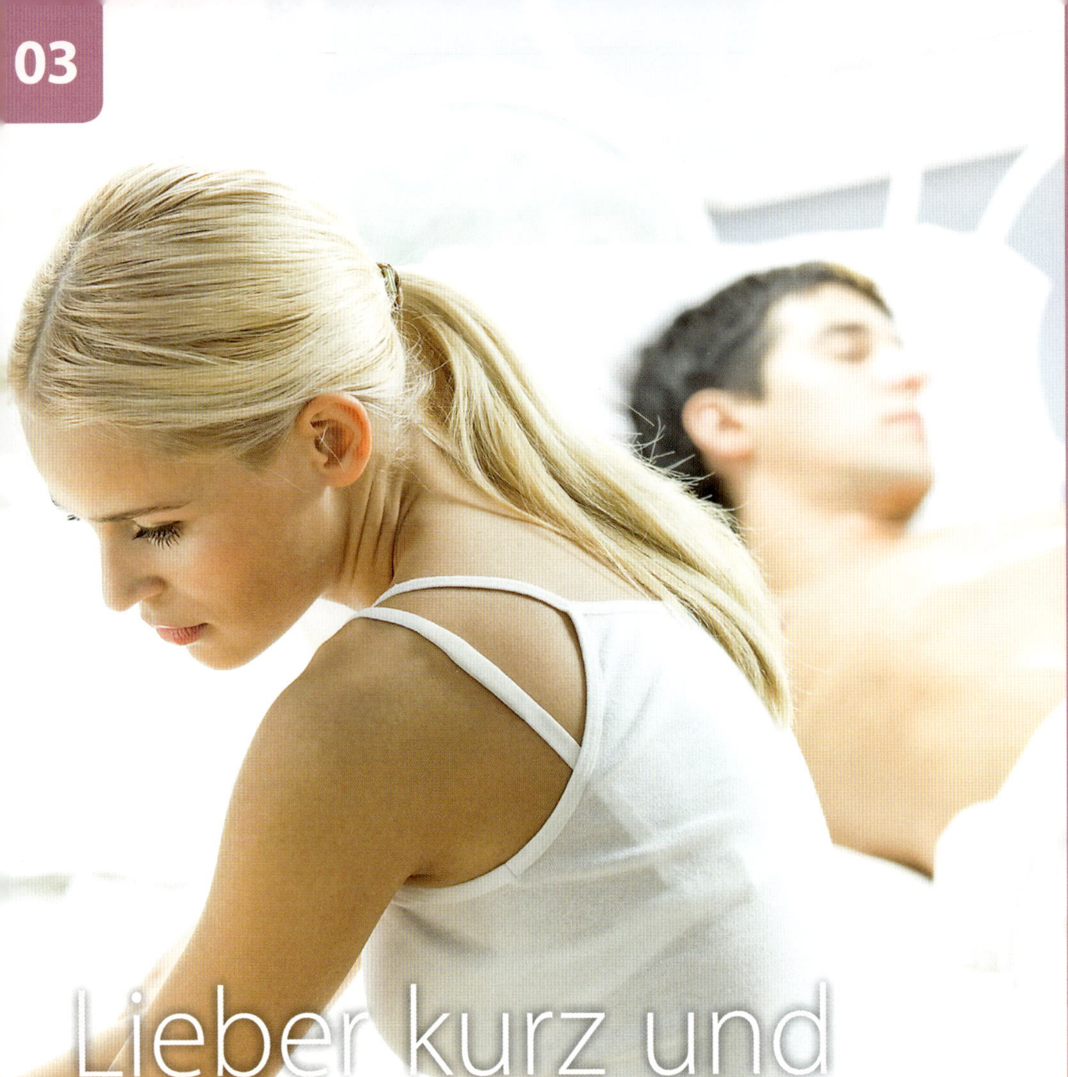

Lieber kurz und gut als lang und schlecht

Bis zu acht Millionen Menschen in Deutschland leiden unter Schlafstörungen. Darauf hat kürzlich die Deutsche Gesellschaft für Schlafforschung und Schlafmedizin (DGSM) hingewiesen. Bislang wurden 88 verschiedene Formen von Schlafstörungen identifiziert. Am häufigsten tritt dabei die sogenannte Insomnie auf, wie krankhafte Ein- und Durchschlafstörungen bezeichnet werden. An zweiter Stelle der bekannten Schlafstörungen liegt die Schlafapnoe – intensives Schnarchen, verbunden mit Atemaussetzern (siehe Kapitel 07). Die Auswirkungen einer Schlafstörung plagen den Betroffenen meist über den Folgetag hinweg oder werden zum Dauersymptom. Typische Nachwirkungen sind Erschöpfung und Müdigkeit, innere Unruhe und Reizbarkeit bis hin zu Angst, depressiven Verstimmungen oder sogar Depressionen. Trotzdem kommen viele Menschen nicht auf die Idee, sich wegen ihrer Schlafstörungen Hilfe zu holen und einen Arzt zu konsultieren. Möglicherweise liegt das daran, dass die Schwere der Störung meist unterschätzt wird. Viele Betroffene klammern sich an die Hoffnung, dass die Probleme von einem Abend auf den nächsten abklingen werden: »Vielleicht hört es ja endlich einmal wieder auf!«

Ich möchte mit den Darlegungen in diesem Buch keine Ängste schüren, sondern das Bewusstsein wecken, dass eine ganze Reihe gravierender Gesundheitsprobleme in engem ursächlichen Zusammenhang mit den Schlafstörungen stehen können. Wer hier erfährt, dass sogar das ungeliebte Übergewicht durch die Schlafstörungen begünstigt wird, nimmt dies hoffentlich als Motivation, dem Kernproblem gezielt und mit professioneller Hilfe auf den Grund zu gehen. Nur mit qualifizierter Unterstützung lassen sich die Symptome konkret korrekt einordnen – und in therapeutisch sinnvoller Weise angehen.[1, 2]

Schlafen Sie sich schlank und gesund!

Nur wer etwas unternimmt, hat eine Chance, die Ursachen seiner Schlafstörung zu erkennen und entsprechend auszumerzen. Schlafstörungen können Hinweise auf körperliche und psychische Erkrankungen sein, die erst behandelt werden müssen, um wieder zu einem guten und gesunden Schlaf zu finden.

Erholsamer Schlaf – ein Traum!

Zunehmend werden die verschiedenen Typen von Schlafstörungen unter dem Überbegriff »nicht erholsamer Schlaf« zusammengefasst. Denn tatsächlich bleibt ein wirklich erholsamer Schlaf für viele ein Traum. Es gibt einige sehr gute Ratgeber zum Thema Schlaf und Behandlung von Schlafstörungen. Das vorliegende Buch reiht sich nicht in deren Reihen ein. In diesem Buch sollen die gefährlichen Folgen betrachtet werden. Denn noch ist das Wissen darüber viel zu wenig verbreitet, wie gravierend die gesundheitlichen Konsequenzen von Schlafstörungen sind! Darüber hinaus wird dieses Buch aufzeigen, wie man mit einer sinnvollen Ernährungsumstellung trotz Schlafstörungen den Folgen des Schlafmangels effektiv begegnen kann.

Es gibt zahlreiche Bücher über Schlafstörungen und deren Therapie. Sehr kompetente Informationen zum Thema Schlafstörungen erhält man beispielsweise in den Büchern der Schlafmediziner Dr. Tilmann Müller, Dr. Beate Paterok, Prof. Dr. Becker-Carus, die überdies eine sehr informative Website zum Thema kostenfrei installiert haben und an die die folgenden Ausführungen angelehnt sind.[a]

a www.schlafgestoert.de

Nicht erholsamer Schlaf kann verschiedene Ursachen haben. Man unterscheidet zwischen den primären und sekundären Schlafstörungen. Bei primären Schlafstörungen kann keine körperliche oder psychische Ursache gefunden werden. Sekundäre Schlafstörungen treten hingegen infolge einer anderen körperlichen oder psychischen Erkrankung auf. Darüber hinaus können Umwelteinflüsse wie Lärm, die Nebenwirkung bestimmter Medikamente, Drogen oder übermäßiger Alkoholkonsum zu Schlafstörungen führen. Für den Laien, auch wenn er selbst betroffen ist, lässt sich kaum durchschauen, worin die Ursache bestehen könnte. Deswegen sollten sich Betroffene dringend in die Obhut erfahrener Schlafmediziner begeben.

Wann zum Arzt?

Von chronischen Schlafstörungen spricht man, wenn die Periode gestörten Schlafs länger als sechs Monate anhält. Dennoch wird Schlafmangel natürlich meist schon früher als extrem belastend empfunden. Unmittelbare Folgen können zum Beispiel starke Müdigkeit und Schläfrigkeit am Tag, Konzentrationsprobleme, wachsende Nervosität und Aggressivität sowie eine allgemeine Leistungsschwäche sein.

Zum Arzt gehen sollten Sie, wenn …

- Sie bereits seit mindestens vier Wochen in drei oder mehr Nächten pro Woche weniger als fünf Stunden Schlaf finden.
- schwerwiegende psychische Probleme (z. B. Ängste, Depressionen, starke Stressbelastung) oder physische Ursachen (z. B. Atemnot, starkes Schnarchen) als Auslöser der Schlafprobleme sein könnten.
- Sie unter anhaltender Tagesmüdigkeit leiden.

Bitte beachten!

Auszug aus der S3-Leitlinie »Nicht erholsamer Schlaf/Schlafstörungen« der Deutschen Gesellschaft für Schlafmedizin aus dem Jahre 2009.[b]

»Schlafstörungen sind vielgestaltig und häufig. Sie können erhebliche gesundheitliche und sozialmedizinisch negative Folgen nach sich ziehen. Auf allgemein- und fachärztlicher Ebene können Betroffene identifiziert werden, die einer allgemeinen und/oder spezifischen schlafmedizinischen Diagnostik und Therapie bedürfen. Bei schwierigen differenzialdiagnostischen Fragen sollte ein Schlafmediziner zurate gezogen werden. Er kann viele Diagnosen ausschließlich anamnestisch und klinisch stellen und über den möglichen Einsatz von apparativer Diagnostik entscheiden. Ein Teil der daraus resultierenden Therapien muss unter der Anleitung und Überwachung von Fachärzten mit der Zusatzbezeichnung Schlafmedizin durchgeführt werden. Der Einsatz des Schlafmediziners trägt dazu bei, sinnvolle diagnostische und therapeutische Maßnahmen in die Wege zu leiten und Kosten im Gesundheitswesen zu vermeiden.«

Die vier Grundformen der Schlafstörungen

In sehr vielen Fällen liegt mehr als nur eine Ursache der Schlafstörung vor. Zudem muss abgeklärt werden, welche der Symptome die Schlafstörung ausgelöst haben könnten und welche sich im Laufe der Zeit aufgrund des Schlafdefizits entwickelt haben könnten. Es kommt durchaus häufiger vor, dass die ursprünglich auslösenden Ursachen bereits

b http://www.dgsm.de/downloads/akkreditierung_ergebnisqualitaet/S3-Leitlinie_Nicht_erholsamer_Schlaf-Schlafstoerungen.pdf

behoben bzw. vergangen sind, die Schlafstörung aber weiterhin besteht. Eine gründliche Diagnostik ist daher unumgänglich.

Die meisten Schlafstörungen bzw. Schlaf-Wach-Störungen lassen sich schematisch einer von vier Grundformen zuordnen. Im nachfolgenden Überblick werden nur die jeweils charakteristischen Symptome aufgeführt.

Ein- und/oder Durchschlafstörungen (Insomnien)

Einschlafschwierigkeiten, häufiges Erwachen in der Nacht, Schwierigkeiten wieder einzuschlafen, frühmorgendliches Erwachen, subjektiver Mangel an erholsamem Schlaf, Schlafmangel.

Störungen mit vermehrter Tagesschläfrigkeit (Hypersomnien)

Probleme, tagsüber wach zu bleiben, ungewolltes Einschlafen oder Einnicken am Tag, permanente Schläfrigkeit oder Müdigkeit trotz ausreichender Schlafdauer, akute Muskelschwäche. Häufig, aber nicht immer, verbunden mit Schnarchen.

Störungen des Schlaf-Wach-Rhythmus

Probleme, sich dem Schlafbedürfnis folgend schlafen zu legen, stattdessen zu frühes oder zu spätes Zubettgehen – im Zuge dessen Schlafprobleme oft ausbleiben. Fehlen eines vorhersagbaren Schlaf-Wach-Rhythmus (häufig ein vorübergehendes Problem nach Fernreisen).

Während des Schlafens auftretende Störungen und Auffälligkeiten (Parasomnien)

Hierzu zählen Auffälligkeiten im Schlaf wie Schlafwandeln, Sprechen im Schlaf, Zähneknirschen und andere.

Die drei häufigsten Ursachen einer sekundären, organisch bedingten, Schlafstörung sind die Schlafapnoe, das Restless-Legs-Syndrom (RLS, Syndrom der ruhelosen Beine) und die periodischen Beinbewegungen im Schlaf (nächtlicher Myoklonus). Begleitet wird derart verursachter Schlafmangel häufig von einer ausgeprägten Müdigkeit und Schläfrigkeit am Tag, die mit beträchtlichen Beeinträchtigungen im Arbeits- und Privatleben einhergeht. Häufig werden die Schlafapnoe und der nächtliche Myoklonus erst im Laufe der Untersuchung im Schlaflabor erkannt. Das Syndrom der ruhelosen Beine tritt hingegen bereits im Wachzustand auf und macht das Einschlafen unmöglich.

Schlafapnoe: Das Schlafapnoe-Syndrom (SAS) wird durch Atemstillstände (Apnoen) während des Schlafs verursacht. Die dadurch bedingte Tagesmüdigkeit kann mit einem Einschlafzwang einhergehen, der zum Sekundenschlaf führt. Mehr zur Schlafapnoe in Kapitel 07.

Restless-Legs-Syndrom: Es tritt unabhängig von einer anderen Erkrankung auf und äußert sich in Form eines sehr unangenehmen Kribbelns und Ameisenlaufen in den Beinen (manchmal auch in den Armen). Zudem oder auch ausgelöst dadurch besteht ein ausgeprägter Bewegungsdrang, vermutlich, um den Schmerzen in den Gliedmaßen zu entkommen. Beides torpediert jegliche Einschlafbemühungen. Die Missempfindungen treten meist in Ruhe auf, nicht nur unmittelbar vor dem Einschlafen, sondern auch tagsüber bei ruhigem Sitzen oder Liegen. Deswegen ist es manchen Betroffenen nicht einmal mehr möglich, einer im Sitzen ausgeübten Berufstätigkeit befriedigend nachzukommen, längere Autofahrten, Kino-, Theaterbesuche und Ähnliches zu unternehmen. Bei fünf bis zehn Prozent der Bevölkerung tritt das Restless-Legs-Syndrom irgendwann einmal auf, vor allem in der Schwangerschaft und im fortgeschrittenen Alter. Manchmal einmalig, manchmal gelegentlich. Schwere Fälle treten zum Glück eher selten auf, meist tritt das Problem dann familiär gehäuft auf.

Was wir am Tage vorgenommen, pflegt uns im Schlafe vorzukommen.

Sprichwort

Periodische Bewegungen im Schlaf: Die periodischen Bewegungen im Schlaf, kurz auch mit PLMS (Periodic Leg Movement Syndrom) bezeichnet, sind wie das Restless-Legs-Syndrom neurologisch bedingt. Sie treten allerdings meist erst während des Schlafens auf und sind den Betroffenen deswegen gar nicht bewusst. Oftmals geht das Restless-Legs-Syndrom mit diesen periodischen Bewegungen der Beine einher, umgekehrt treten diese allerdings selten begleitet vom Restless-Legs-Syndrom auf. Die regelmäßig in Intervallen auftretenden Beinbewegungen treten gehäuft während der Non-REM-Phase in der ersten Nachthälfte auf. Wenn diese unbewussten Muskelzuckungen häufiger als fünfmal pro Stunde auftreten, spricht man von dieser Störung. Ihre genaue Ursache ist unbekannt. Weil diese Muskelzuckungen einen Weckreiz darstellen, durch den die Tiefschlafphasen immer wieder unterbrochen werden, verursachen sie gravierende Schlafstörungen: Der Betroffene verbringt überproportional viel Zeit im Leichtschlaf und zu wenig Zeit im Tiefschlaf. Am folgenden Tag fühlt er sich dementsprechend müde, zerschlagen und unausgeschlafen, ohne sich dies erklären zu können. Solche periodischen Bewegungen der Gliedmaßen treten bei etwa fünf Prozent der 30- bis 50-Jährigen auf, mit zunehmendem Alter häufiger, sodass sie 44 Prozent der über 65-jährigen Menschen zu schaffen machen. Unter den Insomniepatienten sind es über 20 Prozent, bei denen sich diese periodischen Beinbewegungen nachweisen lassen.

Schlafstörungen als Typfrage?

Häufig bleibt die Ursache von Ein- und Durchschlafstörungen unentdeckt. Es ist aber zu beobachten, dass Menschen mit bestimmten Persönlichkeitsmerkmalen häufiger unter ihrer schlechten Schlafqualität leiden. So treten Schlafstörungen beispielsweise häufig bei Vorliegen von Angststörungen und depressiven Erkrankungen auf. Was mittlerweile auch deutlich wurde ist, dass Ein- und Durchschlafstörungen ohne den Nachweis anderer Ursachen deutlich häufiger bei Frauen als bei Männern auftreten. Darauf wies die Deutsche Gesellschaft für Schlafforschung und Schlafmedizin (DGSM) im Rahmen ihres Kongresses im Oktober 2010 in Bremen hin. Untermauert wird diese Aussage unter anderem durch eine Studie des Kompetenzzentrums für Schlafmedizin an der Charité in Berlin. Unter Leitung von Prof. Dr. Heidi Danker-Hopfe wurden annähernd 400 Menschen im Alter von 18 bis 81 Jahren aus zehn Dörfern in Hessen, Thüringen, Schleswig-Holstein, Bayern und Niedersachsen zu ihrer Schlafqualität und bestimmten persönlichen Eigenschaften befragt. Die Auswertung der Antworten ergab, dass besonders jene Menschen ihren Schlaf als schlecht empfanden, die durch negative

Emotionen belastet waren und zu Unsicherheit, Besorgnis, Ängstlichkeit oder bedrückter Stimmung neigten. Unter den Frauen war die Belastung durch negative Emotionen signifikant stärker ausgeprägt als bei den befragten Männern. Es zeigte sich zudem, dass zielstrebige, ehrgeizige und ausdauernde Menschen ihre Schlafqualität als sehr gut bewerteten.

Ängstliche Menschen empfinden ihre Schlafqualität häufiger als schlecht. Ob sie tatsächlich messbar schlechter schlafen, wurde noch nicht hinreichend erforscht. Es klingt durchaus plausibel, dass Menschen, die sehr besorgt, ängstlich, unsicher oder nervös sind, eher eine Schlafstörung entwickeln können. Wenn dem so ist, eröffnen sich zwei Optionen, ihre Schlafqualität zu verbessern: Zum einen, die Ursachen der Ängste und Sorgen zu erforschen und an ihrer Auflösung zu arbeiten, zum anderen aktiv für Ausgleich und Entspannung zu sorgen.

Teufelskreislauf Schlafstörung

Schlafstörungen, die ohne erkennbare Ursache auftreten, wirken besonders beunruhigend auf die Betroffenen. Im Vorfeld ist ihnen nie klar oder absehbar, ob sie in dieser Nacht schlafen können oder nicht, die Störung scheint unvorhersehbar und unkontrollierbar zu sein. Wenn der Schlaf bzw. die Schlafstörung eigenen Gesetzen zu gehorchen scheint und sich verselbständigen, ist das oft der Beginn eines Teufelskreises, der jahrelang andauern kann. Dann geistern Abend für Abend Gedanken und Ängste durch den Kopf, die ein friedliches Einschlafen zusätzlich sabotieren, ganz gleich, ob diese Denkprozesse bewusst oder im Unterbewusstsein ablaufen: Wie die Nacht wohl werden wird? Ob das Einschlafen gelingt? Ob ich diesmal durchschlafen kann? Zu den Ängsten vor dem Wachliegen, vor frühzeitigem Aufwachen oder vor einer weiteren durchwachten Nacht gesellen sich mit andauernder Schlafstörung auch noch Grübeleien und Sorgen, wie lange man diese Erschöpfung wohl noch durchhalten kann, wie lange man noch seine Aufgaben am Arbeitsplatz erfüllen kann, welche Krankheit sich eventuell hinter den Schlafproblemen verbirgt, ob man gar verrückt wird oder nie mehr schlafen kann … Bald steht die Entscheidung an, ob man Hilfe in Schlafmitteln suchen soll. Schlafen und Bett werden zu Reizworten mit Angstfaktor.

Alles andere als harmlos …

Um Schlaflosigkeit und Müdigkeit zu bekämpfen, greifen viele Betroffene zu Stimulanzien und Beruhigungsmitteln und geraten in einen Teufelskreis: Abends vertrauen sie auf beruhigende Substanzen, Alkohol und Schlafmittel, um in den Schlaf zu finden. Tagsüber versuchen sie mit anregenden Substanzen wie Koffein und Nikotin die Nachwirkungen von Sedativa und Schlafstörungen zu kompensieren und trotz Müdigkeit in die Gänge zu kommen. Ähnlich wie Schichtarbeiter neigen auch müde Teenager verstärkt dazu, ihre Schläfrigkeit mit Aufputschpillen, Nikotin oder Koffein zu bekämpfen.

Die Negativspirale im Kopf und die mit der Angst einhergehende Verspannung verhindern selbst bei größter Müdigkeit und Erschöpfung, dass sich die Betroffenen entspannen und einschlafen können. Stattdessen werden sie hellwach, sobald sie sich hinlegen – oder auch nur an die Möglichkeit denken, wieder nicht schlafen zu können. Dann treten oft noch weitere körperliche Reaktionen auf: Wut, Anspannung, Herzklopfen, Schwitzen, Gedankenkarussell im Kopf, zwanghaftes Grübeln. Obwohl sich diese Grübeleien oft um ganz banale Fragen und Inhalte drehen, deren Klärung nebensächlich ist, lassen sie sich nur schwer abschalten. Es scheint fast so, als stellten sie sich nur ein, um die Gehirntätigkeit in Schwung zu halten und den Schlafbedürftigen am Abschalten zu hindern.

Außenstehende können meist gar nicht nachvollziehen, welche Qualen, Ängste und Unruhen schlafgestörte Menschen mit dem Zubettgehen verbinden. Diese zwingen die Betroffenen jedoch Abend für Abend und Nacht für Nacht verzweifelt in einen Teufelskreis, aus dem sie irgendwann keinen Ausweg mehr sehen. Nicht einmal dann ändern viele ihre Verhaltensgewohnheiten, um eine Linderung des Problems herbeiführen zu können und ihrem permanenten Schlafdefizit beizukommen.

So paradox das klingen mag: Ich möchte Sie mit diesem Buch wachrütteln, liebe Leserinnen und Leser! Versuchen Sie so schnell wie möglich, Ihren Problemen auf den Grund zu gehen, um sie dauerhaft beseitigen zu können. Sonst setzen Sie Ihr Leben aufs Spiel! Schlafstörungen haben tödliche Folgen. Holen Sie sich professionelle Hilfe!

Eine erste Anlaufstelle kann Ihr Hausarzt sein. Er wird eine umfassende Anamnese (Befragung zu Ihrer Krankengeschichte und Ihren Lebensgewohnheiten) erheben, Sie gründlich untersuchen und eventuell zu einem Facharzt weiter überweisen.

Wer das sein wird, hängt davon ab, welche Ursachen Ihr Hausarzt feststellt. Unter Umständen wird er einen Facharzt oder ein Schlaflabor hinzuziehen.

Qualität geht vor Quantität!

Nach Untersuchungen von Professor Jürgen Zulley schlafen die deutschen Bundesbürger durchschnittlich von 23:04 Uhr bis 06:18 Uhr. Das sind 7 Stunden und 14 Minuten. Davor vergehen im Schnitt 15 Minuten bis zum Einschlafen.[c] Rein statistisch betrachtet müsste also jeder von uns genug schlafen, um den Körper gesund zu erhalten. Doch selbst wenn jeder in Deutschland lebende Bürger diese gut sieben Stunden schlafen würde, lässt das nicht die Aussage zu, dass wir alle ausgeschlafen sein müssten.

Denn die Schlafdauer alleine ist kein ausschlaggebendes Kriterium dafür, ob der Schlaf erholsam und der Gesundheit zuträglich ist. Allein die Qualität des Schlafs entscheidet über dessen Erholungsfunktion. Und qualitativ in Ordnung ist der Schlaf erst, wenn er ungestört abläuft und die Tiefschlaf- und REM-Phasen (Traumphasen) jeweils lange genug andauern. Die Erholsamkeit des Schlafs können wir subjektiv selbst feststellen.

Professor Zulley brachte es folgendermaßen auf den Punkt: »Das Kriterium, woran wir dann letztlich feststellen, ob ein Schlaf gut war oder nicht, ist der Tag – das heißt gar nicht so sehr die Nacht, ob man erwacht oder nicht erwacht, sondern ob man am Tag überwiegend fit und ausgeschlafen ist. Wenn man das ist, hat man auch genug geschlafen, egal, wie lange man geschlafen hat.«

---

c http://www.netdoktor.de/News/Schlaf-Qualitaet-ist-wichtig-1133465.html

Müdigkeit und Abgeschlagenheit können übrigens auch nach zu langer Schlafdauer auftreten. Wie durch einige epidemiologische Studien belegt, weisen Menschen, die länger als neun Stunden pro Nacht schlafen, ein erhöhtes Risiko für Diabetes, Herz-Kreislauf-Erkrankungen und Depressionen auf.[3] Doch in diesem Zusammenhang gilt es noch die wichtige Frage zu klären, wer zuerst da war: die Henne oder das Ei?

In den meisten Fällen ist eine mangelnde Schlafqualität darauf zurückzuführen, dass die Betroffenen nachts zu häufig erwachen: Je öfter man nachts aus dem Schlaf erwacht, desto stärker nimmt proportional dazu die Schlafqualität ab. Im Endeffekt schläft man auch weniger. Die Aufwachreaktionen lassen sich in der Mehrheit der Fälle auf den heute typischerweise von Stress geprägten Lebensstil zurückführen. Die Anspannungen und Belastungen des Tages bringen einen abends um den Schlaf und verhindern die erforderliche nächtliche Erholung. Es wäre also eine Entschleunigung der Gesellschaft angezeigt, um dem Problem Herr zu werden. »Was viele verlernen, ist Pausen zu setzen, um aus den Belastungen herauszukommen«, erklärte Schlafforscher Zulley einmal in diesem Zusammenhang. »Ich vergleiche es mal mit einer zu hohen Drehzahl, die man den ganzen Tag über einhält und dann abends nicht mehr herunterregulieren kann. Das ist genau der Fall bei Stress als Ursache für Schlafstörungen, diese permanente Anspannung und das Verlernen, aus der Anspannung in die Entspannung, also Ruhe zu kommen.«[d]

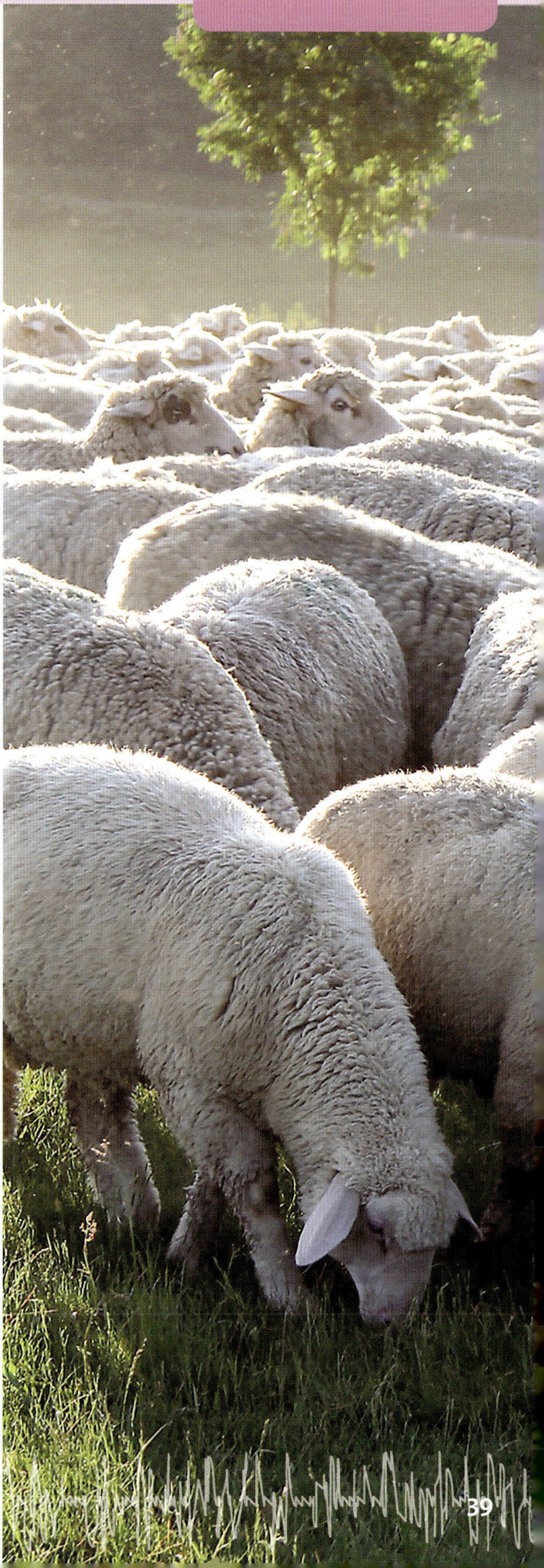

d http://www.wdr.de/tv/servicezeit/sendungsbeitraege/2010/kw15/0412/02_gesunder_schlaf_und_schlafstoerungen.jsp

04

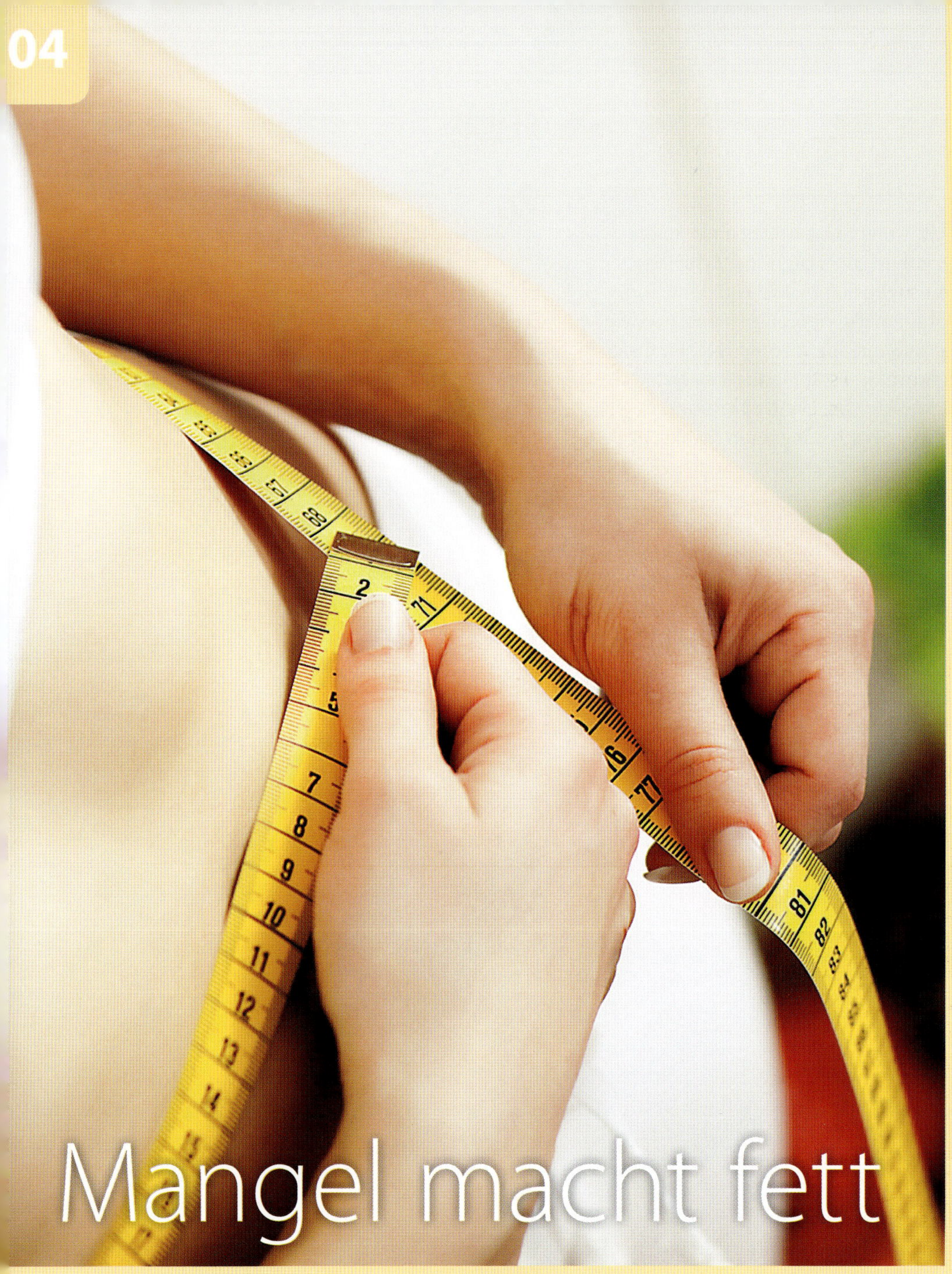

Mangel macht fett

Weltweit nimmt die Zahl übergewichtiger Menschen zu. In Deutschland sind laut Mikrozensus von 2009 bereits 52 Prozent aller Erwachsenen übergewichtig. 30 Prozent der Übergewichtigen bzw. 16 Prozent der Gesamtbevölkerung sind sogar adipös, was man auch als »fettsüchtig« bezeichnet. Andere Statistiken weisen sogar noch schlechtere Zahlen aus. Und seit Jahren nimmt der Anteil übergewichtiger Kinder und Jugendlicher zu, was besonders besorgniserregend ist.

Zur Definition von Übergewicht wird meist der Body-Mass-Index (BMI) herangezogen. Dieser setzt das Körpergewicht in Relation zur Körpergröße: Körpergewicht in Kilogramm / (Körpergröße in m)^2 = kg/m^2 = BMI.

Ein BMI von 25 bis 29,9 gilt als Übergewicht, ein BMI größer 30 als Adipositas (Fettleibigkeit). Diese ausgeprägte Form des Übergewichts wird oft noch in drei Schweregrade unterteilt (Adipositas Grad I bis III) und geht meist mit einem erhöhten Krankheitsrisiko einher. Umstritten ist allerdings die gesundheitliche Relevanz des BMI. Dieser Körpermassenindex lässt keine Unterscheidung zwischen Muskel- und Fettmasse zu. So werden all jene mit muskelbedingt hohem BMI falsch eingeschätzt. Außerdem stellt sich immer deutlicher heraus, dass nicht ein Übermaß von Fett im weißen Fettgewebe ein Problem darstellt, sondern das Fett, das an Stellen im Körper sitzt, an denen keine Fettansammlungen vorgesehen sind – beispielsweise im Bauchinnenraum. Deshalb zieht man heute auch den Taillenumfang zur gesundheitlichen Beurteilung hinzu. Er lässt Rückschlüsse zu, wie viel Fett im Bauchraum gelagert ist und von innen nach außen drückt: Ein großer Taillenumfang zeigt unabhängig vom BMI ein gesundheitliches Risiko an.

Wie kommt es, dass so viele Menschen immer dicker werden und das als gesund geltende Normalgewicht nicht halten können? Unumstritten ist ein stabiles Körpergewicht das Ergebnis einer ausgeglichenen Energiebilanz: Stimmen Energiebedarf und Energiezufuhr weitgehend überein, ist auch das Gewicht konstant. Tatsächlich übersteigt die Energieaufnahme vieler Menschen den Bedarf im Schnitt nur um 20, 50 oder vielleicht 100 Kilokalorien pro Tag. Das erscheint auf den ersten Blick nicht so viel. Es lässt auch nicht vermuten, welche gravierenden Auswirkungen das haben kann: Übers Jahr addiert sich eine solche Mehrzufuhr auf etwa 18.000 Kilokalorien, das entspricht einer Zunahme um 2,5 Kilogramm Fettgewebe pro Jahr!

Tatsächlich klingt das Prinzip der ausgeglichenen Energiebilanz (Energieerhaltungssatz) zwar einfach und logisch, doch in der Praxis zeigen sich immer wieder die Tücken des Stoffwechsels, der sich diesem naturwissenschaftlichen Prinzip nicht einfach unterordnen will. Es ist daher recht schwierig, Zufuhr und Bedarf aufeinander abzustimmen. Denn viele verschiedene Umweltfaktoren nehmen ebenfalls Einfluss auf das Energiegleichgewicht im Körper. Auf ihre Weise können sie zum Beispiel den Energiebedarf manipulieren oder sich in die Kontrolle über Hunger und Sättigung einmischen. Solche Umweltfaktoren sind neben dem Klassiker Bewegungsmangel zum Beispiel Nährstoffmangel durch minderwertige Qualität der Nahrungsmittel, möglicherweise bestimmte Nahrungsinhaltstoffe, Umweltgifte, Stress, ein Mangel an liebevollen Beziehungen und positiven Vorbildern. Dahinter steht oft ein Mangel an Ernährungsaufklärung. Nicht nur Überfluss, sondern auch Mangel kommt also den Fettdepots zugute!

Welche dieser Ursachen sich besonders störend auf die Regulation unseres Körpergewichts auswirken, ist eine viel untersuchte, aber noch ungeklärte Frage. Unter anderem wohl deshalb, weil es auf genetische Einflüsse und auf den individuellen Lebensstil ankommt, wie und welche dieser unterschiedlichen Faktoren auf die Gewichtsentwicklung einwirken. Manche Experten vermuten, dass der immer bequemer werdende Lebensstil und der daraus resultierende Mangel an körperlicher Aktivität im Alltag eine tragende Rolle in dieser Entwicklung einnimmt. Denn mit dieser Bequemlichkeit geht ein sinkender Energiebedarf einher. Und eine geringere Muskelaktivität bedeutet auch, dass sich die Muskelmasse mit der Zeit reduziert. Doch gerade das Muskelgewebe benötigt auch in Ruhe viel Energie – zum Muskelerhalt. Letztlich kann aber die Einschränkung der körperlichen Aktivität noch nicht erklären, warum in den letzten 30 Jahren weltweit eine sprunghafte Zunahme der Zahl übergewichtiger Menschen zu beobachten ist.

Sicherlich tragen auch so luxuriöse Errungenschaften wie der Aufenthalt in stets wohltemperierten Räumen im Sommer wie im Winter dazu bei, dass die Fettdepots wachsen. Dummerweise nicht – wie evolutionär vorgesehen, um uns vor Kälte zu schützen, sondern weil der Organismus unerwartet wenig Energie benötigt, um die Körpertemperatur aufrechtzuerhalten. Daraus resultieren überschüssige Energiereserven, die für spätere Notzeiten in den Fettdepots eingelagert werden. Würde die Innenraumtemperatur nicht bei 21 Grad, sondern bei 18 Grad liegen, würden wir pro Tag rund 200 Kilokalorien mehr umsetzen![a]

Schließlich ist da noch ein weiterer Faktor, der immer weiter ins Bewusstsein der Wissenschaft rückt: Schlafmangel! Ein Schlafdefizit provoziert am folgenden Tag ganz typische Verhaltensmuster. Diese können sogar ganz entscheidenden Einfluss auf die Gewichtsentwicklung nehmen.

> Was der Schlaf für den Körper, ist die Freude für den Geist: Zufuhr neuer Lebenskraft.
>
> Herbert Ihering

Je weniger Schlaf, desto dicker!

In dem Moment, da Sie dies hier lesen, erkennen Sie sich vielleicht selbst wieder, fällt es Ihnen erstmals bewusst auf: Wer in der Nacht nicht gut oder viel zu kurz geschlafen hat, verspürt am nächsten Tag mehr Hunger als sonst und isst auch mehr und öfter. Körperlich fühlt er sich schwach, erschöpft, müde oder träge. Und wie ist es, wenn dieser Schlafmangel über zwei oder drei Nächte hintereinander anhält? Oftmals entwickelt sich dann ein regelrechter Bärenhunger oder – noch krasser – unzügelbare Fresslust. Und da ist noch etwas Typisches: Wer ein paar Nächte kaum geschlafen hat, würde seine Tage am liebsten möglichst ungestört auf dem Sofa verbringen, bewegt sich eher im Zeitlupentempo und sehnt morgens

---

a Johnson, F. et al. Could increased time spent in a thermal comfort zone contribute to population increases in obesity? Obes Rev. 2011 Jul;12(7):543-51.

schon die abendliche Schlafenszeit herbei. Aufgrund dieser Antriebslosigkeit wird weniger Energie verbraucht. Obwohl man bereits für zwei gegessen hat, will man sich gar nicht mehr bewegen. Da man die überschüssigen Kalorien nicht einfach abatmen kann, werden sie für schlechte oder sehr aktive Zeiten als Reserveenergie in Form von Körperzellen gespeichert. Diese ungünstige Spirale trifft viele schlecht schlafende Menschen.

Schlafmangel begünstigt Übergewicht – das hat System, wie mittlerweile überzeugend erforscht wurde. Und die Wissenschaftler schlüsseln die Zusammenhänge immer mehr auf. Für Feineinstellungen, Prüfung und Korrektur wichtiger Funktionen im zentralen Nervensystem sowie für das Immunsystem und das Hormonsystem ist der Nachtschlaf unverzichtbar. Mittels dieser Schlüsselrolle wirkt Schlaf auch vielseitig auf den Energiestoffwechsel ein.

Einige Untersuchungen deuten darauf hin, dass sich die durchschnittliche Schlafdauer in den letzten 100 Jahren um mindestens 1,5 Stunden verkürzt hat. Wie nachhaltig könnte sich das auf die Entwicklung von Übergewicht in weiten Teilen der Bevölkerung ausgewirkt haben? Wie erst, wenn es gar um zwei bis drei Stunden geht, wie manche Forscher errechneten. Mittlerweile liegen viele neuere Untersuchungen und Studienergebnisse dazu vor. Diese umfassten beide Geschlechter in den unterschiedlichsten Ländern der Erde. Zusammenfassend weisen die epidemiologischen Studien einen engen inversen Zusammenhang zwischen der nächtlichen Schlafdauer und dem Risiko von Übergewicht nach.[1-3] Sprich: Je weniger Schlaf, desto dicker der Mensch. Dieser statistische Zusammenhang ist ernst zu nehmen, denn die Ergebnisse der verschiedenen Studien waren weitgehend einheitlich. Daraus ergaben sich neue Fragestellungen, zu deren Klärung in den vergangenen Jahren zahlreiche experimentelle Schlafstudien durchgeführt wurden: Wie erklärt sich dieses Phänomen? Welche Körperreaktionen ruft Schlafmangel hervor? Welche Mechanismen können biologisch bzw. physiologisch plausibel erklären, dass sich das Risiko erhöht, Übergewicht zu entwickeln? Einige der bekanntesten Studien möchte ich kurz darstellen.

Schlaflos im Schlaflabor …

Im Jahr 2004 ließen sich am Clinical Research Center der University of Chicago zwölf junge gesunde Männer einem Experiment unterziehen, das den Einfluss von Schlafentzug auf das Hungergefühl beleuchten sollte. Untersucht wurden Hungerempfinden und Appetit nach zwei Nächten mit nur vier Stunden Bettruhe und nach Nächten mit zehn Stunden Schlaf.[4] Im Anschluss daran wurden Hunger und Appetit sowie die jeweils bevorzugten Nahrungsmittel mittels Fragebogen erfasst. Das Ergebnis fiel eindeutig aus: Infolge des Schlafmangels war der Hunger um 24 Prozent gestiegen und der Appetit um 23 Prozent! Die Gelüste der Probanden zielten vor allem auf süße sowie salzige kohlenhydratreiche Nahrungsmittel mit hoher Energiedichte. Ihr Appetit darauf war bei Schlafdefizit um bis zu 45 Prozent größer, als wenn sie ausgeschlafen in den Tag starteten. Kaum Appetit hingegen hatten die Studienteilnehmer nach Schlafmangel auf Gemüse, Obst und proteinhaltige Lebensmittel. Daraus folgerte die Studienleiterin und international bekannte Schlafforscherin Professor Eve Van Cauter, dass das von Glukose angetriebene Gehirn bei Schlafmangel regelrecht nach Kohlenhydraten lechzt, als ob es in Heißhunger auf Brot, Nudeln oder Süßigkeiten die Rettung sieht.

Noch unterstrichen wurde die Aussagekraft des Experiments durch die Auswertung der Blutwerte, die in den verschiedenen Phasen des Experiments genommen worden waren. Sie zeigten gravierende hormonelle Veränderungen: Die Konzentration des Sättigungshormons Leptin war infolge des Schlafentzugs um 18 Prozent gesunken, wohingegen die des appetitanregenden Hormons Ghrelin um 28 Prozent gestiegen war. Damit hatte sich das Verhältnis zwischen Ghrelin und Leptin um 70 Prozent verschoben – zugunsten des Appetitanheizers.

Schlafmangel regt ausgerechnet zum Futtern kohlenhydratreicher Snacks an. Viele Kohlenhydratquellen sind Hungermacher, vor allem jene mit vielen raffinierten, stärke- und zuckerreichen Kohlenhydraten. Ihr Verzehr verführt uns, mehr zu essen und damit mehr Energie aufzunehmen, als wir tatsächlich benötigen. Und weil ihre Verdauung die Insulinausschüttung provoziert, werden mit den Überschüssen auch noch die Fettdepots besonders leicht gefüllt. Hinzu kommt, dass viele Süßwaren auch noch fettreich sind und damit eine noch krassere Energiedichte aufweisen.

Die hormonelle Regulation von Hunger und Sättigung

Magenknurren! Es ist ein natürliches Signal, aber warum muss es so oft ausgerechnet in unpassenden Moment auftreten? Es lässt sich leider nicht vermeiden, dass der Magen vor Hunger Geräusche macht. Denn je leerer der Magen, desto stärker die Kontraktionen der Magenwände, was sich irgendwann unüberhörbar äußert. Doch anders als dies vermuten lässt, entsteht Hunger nachweislich nicht im Magen, sondern im Gehirn. Ausgelöst wird er im Hungerzentrum des Gehirns, im lateralen Hypothalamus. Wie und wodurch genau, ist noch nicht abschließend erforscht, denn das vorausgehende hormonelle Zusammenspiel ist sehr komplex. In jedem Fall beteiligt sind der Blutzuckerspiegel sowie die Hormone Insulin, Ghrelin und Leptin.

Insulin wird in der Laienpresse oft nur noch als Dickmacherhormon dargestellt. Das ist eine einseitige Betrachtung, denn es reguliert viele verschiedene, lebenswichtige Prozesse im Organismus. Mehr zum Insulin in Kapitel 06.

Ghrelin ist ein Hormon mit appetitanregender Wirkung. Ein leerer Magen produziert in der Magenwand viel Ghrelin. Eine hohe Ghrelinkonzentration im Blut löst im Hirn das Signal »Hunger« aus. Mit zunehmender Magenfüllung im Zuge der Nahrungsaufnahme zu einer Mahlzeit wird die Ghrelinproduktion eingestellt. Die sinkende Ghrelinkonzentration im Blut erreicht das Gehirn wohl als eines der ersten Sättigungssignale. Sobald die Nährstoffe dann aus dem Magen in den Dünndarm gelangen, werden weitere Hormone ausgeschüttet, die Sättigung und Sattheit signalisieren. Jetzt fragen Sie sich vielleicht, was das mit Schlafmangel zu tun hat. Zahlreiche Studien haben einheitlich ergeben, dass Schlafmangel eine erhöhte Ghrelinausschüttung zufolge hat. Das erklärt den gesteigerten Hunger nach schlaflosen Nächten.

Und dass dieser Hunger verleitet, mehr zu essen, und so zur Entstehung von Übergewicht beitragen kann, ist nahe liegend.

Übrigens ist Hunger nicht mit Appetit zu verwechseln. Hunger ist eine physiologische Reaktion, die signalisiert, dass Energie oder bestimmte Nährstoffe fehlen. Appetit hingegen ist ein psychisches Phänomen. Er wird stark von äußeren Einflüssen wie Geruch, Geschmack oder Optik beeinflusst, und auch soziale Aspekte und Emotionen spielen eine Rolle. Es ist der Appetit, der uns verleitet, aus schierer Lust (weiter) zu essen, obwohl der Hunger längst gegessen ist.

Leptin, das auch als Sättigungshormon bezeichnet wird, ist ein Gegenspieler des Ghrelin. Hohe Leptinspiegel im Blut signalisieren im gesunden Stoffwechsel: »Alles paletti, satt!« Leptin wird in den weißen Fettzellen produziert. Je voller die Fettzellen sind, umso aktiver produzieren sie Gewebshormone. Je praller die Fettzellen gefüllt sind, desto größere Mengen des Gewebshormons Leptin geben sie ins Blut ab. Auf diese Weise gibt das Hormon auch genaue Auskunft über den Zustand der körpereigenen Energiereserven. Wenn der Körper zur Energiegewinnung Fett aus den Fettzellen herauslöst, schrumpfen diese. Und je weniger Fettzellen, desto geringer die Leptinausschüttung. Der Leptinspiegel sinkt und infolgedessen stellt sich Hunger ein – der als Antreiber wirkt, sich wieder auf Nahrungssuche zu begeben, um die verbrauchte Energie zurückzugewinnen. Zum Abbau von Fettmasse in den Fettzellen kommt es immer, wenn die aktuelle Energiezufuhr nicht ausreicht, den gegenwärtigen Energiebedarf zu decken.

Unglücklicherweise scheinen die Nervenzellen im Sättigungszentrum übergewichtiger Menschen nicht angemessen auf die hohe Leptinkonzentration zu reagieren. Die Nervenzellen im Sättigungszentrum sind resistent gegen das Leptinsignal geworden. Die Betroffenen verspüren dann trotz hoher Leptinspiegel Hunger. Eine mögliche Ursache dafür ist ihr übergroßer Körperfettspeicher. Dieser geht mit einer hohen Leptinproduktion einher, die wiederum einen Dauerreiz erzeugt, auf den die Leptinrezeptoren im Hirn nicht mehr reagieren. Inwieweit eine dauerhafte Reduktion des Körperfetts oder ein hohes Maß körperlicher Aktivität die Leptinrezeptoren wieder sensibilisieren kann, ist noch umstritten.

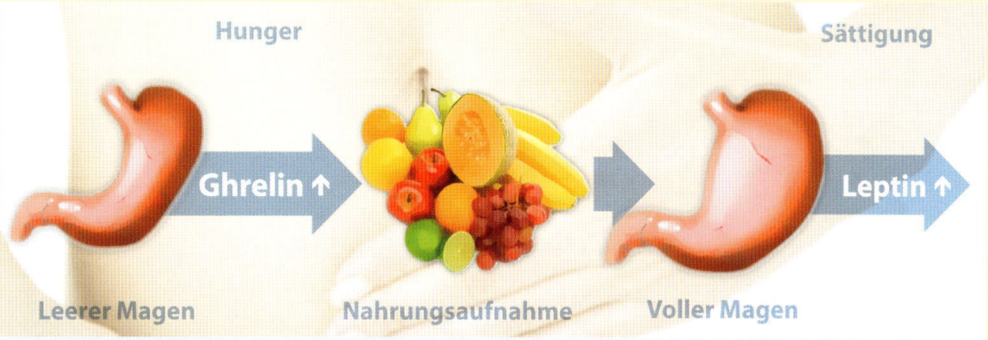

Der leere Magen produziert in der Magenwand viel Ghrelin. Hunger! Mit zunehmender Füllung der Fettzellen wird das Gewebshormon Leptin ausgeschüttet: Es signalisiert Sättigung.

> Wer schläft, den hungert nicht.
>
> Französisches Sprichwort

Eine weitere bahnbrechende Studie wurde ebenfalls 2004 am selben Forschungszentrum der Chicagoer Universität durchgeführt.[5] Elf gesunde junge Männer hielten sich insgesamt 18 Tage und Nächte im Schlaflabor auf. Im Fokus der Untersuchungen stand die Reaktion ihrer Leptinspiegel auf unterschiedliche Schlafdauer. Schlafen durften die Probanden jeweils sechsmal nur vier Stunden bzw. acht Stunden und schließlich jeweils zwölf Stunden pro Nacht. Über die Dauer des Experiments wurden die Energieaufnahme, das Maß körperlicher Aktivität sowie das Körpergewicht kontrolliert auf gleichbleibendem Niveau gehalten. Bei allen Studienteilnehmern sank infolge des Schlafmangels der Leptinspiegel. Dabei überraschte das Ausmaß dieser Reaktion: Der Schlafmangel wirkte sich genauso aus, als hätten die Männer eine dreitägige Diät gehalten, die nur 70 Prozent ihres Energiebedarfs deckt. Und umgekehrt stieg anschließend, stufenweise mit der Schlafdauer die Konzentration des Sattmacherhormons Leptin wieder an.

Zu ähnlichen Ergebnissen kam eine Studie der Stanford-Universität in Kalifornien mit acht jungen, gesunden Männern.[6] Nachdem im Schlaflabor zunächst die Leptinspiegel nach Nächten mit ausreichend Schlaf bestimmt worden waren, durften die Teilnehmer eine Woche lang nur jeweils vier Stunden pro Nacht schlafen. Energiezufuhr und Körpergewicht wurden kontrolliert stabil gehalten. Beobachtet wurde ein Abfall der Leptinspiegel infolge des Schlafdefizits bei allen Probanden. Er fiel vergleichbar gravierend aus, als hätten diese eine Woche lang gar nichts gegessen!

Eine solche Wechselbeziehung bestätigen auch einige Bevölkerungsstudien. Zum Beispiel kam eine Querschnittserhebung aus Kanada zu dem Ergebnis, dass eine Schlafdauer von nur fünf bis sechs Stunden mit niedrigen Leptinspiegeln einhergeht. Was wiederum die Appetitregulation durcheinander bringt und die Wahrscheinlichkeit erhöht, Übergewicht zu entwickeln.[7] Daraus leitet sich die logische Schlussfolgerung ab, dass es bei optimaler Schlafdauer leichter fallen müsse, ein gesundes Körpergewicht zu halten.

> Was es bedeutet, wenn weniger Leptin im Blut kreist, wird für Betroffene schnell spürbar: Wer einige Nächte hintereinander zu wenig schläft, entwickelt einen solchen Hunger, als hätte er mehrere Tage lang nichts oder kaum etwas gegessen.

Auch eine Arbeitsgruppe um den Lübecker Neuroendokrinologen Professor Jan Born und die Doktores Christian Benedict, Sebastian Schmid und Bernd Schultes beschäftigt sich intensiv mit der Wirkung von Schlafentzug auf das Hungerempfinden, die Nahrungsaufnahme und die Hormone Ghrelin und Leptin. Ihre Untersuchungen untermauern, dass die

Schlafdauer beachtliche Auswirkungen auf diese vier Faktoren hat. So wiesen sie zum Beispiel nach, dass das Hungerempfinden nach einer Nacht totalen Schlafentzugs deutlich ausgeprägter ist als nach ungestörter Nachtruhe.[8] Und dass sich dies tags darauf meist in einer gesteigerten Energieaufnahme äußert.[9] Ebenfalls mit vielen anderen Forschern stimmen ihre Ergebnisse überein, dass die Konzentration des appetitanregenden Ghrelins am Morgen nach einer durchwachten Nacht nachweislich erhöht ist. Überraschenderweise blieb jedoch nach den Untersuchungen am Lübecker Uniklinikum in diesem Fall der Leptinspiegel im Blut unverändert.[8]

Bei der Auswertung ihrer Forschungsergebnisse folgerten die Forscher, dass es das Verhältnis des Hungermacherhormons Ghrelin zum Sattmacherhormon Leptin im Blut sein muss, das entscheidend auf das Hungerempfinden einwirkt. Weil Schlafmangel die Ghrelinkonzentration erhöht, trägt er dazu bei, dass sich dieses Verhältnis in unerwünschte Richtung verschiebt!

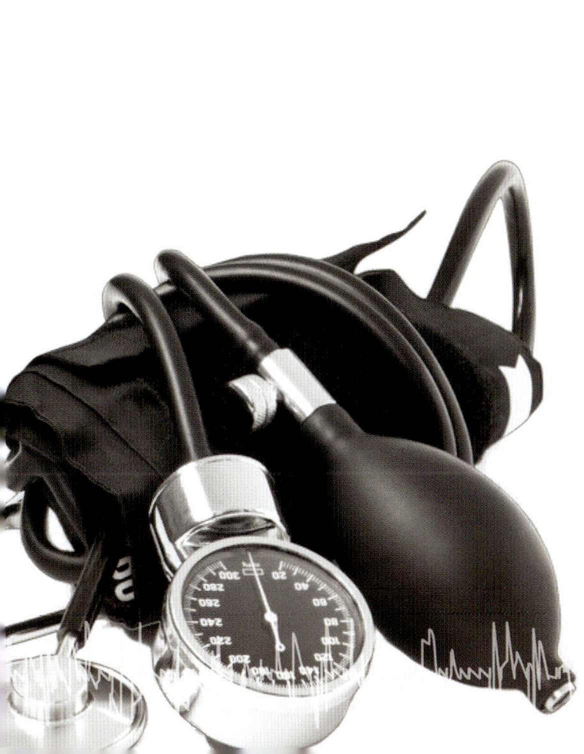

Es ist in der Wissenschaft nicht ungewöhnlich, dass die Forschungsergebnisse zu einer Fragestellung nicht ganz einheitlich ausfallen, so wie in diesem Fall die Reaktionen der Ghrelin- und Leptinspiegel auf Schlafmangel. Eine wichtige Erklärung dafür ist unter anderem, dass sich die Studien im experimentellen Ansatz unterscheiden. So durften bei den genannten Studien die Teilnehmer zum Beispiel mal in der ersten Nachthälfte schlafen und wurden dann mitten in der Nacht geweckt, mal wurden sie lange wach gehalten und durften dann so schlafen, dass sie zu gewohnter Stunde aufstanden. Gerade auf das fein justierte Hormonsystem kann so ein klein anmutender Unterschied im Studiendesign gravierende Auswirkungen haben.

… und im Alltag

Unverzichtbar für die Bewertung statistischer Zusammenhänge ist zu hinterfragen, inwiefern die unter Laborbedingungen ermittelten Ergebnisse auf das Alltagsleben übertragen werden können. Zur Klärung dieser Frage können Bevölkerungsstudien beitragen. Denn diese befragen, beobachten und untersuchen Menschen in ihrem natürlichen Alltagsumfeld. Und sie berücksichtigen deutlich größere Personengruppen, als dies bei experimentellen Studien im Schlaflabor möglich ist. Mittlerweile sind viele epidemiologische Studien zum Zusammenhang von Schlaf bzw. Schlafmangel und der Entwicklung von Übergewicht veröffentlicht worden. Sie spiegeln ebenfalls einen engen Zusammenhang zwischen der Schlafdauer und den Ghrelin- und Leptinspiegeln wider.

Exkurs

Um Ursachen, Folgen und Ausbreitung von Schlafmangel und Übergewicht zu erforschen, setzt die Epidemiologie verschiedene Methoden für ihre Bevölkerungsstudien ein. Besonders häufig werden Querschnittstudien vorgenommen. Aussagefähiger sind hingegen Längsschnitt- bzw. Langzeitbeobachtungsstudien, die in der Fachsprache auch Kohortenstudien genannt werden.

Eine Querschnittstudie ist eine Momentaufnahme. Sie beschreibt die Beziehung zwischen zwei Messgrößen zu einem einzigen, fest definierten Zeitpunkt, zum Beispiel zwischen Schlafdauer bzw. Schlafqualität und Körpergewicht an einem Tag x, an dem die Befragung stattfand. Solche Untersuchungen können nicht zur Klärung beitragen, ob nun der Schlafmangel die Entwicklung von Übergewicht begünstigt oder Übergewicht zu Schlafmangel führt.

Eine Längsschnittstudie hingegen erfasst die aufschlussreichen Messparameter über einen langen Zeitraum, oft über mehrere Jahre – in unserem Fall die Parameter Schlaf und Entwicklung des Körpergewichts. Man untersucht Menschen, die zu Beginn der Studie noch gesund bzw. noch schlank sind, über 5, 10 oder 20 Jahre. Nach Ablauf des vorgesehenen Zeitraums wird überprüft, ob sich statistisch sichtbare Zusammenhänge finden lassen bei Menschen, die schlank geblieben sind und bei jenen, die deutlich an Körpergewicht zugenommen haben.

Bei der Fragestellung, ob und wie sich Schlaf auf die Entwicklung des Körpergewichts auswirkt, ermöglichen solche Studien Aussagen, ob die Menschen, die im Laufe der Zeit übergewichtig geworden sind, im Mittel die ganze Zeit über auch eher schlecht geschlafen haben. Auf Basis solcher Studien können statistische Beziehungen, Korrelationen oder Assoziationen errechnet werden. Sofern im Rahmen der Studie noch möglichst viele andere potenzielle Einflussfaktoren auf das Körpergewicht gemessen wurden und bei der statistischen Auswertung einbezogen werden, besitzen solche Studien eine recht hohe Aussagekraft.

Im Rahmen der Wisconsin Sleep Cohort Study beispielsweise wurden die Daten von 1.024 Personen untersucht. Sie kam zu dem Schluss, dass Schlafmangel auch unter Alltagsbedingungen mit erhöhten Ghrelin- und eher niedrigen Leptinwerten einhergeht.[10]

Die norwegische Querschnittsstudie Hordaland Health Study umfasst gar die Daten von 8.860 Männer und Frauen im Alter von 40 bis 45 Jahren, die Ende der 1990er-Jahre mittels Fragebogen zu ihren Schlafgewohnheiten befragt worden waren. Zusätzlich waren neben einer Vielzahl anderer Parameter Körpergröße und -gewicht der Studienteilnehmer ermittelt worden. Die Auswertung der Antworten und Messergebnisse offenbarte, dass die Personen mit einer durchschnittlichen Schlafdauer von weniger als fünf Stunden pro Nacht den höchsten Body-Mass-Index (BMI) aufwiesen.[11] Die Wahrscheinlichkeit, Übergewicht zu entwickeln, war demnach bei Kurzschläfern nahezu doppelt so hoch wie bei normalen Schläfern.

Diesen Zusammenhang untermauert weiterhin die berühmte US-amerikanische Längsschnittstudie NHANES. Diese untersuchte zu einer ähnlichen Fragestellung 9.588 repräsentativ ausgewählte erwachsene Amerikaner im Alter von 32 bis 49 Jahren im Zeitraum von 1982 bis 1992. Die Wissenschaftler ermittelten, dass das Risiko, Übergewicht zu entwickeln, bei einer Schlafdauer von weniger als sechs Stunden pro Nacht höher war, als bei einer Schlafdauer von mehr als sieben Stunden pro Nacht.[12]

NHANES – eine umfassende US-Längsschnittstudie

Die National Health and Nutrition Examination Survey (NHANES) – man könnte dies mit Nationale Erhebung zum Gesundheits- und Ernährungsstatus übersetzen – ermittelt seit Anfang der 1960er-Jahre ausgewählte Informationen zu Gesundheit, Ernährungsgewohnheiten und Lebensführung repräsentativer Bevölkerungsgruppen in den Vereinigten Staaten von Amerika. Durch Archivierung und Auswertung dieser Daten von Kindern, Jugendlichen und Erwachsenen ermöglicht sie einen repräsentativen Überblick sowie eine Bewertung der Gesundheitsentwicklung. Die Daten stützen sich auf Fragebögen, Interviews wie auch körperliche Untersuchungen.

Auch bei Kindern und Jugendlichen bestehen diese Zusammenhänge zwischen Schlafmangel und Übergewicht. Eine der neuesten Studien dazu stammt aus Deutschland. Im Mai 2011 wurde eine Untersuchung im Rahmen der DONALD-Studie veröffentlicht, welche die Daten von 481 gesunden Kinder einbezog.[13] Diese Daten umfassen zum einen die durchschnittliche Schlafdauer im Alter von eineinhalb und zwei Jahren, darüber hinaus die für jedes Kind vom zweiten bis zum siebten Lebensjahr jährlich erhobenen Kennzahlen zu Körpermasse, Fettmasse und fettfreier Masse. Anhand ihrer Schlafdauer im Kleinkindalter unterschied man zwischen Kindern mit konsistent kurzer, Kindern mit konsistent langer und Kindern mit variabler Schlafdauer. Tatsächlich konnte nachgewiesen werden, dass sich die Entwicklung der Fettmasse zwischen diesen Gruppen deutlich unterschied. Die Kinder mit konsistent kurzem Schlaf im Kleinkindalter entwickelten bis zum siebten Lebensjahr eine signifikant höhere Fettmasse als die anderen Kinder.

DONALD

DONALD steht für Dortmund Nutritional and Anthropometric Longitudinally Designed. Die offene Langzeitstudie untersucht seit 1985 Ernährung und Lebensstil von Kindern und deren Einfluss auf verschiedene gesundheitliche Aspekte. Diese Fülle an Laborparametern und Messergebnissen kann zur Klärung vieler interessanter Fragestellungen herangezogen werden.

Metaanalysen haben eine besonders hohe Aussagekraft, da sie alle wesentlichen Studien zur einer Fragestellung zusammenfassend vergleichen und abschließend bewerten. Es existieren bereits mehrere Metaanalysen, die einen Großteil der epidemiologischen Studien zu unserer Fragestellung ausgewertet haben.[1, 14, 15] Dabei flossen Daten von über 600.000 Erwachsenen und über 30.000 Kindern aus der ganzen Welt in die Analysen ein. Sie belegen eindrucksvoll, dass ein Schlafdefizit bei Erwachsenen die Wahrscheinlichkeit übergewichtig zu sein bzw. Übergewicht zu entwickeln, um etwa 50 Prozent im Vergleich zu Normalschläfern erhöht.

Bei Kindern und Jugendlichen stieg dieses Risiko sogar um 68 Prozent, bei besonders großem Schlafdefizit sogar um 92 Prozent!

Eine neuere Analyse beweist, dass bis zum Jahr 2009 zehn besonders aussagekräftige Langzeitbeobachtungsstudien veröffentlicht worden sind. Neun der zehn Untersuchungen kommen zu dem Ergebnis, dass die Aussichten dick zu werden umso größer sind, je kürzer der Schlaf ist.[3]

Da das Zusammenspiel der einzelnen Regulationsmechanismen im Körper erfahrungsgemäß sehr komplex ist, liegt es nahe, dass neben Ghrelin und Leptin noch weitere Faktoren die Entwicklung von Übergewicht infolge von Schlafmangel mitverantworten.

Schlaflos schlapp

Wer schon einmal die Erfahrung gemacht hat, schlecht zu schlafen, weiß garantiert, wie abgeschlagen und müde man sich am folgenden Tag fühlt. Insbesondere, wenn das Schlafdefizit gleich mehrere aufeinanderfolgende Nächte andauert. Meist fehlt dann der Antrieb, sich fröhlich und aktiv in den Tag zu stürzen. Aus dieser Erfahrung ergibt sich eine weitere wichtige Fragestellung zum Zusammenhang von Schlafmangel und Übergewicht: Wäre es nicht ein Wunder, wenn die Energiebilanz im Gleichgewicht bleibt, nachdem man sich aufgrund des Schlafmangels deutlich weniger und langsamer bewegt als sonst? Schließlich reduziert ein solches Verhalten den Energiebedarf. Obwohl dieser Zusammenhang offensichtlich erscheint, wurde erst im Jahr 2009 eine kontrollierte Studie dazu veröffentlicht.

Es war wiederum die Lübecker Arbeitsgruppe, die sich mit dieser Frage beschäftigte. Sie erfasste die körperliche Aktivität gesunder Männer, nachdem diese im Schlaflabor in zwei aufeinanderfolgenden Nächte nur jeweils vier Stunden geschlafen hatten. Als diese am Tag nach diesem künstlich erzeugten Schlafdefizit wieder ihren üblichen Alltagsaufgaben nachgingen, wurde ihre Aktivität objektiv mittels Bewegungsmesser erfasst. Tatsächlich zeigten die Probanden eine verminderte spontane körperliche Aktivität im Vergleich zu jenen Tagen, an denen sie ausgeschlafen waren.[16] Allerdings publizierte nur wenig später eine französische Studie ein nahezu widersprüchliches Ergebnis. Die Forscher hatten infolge von Schlafentzug zwar ebenfalls eine Steigerung des Hungerempfindens und der Energieaufnahme beobachtet, zugleich aber auch eine Zunahme der körperlichen Aktivität ihrer Probanden.[17] Da diese Studie nicht gut kontrolliert war, müssen wir für eine Bewertung der Zusammenhänge noch weitere Studien abwarten. Die Hypothese, dass Schlafmangel sich negativ auf die körperliche Aktivität auswirkt, scheint aber zunächst äußerst plausibel.

Stress stresst!

Auch Stress trägt zur Entwicklung von Übergewicht bei. Unruhiger Schlaf, der die Erholung nicht unterstützt, ist zum Teil auch eine Folge gesellschaftlicher Entwicklungen und Zwänge. Emotionale Überlastung, Angst um den Arbeitsplatz, Arbeitslosigkeit, die Überflutung mit Sinnesreizen und viele andere bedrückende Einflüsse wirken täglich auf uns ein. Und sie versetzen uns in negativen Stress. Auf diesen reagiert der Organismus wie auch auf Schlafmangel mit einer gesteigerten Cortisolausschüttung. Und wenn sich die Cortisolspiegel aufgrund chronischer und unkompensierter Stressbelastung dauerhaft auf hohem Niveau bewegen, trägt das unter anderem dazu bei, dass der Appetit und die Energieaufnahme gewaltig ansteigen. Das Hormon verleitet über seinen Einfluss auf den Stoffwechsel nämlich zum Stressessen. Außerdem unterstützen hohe Cortisolspiegel das Wachstum der Fettzellen am und im Bauch. Dieser typisch männliche

Bauchfettansatz ist gekoppelt mit einer besonders hohen Aktivität seiner Fettzellen. Das führt zur übermäßigen Ausschüttung von Gewebshormonen, was wiederum die Gefäße verengen, die Insulinwirkung mindern, Entzündungen fördern und Blutgerinnungsstörungen auslösen kann. Und so tragen diese Umstände gemeinsam dazu bei, dass das Risiko für Stoffwechselstörungen steigt. Auch dass immer mehr Frauen diesen männlichen Fettansatz entwickeln, wird mit ihrer Überlastung, negativem Stress bzw. hohen Cortisolspiegeln in Zusammenhang gebracht.

Bei Schlafmangel wird das Cortisol im Blut sechsmal langsamer abgebaut als nach erholsamer Nachtruhe.

In diesem Zusammenhang sei auch das Wachstumshormon erwähnt. Dieses kann nach heutigem Kenntnisstand entscheidend dazu beitragen, dass sich bei Schlafmangel die Körperfettdepots – insbesondere im Bauchraum – vergrößern. Das klingt zunächst paradox, wo das Wachstumshormon doch bekanntlich die Proteinneubildung stützt, während es die Fettsynthese einbremst und sogar den Fettabbau im Bauchraum ankurbelt. Tatsächlich aber ist ein gesunder Nachtschlaf eine wichtige Voraussetzung für die Bildung und Ausschüttung des Wachstumshormons. Bei Schlafmangel kommt es zu einem Mangel an diesem Hormon und der Fettnachschub strömt in die Fettdepots.

Lassen Sie uns noch einen Schritt weiter denken. Da erwiesen ist, dass negativer Stress oftmals mit ins Bett genommen wird und uns um den gesunden Schlaf bringt, stellt sich die Frage, ob der heute beinahe allgegenwärtige Stress nicht vielleicht per se eine Ursache für Übergewicht ist. Essen gestresste Menschen mehr, um so dem Druck standzuhalten? Wenn das so wäre, wäre ein chronisches Schlafdefizit nur ein Symptom, nicht aber die Ursache für stressbedingtes Futtern. Und tatsächlich wurde ein solcher Zusammenhang auch schon dargestellt: Je größer der psychische Stress, desto geringer die nächtliche Schlafdauer und desto größer die Wahrscheinlichkeit von Übergewicht.[18] Interessant ist in diesem Zusammenhang das Ergebnis einer neueren Untersuchung aus dem Department of Psychiatry, Penn State College of Medicine (Hershey, USA). Sie ergab, dass bei den Probanden die Nahrungsaufnahme und die damit verbundene Energiezufuhr infolge eines Schlafdefizits nur dann anstieg, wenn das Schlafdefizit auf negative emotionale Belastungen zurückzuführen war. Die Teilnehmer, die zwar wenig schliefen, aber nicht unter psychischem Stress standen, hatten nicht mehr Hunger als an anderen Tagen.[19]

So oder so kann Schlafmangel sich zum Teufelskreis entwickeln. Denn nach einer durchwachten Nacht kann der Stress am nächsten Tag groß sein, weil durch die Müdigkeit erschwert ist, den beruflichen oder privaten Anforderungen gerecht zu werden. Das senkt die Stressschwelle. Und um den aufkommenden Stress zu bewältigen, könnten Betroffene aus vorgenannten Gründen dazu neigen, mehr zu essen. Auf diese Weise kann Schlafmangel wiederum zur Entstehung von Übergewicht beitragen.[20-22]

So hungrig …

In diesem Zusammenhang möchte ich noch unbedingt auf eine ganz neue Studie der Columbia University in New York verweisen, deren Ergebnisse im März 2011 auf dem Kongress der American Heart Association in Atlanta (Georgia) vorgestellt wurden.[23] Die Arbeitsgruppe um Professor Marie-Pierre St.-Onge wollte ganz genau wissen, wie sich ein Schlafdefizit auf das Essverhalten und die Energieaufnahme auswirkt. Sie untersuchte dazu 30 normalgewichtige Frauen und Männer mittleren Alters, die üblicherweise zwischen sieben und neun Stunden gut schliefen.

Die Probenden hielten sich zweimal sechs Tage und Nächte lang im Schlaflabor auf. In der einen Woche durften sie nur jeweils vier Stunden, in der anderen Woche neun Stunden pro Nacht schlafen. Während jeder dieser Untersuchungsphasen erhielten sie jeweils vier Tage lang Mahlzeiten, die ganz genau auf ihren im Vorfeld ermittelten Bedarf zugeschnitten waren. An den beiden letzten Tagen durften sie jeweils nach Appetit essen, was sie wollten.

Das Ergebnis lässt aufhorchen: Während der Periode des Schlafentzugs nahmen die Probanden bei freier Nahrungswahl im Mittel 296 Kilokalorien mehr zu sich, als an den Tagen, an denen sie ausgeschlafen waren. Unter anderem, weil sie infolge der Müdigkeit fettreiches Essen wie Eiscreme und Fast Food bevorzugten. Dieses Verhalten war bei den Frauen besonders ausgeprägt: Sie kamen im Schnitt auf einen Mehrkonsum von 329 Kilokalorien (und 31 Gramm mehr Fett) am Tag. Die Männer nahmen »nur« 263 Kilokalorien mehr zu sich. Schlafmangel provoziert augenscheinlich, viel zu viel zu essen. Da ist es nur verständlich, dass die Studienleiterin Professor St-Onge jedem, der abnehmen möchte, ans Herz legt, sich immer auszuschlafen.

Eine tägliche Mehrzufuhr von 300 Nahrungskalorien ist gewaltig. Auf Dauer führt diese zwangsläufig zu einer schnellen und stetigen Gewichtszunahme.

Aufgewacht!

Unumstritten besteht Handlungsbedarf, da unsere Gesellschaft in den letzten Jahrzehnten eine gewaltige Zunahme zu verzeichnen hat: Der Anteil übergewichtiger und adipöser Menschen steigt kontinuierlich an. Ein Ende dieser Entwicklung ist nicht abzusehen. Und die empfohlenen Maßnahmen – die Steigerung der körperlichen Aktivität, fettreduzierte Ernährung und ein bewusstes Stressmanagement – bringen selten die angestrebten Erfolge. Nunmehr scheint sich ein neuer Behandlungsansatz herauszukristallisieren, da immer mehr wissenschaftliche Untersuchungen darauf hindeuten, dass Schlafmangel die Fettdepots wachsen lässt. In erster Linie über seine Auswirkungen auf den Hormonhaushalt verstärkt er das Hungerempfinden und offensichtlich speziell den Appetit auf kohlenhydratreiche und fette Lebensmittel. Zudem sind müde Menschen natürlich auch körperlich weniger aktiv als ausgeschlafene Zeitgenossen. Der so induzierte Bewegungsmangel reduziert den Energiebedarf und verschlimmert die Misere noch. Die Einhaltung von ausreichend Nachtschlaf könnte sich zukünftig als weitere wichtige Säule in der Prävention und Therapie von Übergewicht erweisen. Empfehlenswert scheint nach aktuellen Kenntnissen eine durchschnittliche Schlafdauer von sieben bis acht Stunden für Erwachsene und von zehn bis elf Stunden für Schulkinder.

Kann eine Verbesserung bzw. Verlängerung des nächtlichen Schlafs auch bei einer bereits bestehenden Adipositas das Körpergewicht therapeutisch nachhaltig reduzieren? Diese spannende, allerdings noch offene Frage, werden zukünftige Studien klären müssen.

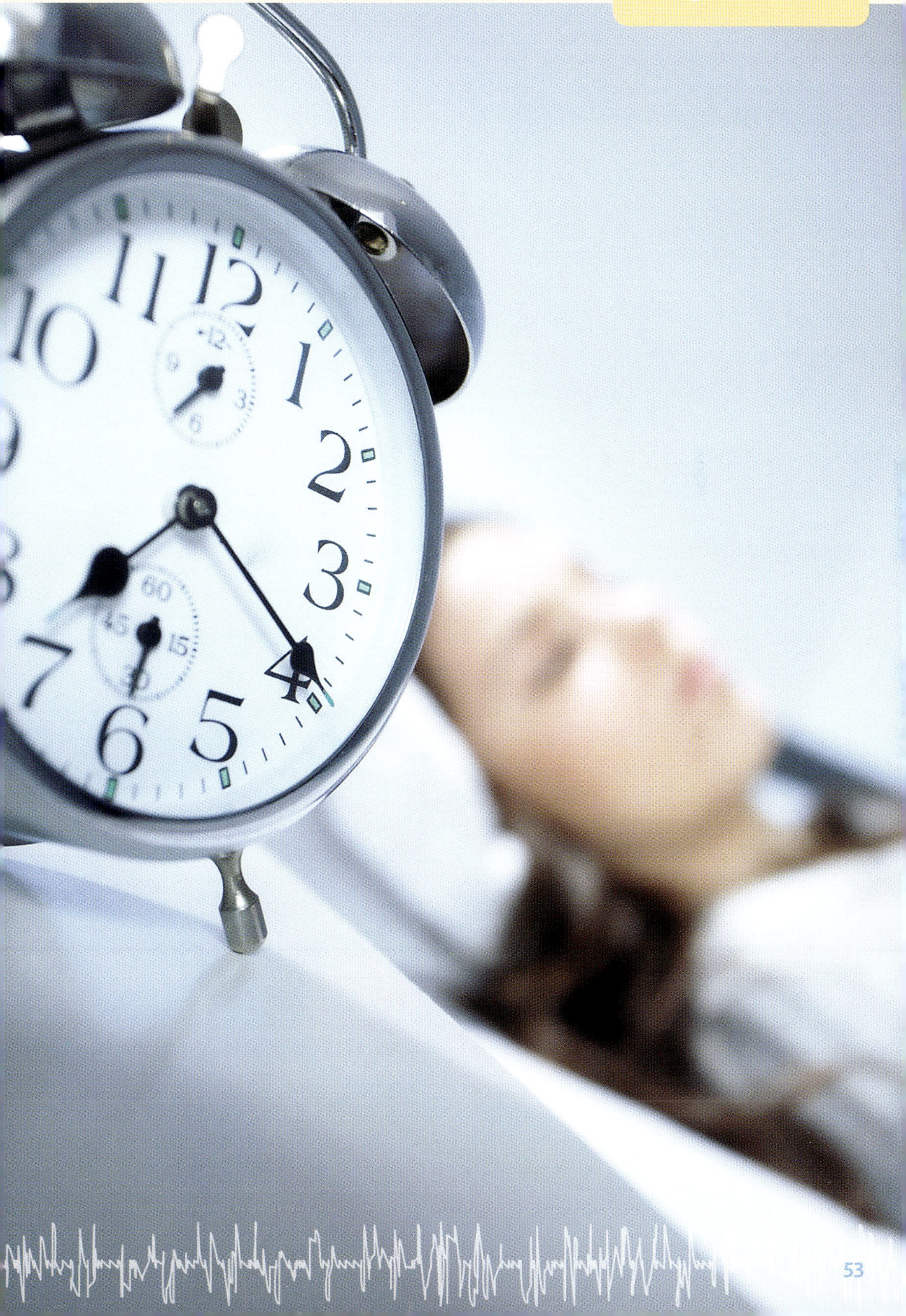

05

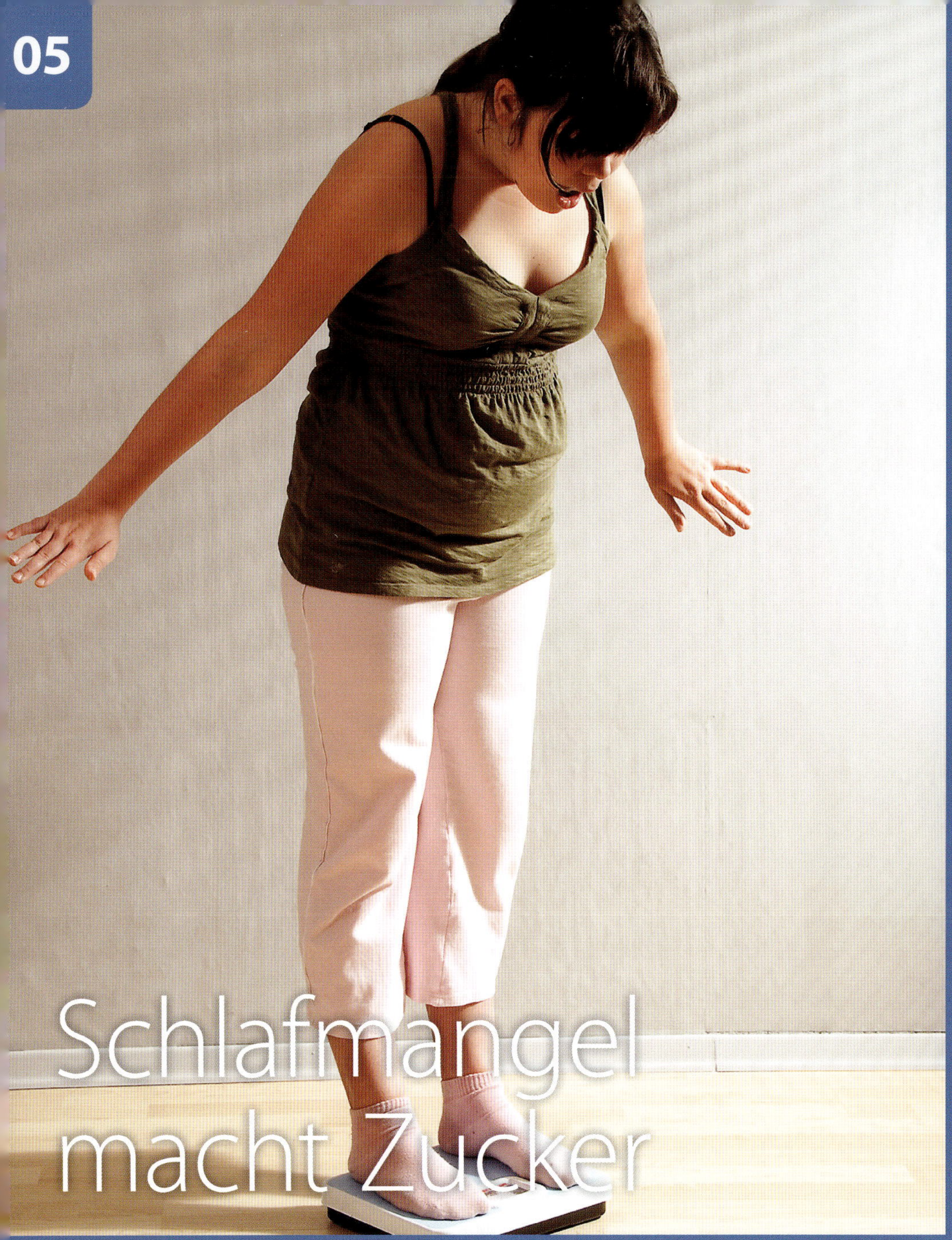

Schlafmangel macht Zucker

Aktuell leben in Deutschland rund neun Millionen diagnostizierte Typ-2-Diabetiker. Zwischen 80 und 90 Prozent von ihnen schleppen zu viel Körperfett und Übergewicht mit sich herum. Da starkes Übergewicht (Adipositas) im Vergleich zu Normalgewicht oder mäßigem Übergewicht ein deutlich erhöhtes Risiko birgt, Typ-2-Diabetes zu entwickeln, ist das aber nicht verwunderlich. Von den etwa 42 Millionen übergewichtigen Menschen in Deutschland sind derzeit etwa 13 Millionen Menschen adipös, also stark fettleibig. Tendenz steigend. Und die Entwicklung, dass immer mehr Menschen immer dicker werden, setzt sich ungebremst fort. Vor diesem Hintergrund gehen Fachleute davon aus, dass mindestens weitere ein bis zwei Millionen Menschen bereits Typ-2-Diabetiker sind, ohne dass dies bisher offiziell festgestellt wurde. Dementsprechend werden in den kommenden Jahren viele neue Diagnosen von Typ-2-Diabetes erwartet. Das garantieren auch die rund vier Millionen übergewichtigen Kinder. Die meisten von ihnen werden als Erwachsene fettleibig bleiben und so zu Risikopatienten werden. Doch manche müssen gar nicht so lange warten. Welche gravierenden Auswirkungen Übergewicht bereits in jungen Jahren haben kann, zeigt sich darin, dass die Zahl der Kinder mit Typ-2-Diabetes in den letzten 20 Jahren um das Zehnfache zugenommen hat![1] Darüber hinaus ist bei jedem vierten übergewichtigen Kind nachweislich der Zuckerstoffwechsel gestört.[2]

Da letztendlich das Fettgewebe um die inneren Organe im Abdomen für das höhere Gesundheitsrisiko verantwortlich ist, können auch vermeintlich schlanke Menschen mit hohem Bauchfettanteil gefährdet sein. Deswegen gehen manche Experten davon aus, dass weitere rund 20 Millionen Erwachsene hierzulande bereits Typ-2-Diabetes entwickeln, auch wenn sich das noch nicht in deutlichen Symptomen äußert.

Wenn sich die bisherige Entwicklung fortsetzt, wird in den nächsten Jahren ein Tsunami an Neuerkrankungen und den damit verbundenen, explodierenden Gesundheitskosten auf uns zukommen, der alles überrollt. Ist das denn so dramatisch? Und ob! Auch wenn Typ-2-Diabetes umgangssprachlich oft verharmlosend als Zuckerkrankheit bezeichnet wird, ist diese Störung des Glukosestoffwechsels definitiv kein Zuckerschlecken! Denn hohe Blutzuckerkonzentrationen zerstören auf Dauer alle Blutgefäße, die kleinen wie die großen. Je weiter die Krankheit fortschreitet, desto gravierender können ihre Folgen sein. Sie kann in Nierenerkrankungen, Erblindung, Herzinfarkt oder Hirninfarkt gipfeln oder die Gefäße so stark schädigen, dass die Amputation von Gliedmaßen und eine regelmäßige Blutwäsche mittels Dialyse notwendig wird. Darüber hinaus erhöht Typ-2-Diabetes das Risiko, an Krebs zu erkranken.

Für eine Einschätzung, ob das Körpergewicht in Hinblick auf die Gesundheit gefährlich werden kann, zieht man traditionell den Body-Mass-Index (siehe Seite 41) heran. Liegt der BMI bei 30 und darüber (Adipositas) kann man davon ausgehen, dass definitiv zu viel Körperfett vorhanden ist, sofern man es nicht mit einem gut trainierten Sportler zu tun hat. Generell wäre es aber viel aussagekräftiger, wenn man die Bestimmung der Körperfettverteilung einbezieht. Denn die Körperfettmasse am und vor allem im Bauch, ist einer der wichtigsten Risikofaktoren für Typ-2-Diabetes. Je höher der Fettanteil im Oberkörper, desto höher die Wahrscheinlichkeit, diesen Diabetes zu entwickeln.

Metabolisches Syndrom

Das Zusammentreffen von bauchbetontem Übergewicht mit erhöhtem Nüchternblutzucker, erhöhten Blutfettwerten (Triglyceriden) und niedrigem HDL-Cholesterin und erhöhten Blutdruckwerten hat gefährliche Auswirkungen. Treten nur drei dieser fünf Symptome gemeinsam auf, spricht man vom metabolischen Syndrom.

Da das metabolische Syndrom ähnlich wie Übergewicht bei immer mehr Menschen auftritt, liegen bereits mehrere epidemiologische Studien vor, die nach einem Zusammenhang zwischen Schlafdauer, Schlafqualität und dem Risiko für die Entwicklung eines metabolischen Syndroms suchten. Eine Querschnittstudie dokumentiert beispielsweise auf Basis der Daten von 1.214 erwachsenen US-amerikanischen Bürgern eine signifikante Beziehung zwischen der nächtlichen Schlafdauer und dem Auftreten des metabolischen Syndroms:[3] Die Wahrscheinlichkeit, dass ein metabolisches Syndrom vorliegt, war bei kurzer Schlafdauer – weniger als sechs Stunden Schlaf pro Nacht – im Vergleich zu ausreichendem Schlaf um 83 Prozent erhöht. Darüber hinaus konnte von den Wissenschaftlern des Department of Psychiatrie an der University of Pittsburgh (USA) nachgewiesen werden, dass eine kurze nächtliche Schlafdauer in Zusammenhang mit erhöhten Nüchternblutzucker- sowie Blutfettkonzentrationen und einem erhöhten Taillenumfang steht. Unabhängig von anderen potenziellen Einflussfaktoren! Andererseits steigt auch die Wahrscheinlichkeit, dass ein metabolisches Syndrom gefunden wird, wenn die Schlafdauer acht Stunden pro Nacht überschritt.

Eine koreanische Querschnittstudie kam zu entsprechenden Ergebnissen. Innerhalb der untersuchten, sehr großen Bevölkerungsgruppe war die Wahrscheinlichkeit des metabolischen Syndroms bei einer Schlafzeit von weniger als fünf Stunden Schlaf um 74 Prozent erhöht. Auch hier zeigte sich, dass eine lange Schlafdauer das Risiko gleichfalls erhöht. Jeweils unabhängig von anderen Risikofaktoren.[4] Daraus errechneten die Wissenschaftler vom Department of Internal Medicine an der Korea University in Seoul (Südkorea), dass sieben Stunden die günstigste Schlafdauer zur Prävention des metabolischen Syndroms sein könnte.

Mit dem metabolischen Syndrom ist man direkt auf dem Weg zum Typ-2-Diabetes: Ein sehr hoher Prozentsatz von Menschen mit metabolischem Syndrom entwickelt diese Zuckerkrankheit. Damit steigt das Risiko, frühzeitig zu versterben, noch mal um ein Vielfaches an. Todesursachen sind dann in besonders vielen Fällen Herz-Kreislauf- und Krebserkrankungen. Doch selbst wenn sich kein Diabetes, sondern »nur« das metabolische Syndrom entwickelt, ist die Wahrscheinlichkeit überwältigend, bald das Zeitliche zu segnen. Zu diesem eindeutigen Ergebnis kamen breit angelegte Analysen von Wissenschaftlern aus dem Jewish General Hospital in Montreal (Kanada) und dem Overton Brooks Veterans Affairs Medical Center in Shreveport (USA).[5, 6]

Schlaflos zum Typ-2-Diabetiker

Außerhalb von Fachkreisen ist dennoch immer noch relativ unbekannt, dass Schlafmangel ein deutlicher und eigenständiger Risikofaktor für Diabetes ist. Dies belegen immer mehr Längsschnittstudien. Beispielsweise deutete bereits im Sommer 2003 eine Datenauswertung der berühmten »Nurses Health Study« darauf hin, dass die Studienteilnehmerinnen, die durchschnittlich weniger als fünf Stunden schliefen, ein etwa 50 Prozent höheres Risiko für die Entwicklung von Typ-2-Diabetes hatten als jene, die rund acht Stunden schliefen. Beobachtet wurde in diesem Rahmen zudem, dass das Risiko auch bei langer Schlafdauer von mehr als neun Stunden wieder anstieg.[7]

Die Nurses Health Study I gilt als die weltweit bedeutendste Längsschnittstudie im Gesundheitssektor. Im Rahmen dieser 1976 initiierten US-amerikanischen Langzeituntersuchung wurden über 100.000 gesunde Krankenschwestern über insgesamt 20 Jahre untersucht. Auf diese Weise wurden zahlreiche epidemiologische Daten erfasst, die bis heute immer wieder dazu beitragen konnten, wichtige Erkenntnisse zu den verschiedensten Gesundheitsthemen zu gewinnen.

Eine Reihe ähnlicher Studien jüngeren Datums unterstützt diese Beobachtung. Im Jahr 2010 werteten Wissenschaftler um Professor Francesco Cappuccio von der Universität Neapel (Italien) im Rahmen einer Metaanalyse[8] zehn vergleichbare Langzeitbeobachtungsstudien aus. Für ihre Analyse lagen damit Daten von mehr als 100.000 erwachsenen Frauen und Männern vor, von denen insgesamt 3.586 diagnostizierten Typ-2-Diabetes aufwiesen. Die Analyseergebnisse unterstreichen, dass eine durchschnittliche Schlafdauer von weniger als fünf bis sechs Stunden das Diabetesrisiko um 28 Prozent erhöht. Und zwar unabhängig davon, ob Übergewicht oder andere potenzielle Einflussfaktoren vorliegen! Dabei war der Effekt des Schlafmangels in Hinblick auf die Diabetesentwicklung bei Männern und Frauen vergleichbar. Und auch bei schlechter Schlafqualität bestand ein erhöhtes Diabetesrisiko.

Besonders wichtig ist festzuhalten, dass das Diabetesrisiko bei Kurzschläfern nach aktuellen Erkenntnissen unabhängig von Übergewicht besteht. Also muss der Schlafmangel über einen eigenständigen, vom Körpergewicht unabhängigen Mechanismus Einfluss auf die Entwicklung von Typ-2-Diabetes nehmen.

Ein alarmierendes Ergebnis!

Es konnte allerdings bis heute noch nicht abschließend geklärt werden, auf welche Weise ein nichterholsamer Schlaf – infolge von Schlafdefiziten oder Schlafstörungen – zur Diabetesentstehung beiträgt. Es gibt allerdings einige recht plausible Erklärungsansätze. Zum einen steht die erhöhte Aktivität unserer Stresssysteme im Verdacht beteiligt zu sein. Wie im vorigen Kapitel angedeutet, steigt infolge von Schlafmangel die Konzentration einiger Stresshormone in Blut oder Urin.[9] Für das Stresshormon Cortisol ist dies beispielsweise gut dokumentiert. Während der Organismus in Stresssituationen alle Systeme zur Energiebereitstellung aktiviert, werden jene zur Energiespeicherung heruntergefahren. Deswegen kreist der Blutzucker länger im Blut.

Die direkten Auswirkungen eines Schlafdefizits auf den Zuckerstoffwechsel scheinen allerdings noch gravierender zu sein, als sich so erklären lässt. Als Dr. Karine Spiegel vom Department of Medicine an der University of Chicago im Jahr 1999 die Auswirkungen von Schlafmangel auf den Zuckerstoffwechsel untersuchte, kam sie zu einem alarmierenden Ergebnis: Trotz bester Voraussetzungen – die untersuchten Männer waren jung und gesund – reichte der künstlich induzierte Schlafmangel über sechs Nächte aus, um den Zuckerstoffwechsel aus seinen physiologischen Bahnen zu werfen.

Die Reaktionen des Zuckerstoffwechsels und der Blutzuckeranstieg nach Verzehr einer kohlenhydratreichen Mahlzeit glichen denen eines insulinresistenten Diabetikers!

Das Forscherteam der University of Chicago um Dr. Spiegel dokumentierte die Insulin- und Blutzuckerreaktionen elf junger, gesunder Männer im Alter von 18 bis 27 Jahren, während diese sich 16 Nächte im Schlaflabor einem vorgegebenen Schlafrhythmus unterwarfen.[10] Im Rahmen der Studie verbrachten die Probanden die ersten drei Nächte lang je acht Stunden im Bett, dann sechs Nächte lang genau vier Stunden und abschließend sieben Nächte jeweils zwölf Stunden. Dabei belief sich ihre tatsächliche Schlafdauer während der ersten drei Nächte durchschnittlich auf 7 Stunden und 14 Minuten. Während der Entzugsphase waren es im Mittel 3 Stunden und 49 Minuten und während der anschließenden Erholungsphase 9 Stunden und 3 Minuten. Durchweg stieg der Blutzuckerspiegel im Anschluss an eine Kohlenhydratmahlzeit rasant an, wenn die Probanden in der vorausgehenden Nacht schlecht geschlafen hatten. Doch eine adäquate Insulinantwort blieb aus. Dadurch erfolgte die Aufnahme des Blutzuckers in die Muskel- und Leberzellen mit starker Verzögerung.

Nachfolgende Untersuchungen bestätigten diese Beobachtung: Eine Schlafdauer von weniger als fünf Stunden pro Nacht führt mit hoher Wahrscheinlichkeit zu einer Insulinresistenz! Dieser Effekt tritt aber auch dann ein, wenn der Schlaf trotz einer längeren Schlafdauer nicht erholsam ist, wenn also zu wenige Tiefschlaf- und REM-Phasen ablaufen.

Unser Alltag fördert Insulinresistenz

Immer wieder erweist sich die Insulinresistenz als Grundstein verschiedener Zivilisationskrankheiten. Deswegen lohnt sich ein Blick auf die Frage, was eine Insulinresistenz für den Organismus bedeutet.

Das Hormon Insulin ist entscheidend an der Verwertung der aufgenommenen Nährstoffe beteiligt und nimmt deswegen eine zentrale Funktion im Stoffwechsel ein. Am bekanntesten ist die Regulation des Blutzuckers. Insulin ist für die Versorgung »hungriger« Zellen mit dem Energielieferanten Glukose notwendig. Dazu fungiert es wie ein Schlüssel, der die Körperzellen aufschließt, sodass der im Blut gelöste Traubenzucker (Glukose) in die Zellen einströmen kann. Das klingt unkompliziert, doch tatsächlich läuft bei diesem »Aufschließen« ein komplexer biochemischer Prozess in Zellwand und Zellinnerem ab. So komplex, dass er störanfällig ist. Der häufigste Störfaktor ist eine zu große Fettanlagerung in den Körperzellen, die dann ständig Gewebshormone, die die Insulinwirkung behindern, in hoher Menge abgeben. Und dieser Systemfehler wird noch verstärkt, wenn die Muskeln eher sparsam beansprucht werden, wie heute beinahe üblich. Dann versagt das Insulin zunehmend bei seinen Versuchen, den Zucker in die Zellen zu schleusen. Denn diese sind insulinresistent geworden.

Neben Zellverfettung und Bewegungsmangel können weitere Faktoren den Insulineffekt an der Zelle stark behindern: zu wenig Sonnenlicht bzw. Vitamin-D-Mangel, Rauchen, negativer Stress und zu wenig oder schlechter Schlaf. Je mehr dieser Faktoren der Körper verkraften muss, desto weniger reagieren seine Zellen auf den Insulinreiz. Um dies zu kompensieren, produziert die Bauchspeicheldrüse immer mehr Insulin und schwemmt es ins Blut, um den Blutzuckerspiegel nach einer Mahlzeit doch noch zu senken. Solange die Bauchspeicheldrüse noch massenhaft Insulin zur Verfügung stellt, gelangt der Zucker immer noch in die Zellen! Das führt dazu, dass manche Menschen mit Insulinresistenz bei vergleichbarer Kohlenhydratzufuhr die fünf-, acht- oder gar zehnfache Insulinkonzentration eines stoffwechselgesunden Menschen im Blut aufweisen. Doch auf Dauer geht eine solche Hyperinsulinämie nicht gut. Die Bauchspeicheldrüse wird überfordert und stellt nach Jahren unter Stress Stück für Stück die Insulinproduktion ein. Dann gelangt der Zucker nicht mehr in die Zellen. Er bleibt im Blut. Der Betroffene hat nachweislich hohe Blutzuckerwerte und ist »zuckerkrank«. Die hohen Zuckerkonzentrationen machen den Körper langsam aber sicher kaputt.

Hinzu kommt, dass das Insulin als mengenmäßig größtes Hormon das Gleichgewicht anderer Hormone im Körper beeinflusst. Beispielsweise die Geschlechtshormone. Bei Frauen mit Hyperinsulinämie kommt es zu einem Absinken der Östrogene und zu einem Anstieg von Testosteron. Aufgrund von zu viel männlichem Hormon im Körper werden sie unfruchtbar. Man nennt das PCO-Syndrom. Wenn Männer dauerhaft mit Hyperinsulinämie leben, sinken ihre Testosteronwerte und die weiblichen Hormone nehmen Überhand. Dann wachsen ihnen Brüste, die Samenproduktion leidet und Erektionsstörungen sind die Folge.

… kurze Nächte ebenfalls

Die meisten Studien zu diesem Zusammenhang ergaben, dass auch Schlafentzug die Entwicklung einer Insulinresistenz fördert. Doch auf welche Weise quantitativ oder qualitativ veränderter Schlaf die Insulinwirkung an den Körperzellen schwächt, wurde noch nicht eindeutig geklärt. In manchen Fällen ließ sich beobachten, dass die Insulinspiegel infolge von Schlafmangel anstiegen. Andere Untersuchungen wiesen hingegen nach, dass die Insulinspiegel dann absanken. Was wiederum bedeuten würde, dass Schlafentzug die Insulinproduktion mindert.

Beide Folgen – geringere wie auch erhöhte Insulinausschüttung – verursachen jedenfalls erhebliche Störungen und beeinträchtigen die Gesundheit auf Dauer sehr. Insulinmangel lässt den Blutzucker dermaßen ansteigen, dass die Gefäßwände geschädigt werden. Typische Folgen sind Entzündungen und Atherosklerose. Ein Insulinüberschuss hemmt die Fettverbrennung und steigert die Fetteinlagerung bzw. Fettneubildung in Fett- und Muskelgewebe sowie in der Leber. Das macht die Zellen noch etwas insulinresistenter. Ein Teufelskreis.

Hinzu kommt, dass hohe Insulinkonzentrationen im Kreislauf die Nieren dazu bewegen, Kochsalz und Harnsäure zurückzuhalten, statt sie mit dem Harn auszuscheiden. Wodurch der Blutdruck und die Harnsäurekonzentration ansteigen. Ersteres provoziert Herz- und Hirninfarkt, letzteres Gicht. Außerdem erschöpft sich die Insulinproduktionskapazität der Bauchspeicheldrüse mit der Zeit und der Betroffene wird insulinpflichtiger Diabetiker.

Kohlenhydrat ist Kohlenhydrat

Diese Zusammenhänge zu erkennen ist extrem wichtig. Denn die gravierenden Auswirkungen des Schlafmangels auf den Insulinstoffwechsel könnten vielleicht aufgefangen werden, wenn wir Überlegungen anstellen, was Menschen mit gestörtem Schlaf essen sollten. Die umlaufenden Ernährungsempfehlungen lauten, dass man 50 bis 60 Prozent der täglichen Energiezufuhr in Form kohlenhydrathaltiger Lebensmittel aufnehmen sollte. Diese pauschale Aufforderung umfasst gleichermaßen zucker- und stärkereiche Nahrungsmittel wie Weißmehl oder Vollkornmehl und die jeweils daraus hergestellten Produkte sowie Kartoffeln, Reis und Nudeln, Süßwaren und gesüßte Getränke. Alle Kohlenhydratträger, ob sie nun als gesund oder ungesund gelten, gehen aus Verdauungsprozess und Stoffwechsel als ein und dieselbe Substanz hervor: Traubenzucker. Glukose. Sobald diese über die Darmschleimhaut oder Leber ins Blut gelangt, steigt die Blutzuckerkonzentration an. Und in Reaktion darauf auch die Insulinkonzentration.

Liegt bereits eine Insulinresistenz vor, wird mehr Insulin ausgeschüttet. Ist die Insulinproduktion hingegen aufgrund von Schlafmangel gehemmt, steigt der Zuckerspiegel im Blut an, während der Insulinspiegel niedrig bleibt. Auch das ist nicht besser!

Es bleibt festzuhalten, dass Menschen mit Insulinresistenz eine ganz andere Ernährung benötigen als gesunde, schlanke und körperlich aktive Menschen! Die etablierten Ernährungsempfehlungen, wie sie von der Deutschen Gesellschaft für Ernährung (DGE) abgegeben werden und wie sie von vielen Institutionen blind übernommen werden, gelten ausdrücklich nur für die Primärprävention – also als Empfehlung für Gesunde damit sie gesund bleiben. Sie stammen übrigens aus Zeiten, als die Menschen noch wenig Geld für Nahrung hatten und körperlich hart arbeiten mussten. Die meisten von ihnen waren schlank und muskulös und verbrannten die vielen billigen Kohlenhydatkalorien in ihren arbeitenden Muskelzellen. Wer heute noch risikofrei so essen will, wie die DGE empfiehlt, muss schlank und rank und aktiv sein wie die Menschen früher. Wer das nicht will oder kann, der sollte sich seiner Gesundheit zuliebe um eine sinnvollere Ernährungsform kümmern!

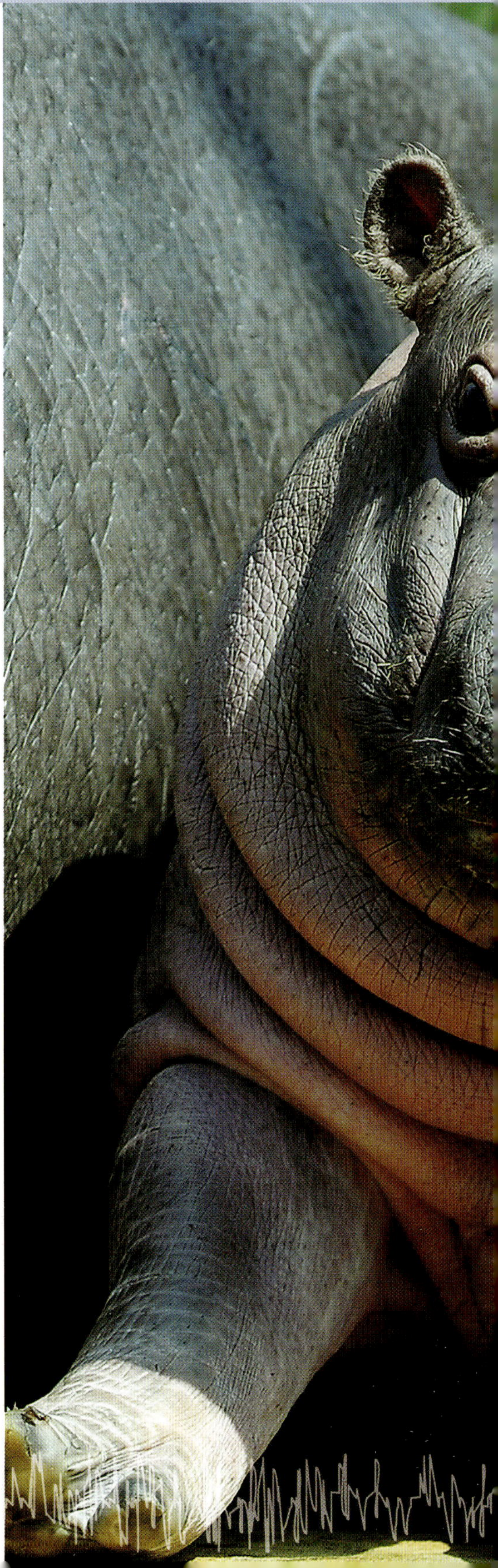

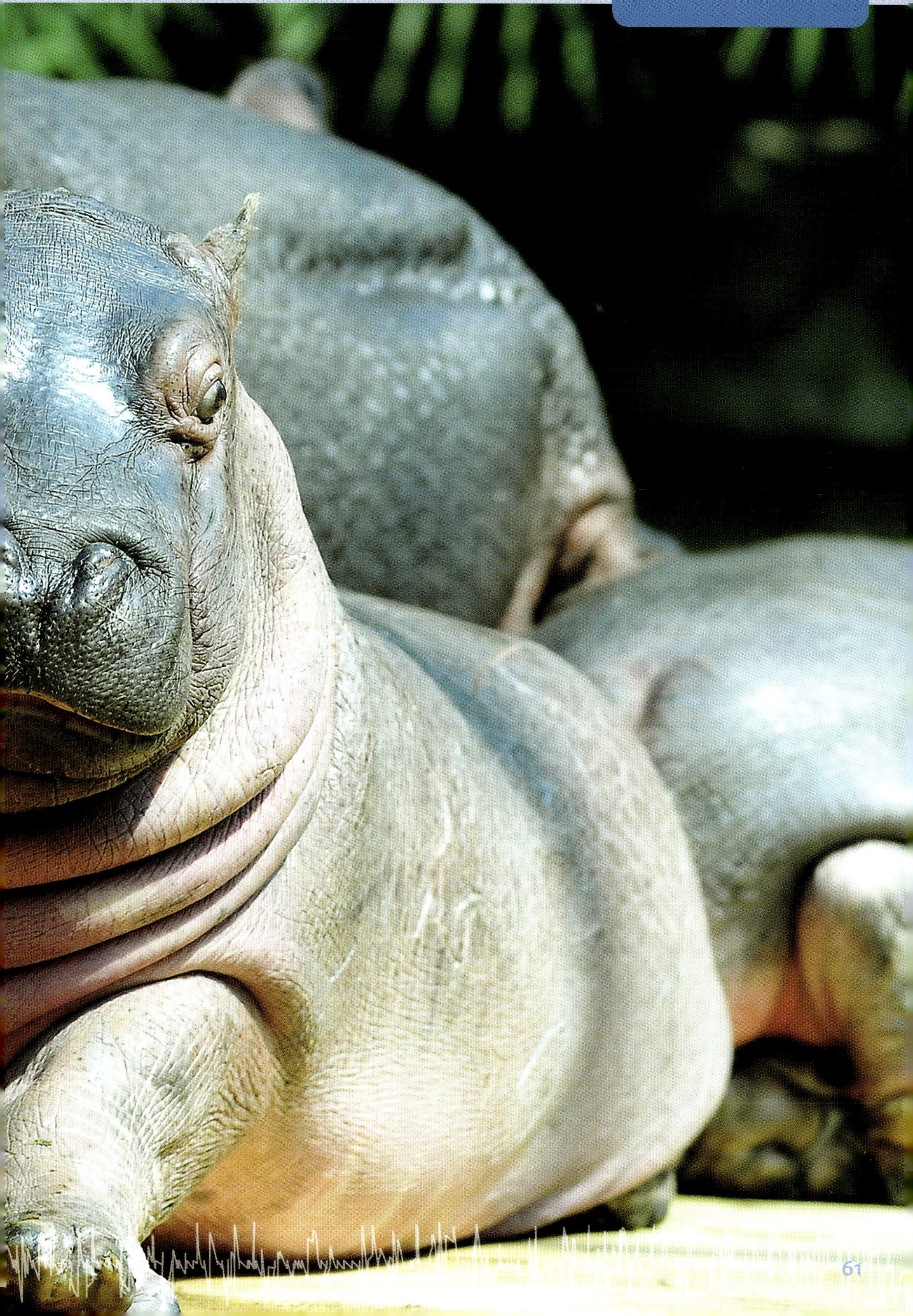

06

Schlaflos ins Verderben

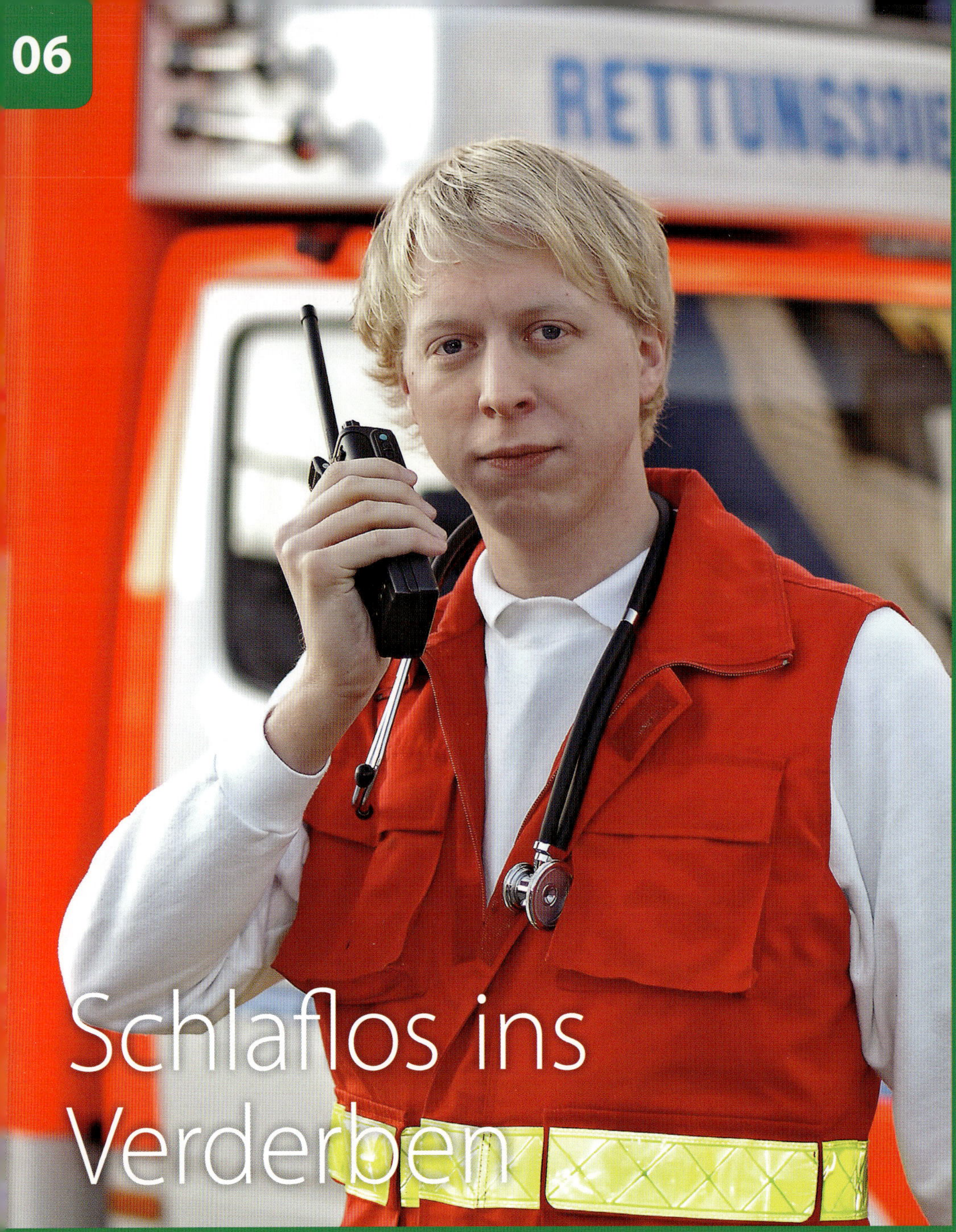

Chronisch Schlafgestörte quälten sich meist schon jahrelang Nacht für Nacht. Nur wer wenigstens einmal diese Insomnie, das »Nicht-Schlafen-Können«, ein paar Tage hintereinander am eigenen Leib erlebt hat, weiß, was das bedeutet: Man ist fix und fertig und zu allem bereit, nur um ein wenig schlafen zu können. Nicht umsonst gehört konsequenter Schlafentzug zu den subtilsten und erfolgreichsten Foltermethoden. Viele werden auch schon die Erfahrung gemacht haben, dass nach einigen Nächten unzureichenden Schlafs der Hals oder die Ohren schmerzen und die Nase läuft. Man ist »erkältet«, obwohl es im Bett ganz warm war. Wer gar dauerhaft an Schlafstörungen leidet, kann ganz schnell in eine Depression abrutschen. Und wer Depressionen hat, wird leichter krank. Ein Teufelskreis!

Geistig träge

In der Vergangenheit wurden relativ viele Studien zum Einfluss der Schlafdauer auf die geistige Leistungsfähigkeit durchgeführt. Das hat wohl zu der verbreiteten Auffassung beigetragen, dass Schlaf primär für den Geist notwendig ist und weniger für den Körper – eine Fehleinschätzung. Nichtsdestotrotz sprechen die vielen Daten zur Bedeutung für die geistige Leistungsfähigkeit für sich. So kamen Untersuchungen des amerikanischen Schlafforschers Mark Rosekind zu dem Ergebnis, dass die Hirnleistung bei einer stetigen Verkürzung des Schlafes rapide abnimmt. Wer wegen Schlafstörungen durchschnittlich nur sechs Stunden schlummert, weist eine um etwa 13 Prozent geringere kognitive Leistungsfähigkeit auf. Bei nur fünf Stunden Schlaf reduziert sich die Produktivität sogar um 43 Prozent. Und nach einem nur vier Stunden kurzen Schläfchen sinkt das Leistungsvermögen gar um 62 Prozent.[1] Zahlreiche andere Studien belegen es ebenso: Wer geistig fit sein will, sollte ausreichend schlafen. Der Volksmund sagt dazu nicht umsonst, jemand sei ganz »ausgeschlafen«.

Schlechte Immunabwehr

Auch die Körperabwehrkraft schwächelt nach einer durchwachten Nacht, wie verschiedene Forschungsarbeiten belegen konnten. So demonstrierten beispielsweise Psychologe Sheldon Cohen und Mitarbeiter von der Carnegie Mellon University in Pittsburgh (USA), dass schon relativ geringe Störungen des Schlafs die Widerstandskraft des Körpers gegenüber einer Virusattacke schmälern.[2] Die Forscher hatten die Schlafgewohnheiten von 153 gesunden Frauen und Männern über einen Zeitraum von 14 Tagen protokollieren lassen. Dann wurden den Testpersonen Erkältungsviren in die Nase geträufelt, und über fünf Tage wurde beobachtet, wer sich infizieren würde. Es stellte sich heraus, dass diejenigen Probanden, die gewohnheitsmäßig weniger als sieben Stunden pro Tag schliefen, fast dreimal häufiger an einem Schnupfen erkrankten als jene, die acht Stunden und länger schliefen. Hinsichtlich der Schlafqualität fand man ähnliche Zusammenhänge: nichterholsamer Schlaf ging mit einer erhöhten Erkältungswahrscheinlichkeit einher!

Auch eine deutsche Arbeitsgruppe um Jan Born, dem Leiter der Forschungsgruppe Neuroendokrinologie an der Universität Lübeck, hat sich mit diversen Studien zum Einfluss von Schlaf auf das Immunsystem verdient gemacht.[3] Sie hat unter anderem herausgefunden, dass ein Lernprozess im Immunsystem stattfindet. So konnte man bei freiwilligen Probanden nach einer Hepatitis-A-Impfung und ausreichendem Schlaf eine deutlich bessere Immunreaktion nachweisen als bei den Teilnehmern, deren Nachtruhe konsequent gestört wurde. Vier Wochen nach der Impfung ließ sich im Blut der ausgeruhten Patienten immer noch eine nahezu doppelt so hohe Konzentration von Antikörpern gegen den Erreger nachweisen wie bei den Probanden unter Schlafentzug. Das Abwehrsystem erkennt offenbar den

Erreger und behält »ausgeschlafen« noch länger das Wissen, was zu tun ist. Tatsächlich geht man davon aus, dass diese besondere Gedächtnisbildung im Schlaf verfestigt wird. Eine mögliche Erklärung dafür ist, dass die hormonellen Veränderungen während der Nachtstunden das Immunsystem unterstützen. So wird im Schlaf unter anderem vermehrt Wachstumshormon ausgeschüttet, das wahrscheinlich zur verbesserten Immunantwort beiträgt. Möglicherweise ist auch der hohe Energiebedarf des Immunsystems ausschlaggebend dafür, dass dieses die nächtlichen Ruhephasen anderer Körperprozesse für seine Zwecke nutzt. Beispielsweise um seinen hohen Verbrauch an weißen Blutzellen wieder auszugleichen. Oder T-Helfer-Zellen nachzubilden, also jene Abwehrzellen, die für die Antikörperreaktion gegen Viren unerlässlich sind. Unter Schlafentzug verringert sich deren Vermehrungsfähigkeit. Außerdem verursachen Schlafmangel und Schlafstörungen Veränderungen hinsichtlich der natürlichen Schwankungen im Auftreten von Immunzellen. Normalerweise sind einige Arten typischerweise nachts vermehrt im Blut zu finden und dabei auch noch aktionsfreudiger als tagsüber.

Umgekehrt wirkt sich auch die Aktivität des Immunsystems auf das Schlafverhalten aus. Wohl jeder kennt das aus eigener Erfahrung, bei einem Infekt am liebsten im Bett liegen zu bleiben und sich gesund zu schlafen. Dahinter steckt durchaus Methode: Bestimmte Signalstoffe , die Zytokine, lösen das gesteigerte Schlafbedürfnis aus. Diese werden von verschiedenen Körperzellen produziert. Gerade zu Beginn einer Infektion wird beispielsweise der sogenannte Tumornekrosefaktor in großen Mengen ins Kreislaufsystem geschüttet. Er wirkt direkt auf das Schlafzentrum ein und macht müde. Wahrscheinlich werden auch noch andere Hormone wie Prolaktin und Melatonin bei Infektionen vermehrt ausgeschüttet und erhöhen damit das Schlafbedürfnis. Allerdings sind bis heute weder alle Wirkmechanismen noch auch nur die bekannten im Detail aufgeklärt und etabliert. Die Wissenschaft steht bei der Erforschung des Zusammenhangs von Schlaf und Immunsystem noch ganz am Anfang. Die Indizien mehren sich aber dafür, dass zwischen Schlaf und Immunsystem eine bedeutende und komplexe Wechselwirkung besteht. Genauso wie schlechter Schlaf und Schlafmangel die Abwehrfunktion beeinträchtigen, kann umgekehrt die Immunantwort auf eine Infektion das Schlafmuster beeinflussen.

Schlappe Männer

Beobachtungsstudien weisen auf einen Zusammenhang zwischen Schlafstörungen und Erektionsstörungen hin. Der Wirkmechanismus hierfür ist leicht zu begründen, denn Männer, die zu wenig schlafen, haben deutlich gesenkte Testosteronspiegel. Dies hat erst jüngst wieder das Forscherteam um Eve Van Cauter vom Department of Medicine an der University of Chicago (USA) nachgewiesen.[4] Zehn Studenten, die im Schnitt 24 Jahre alt, schlank und bei guter Gesundheit waren, schliefen im Schlaflabor zunächst drei Nächte bis zu zehn Stunden lang. In den folgenden acht Nächten wurde ihr Schlaf jeweils auf maximal fünf Stunden verkürzt. Jeweils am letzten Tag der schlafreichen sowie der schlafarmen Phase untersuchten die Forscher das Blut der Männer mehrmals täglich auf hormonelle Veränderungen. Dabei zeigte sich, dass der Testosteronspiegel am Ende der schlafarmen Woche um bis zu 15 Prozent niedriger war als nach den Nächten mit erholsamem Schlaf. Da mit zunehmendem Alter der Testosteronspiegel pro Jahr um ein bis zwei Prozent abnimmt, entsprach diese Reduktion nach Schlafentzug dem Wert, den die Männer aus biologischen Gründen voraussichtlich erst 10 bis 15 Jahren später erreichen würden.

Am niedrigsten war der Testosteronspiegel jeweils am Nachmittag. Da niedrige Testosteronspiegel ganz allgemein mit einem Verlust an Wohlbefinden und Energie einhergehen, fühlten sich die Probanden tatsächlich auch nachmittags besonders müde und unkonzentriert. Aber es schwindet gemeinsam mit der Testosteronkonzentration nicht nur die Libido, sondern es schwinden auch Muskelmasse und Knochendichte. Besonders betroffen von diesem Testosteronthema sind Männer mit chronischer Schlafapnoe.[5]

> Wenn Schlaf und Wachen ihr Maß überschreiten, sind beide böse.
>
> Hippokrates

Depression droht

Dass Männer mit Erektionsstörungen dazu neigen, Depressionen zu entwickeln, ist leicht nachzuvollziehen. Aber auch der umgekehrte Weg dürfte nicht selten sein. Psychische Erkrankungen gehen meist mit Schlafstörungen einher, wobei die verantwortlichen Mechanismen noch nicht ganz aufgedeckt sind.[6] Durchschlafstörungen und frühmorgendliches Erwachen gehören zu den typischen Symptomen einer echten Depression, die etwa 20 Prozent aller Menschen im Laufe ihres Lebens trifft. Allerdings klagt ein großer Anteil von Patienten, die Antidepressiva nehmen, weiterhin über Schlafstörungen. Diese wiederum sind ein deutlicher Hinweis auf drohende Rückfälle unter antidepressiver Medikation. Depressionen werden häufig von Angststörungen begleitet, die ebenfalls in enger Beziehung zu chronischen Schlafstörungen stehen. In mehreren Studien aus ganz Europa konnte bei 47 Prozent der Patienten mit einer psychiatrischen Erkrankung ein Zusammenhang zwischen Angst und Schlaflosigkeit ausgemacht werden. Und mittlerweile sind auch schon einige der Zusammenhänge aufgedeckt: Es sind hormonelle Systeme, die sich auf Schlaf, Depression und Angst auswirken.

Starke Angst beeinträchtigt nicht nur den Schlaf, sondern nimmt auch die Lebensfreude, hemmt die Arbeitsfähigkeit und soziale Beziehungen. Panikattacken und allgemeine Angststörungen und soziale Phobien, allesamt mit Angst verbunden, gehen gleichfalls häufig mit Schlafstörungen und Schlafmangel einher. Ebenfalls ist die Sterblichkeit erhöht – nicht nur durch Selbstmord, sondern auch durch organische Erkrankungen.[7]

Schichtarbeit killt

Am Tag nach einer durchwachten Nacht ist der Cortisolspiegel im Blut tatsächlich um fast 50 Prozent erhöht. Hohe Cortisolspiegel unterdrücken die Immunabwehr, sodass übermüdete Menschen krankheitsanfälliger sind. Schichtarbeit ist ein typischer Fall von Stress, der dadurch verursacht wird, dass der zirkardiane Rhythmus entgleist. Auf Dauer führt das bei den meisten Schichtarbeitern zu erheblichen Schlafstörungen und in Konsequenz darauf zu körperlichen und psychischen Gesundheitsschäden an Herz, Kreislauf, Magen, Darm oder dem Nervensystem. Stoffwechsel-, Herz- und Kreislaufstörungen sowie bestimmte

Krebsarten treten bei Nachtschichtarbeitern gehäuft auf.[8, 9] Die WHO hat die Nachtschichtarbeit deswegen im Dezember 2007 auf die Liste der Karzinogene gesetzt. Es wird viel darüber spekuliert, über welche Mechanismen die Schichtarbeit tatsächlich zu diesen mannigfachen Schädigungen beiträgt. Neben Stress und Schlafmangel mit all seinen Folgen könnte hier auch der oft ausgeprägte Sonnen- bzw. Vitamin-D-Mangel eine wichtige Rolle spielen.

Herz und Kreislauf versagen

Damit ist es nicht getan. Eine Reihe von epidemiologischen Studien hat bereits erwiesen, dass das Risiko, an Herz-Kreislauf-Erkrankungen zu versterben, infolge von Schlafmangel und Schlafstörungen signifikant erhöht ist.[10-13] Eine aktuelle Metaanalyse von der Arbeitsgruppe um Professor Francesco Cappuccio von der Universität Neapel (Italien) hat 15 Langzeitbeobachtungsstudien zusammengefasst. Sie umfasst 474.684 Teilnehmer beiderlei Geschlechts mit Beobachtungszeiten zwischen 7 und 25 Jahren. Insgesamt konnten 8.420 Erkrankungsfälle ausgewertet werden, davon 4.169 mit koronarer Herzkrankheit (KHK). Die Metaanalyse verdeutlichte noch einmal, dass eine Schlafdauer von durchschnittlich weniger als fünf bis sechs Stunden mit einem um 48 Prozent erhöhten Risiko einhergeht, an koronarer Herzkrankheit bzw. Herzinfarkt zu sterben als eine Schlafdauer von sieben bis acht Stunden gesunden Schlafs. Für den Tod durch Hirninfarkt war das Risiko durch solche Schlafdefizite um 15 Prozent erhöht.

Auch wer zu viel schläft, hat keine guten Voraussetzungen! Die italienische Metaanalyse konnte auch belegen, wie sehr die Gesundheit von Langschläfer bedroht ist. Wer durchschnittlich länger als acht bis neun Stunden pro Nacht schläft, hat ein um 38 Prozent erhöhtes Risiko, an koronarer Herzkrankheit zu versterben und was einen Hirninfarkt anbetrifft, ist das Risiko sogar um 65 Prozent erhöht – jeweils im Vergleich zu Normalschläfern.

Diese Risiken gestörten Schlafs finden sich übereinstimmend in verschiedenen Ländern und bei beiden Geschlechtern. Die meisten aufgenommenen Langzeitstudien bezogen dabei klassische Risikofaktoren wie Alter, Rauchen, Bewegungsaktivität und Körpergewicht bzw. BMI etc. mit ein. Das bedeutet auch, dass die erhöhten Risiken unabhängig vom Vorliegen von Übergewicht, welches durch Schlafstörungen gefördert wird, bestehen. Zu dieser Erkenntnis passt auch, wie eine amerikanische Langzeitbeobachtungsstudie enthüllte, dass mit abnehmender Schlafdauer die Herzgefäßverkalkung zunimmt.[14] Zu ähnlichen Ergebnissen, allerdings bezogen auf die Dicke der Gefäßwand an der Halsschlagader, kam eine deutsche Studie.[15] Dabei weist eine weitere neue Studie aus Großbritannien ausdrücklich darauf hin, dass das höhere Koronarrisiko nicht allein mit der messbaren Schlafdauer, sondern ausdrücklich mit der Schlafqualität zusammenhängt. Schlecht schlafen ist schlecht fürs Herz.[16]

Immer noch ist den Wissenschaftlern nicht wirklich klar, worauf genau das erhöhte Herzrisiko zurückzuführen ist. Als Wirkmechanismen werden vorwiegend die durch Stresshormone ausgelöste Blutdrucksteigerung und die erhöhte Neigung zu Entzündungsreaktionen im Körper diskutiert.[17] Aber es könnte sich durchaus noch herausstellen, dass ganz andere Folgen von Schlafstörungen als Mechanismus ungünstig auf die Gesundheit einwirken.

Schlechter schlafen – früher sterben

In der westlichen Welt ist die koronare Herzkrankheit als Folge der Atherosklerose und Atherothrombose die häufigste Todesursache. So ist es nicht erstaunlich, dass viele Studien für Kurz- und Schlechtschläfer auch eine insgesamt erhöhte Sterberate (alle Todesursachen zusammengenommen) ausweisen. In der asiatischen Welt sind Hirnblutungen die häufigste Todesursache. Diese werden auch den Herz-Kreislauf-Erkrankungen zugeordnet. Trotzdem haben auch in Asien Menschen mit Schlafstörungen eine insgesamt kürzere Lebenserwartung. Im Rahmen einer Studie des Institute of Preventive Medicine an der National Taiwan University in Taipeh (Taiwan) wurden 3.430 Personen über 16 Jahre regelmäßig untersucht. Eines der Studienergebnisse war, dass jene Probanden, die weniger als fünf Stunden schliefen, ein um 15 Prozent höheres Risiko für einen Tod durch Herz-Kreislauf-Erkrankungen aufwiesen als jene mit acht Stunden Schlaf. Der Unterschied fiel allerdings statistisch nicht signifikant aus.[18] Doch dafür war ihre Gesamtsterblichkeit deutlich erhöht: Die Studienteilnehmer, die über fast tägliche Schlaflosigkeit (Insomnie) klagten, hatten eine 70 Prozent höhere Sterbewahrscheinlichkeit als jene Probanden mit normalem Schlaf.

Die Sterberate bezeichnet die Anzahl der Todesfälle, bezogen auf die Gesamtanzahl der beobachteten Individuen. Sie bezieht sich meist auf einen bestimmten Zeitraum.

Und das ist bei Weitem nicht die einzige Studie, die eine erhöhte Sterberate anzeigt. Die Arbeitsgruppe um Professor Francesco Cappuccio von der Universität Neapel (Italien) hat in einer weiteren aktuellen Metaanalyse 16 Langzeitbeobachtungsstudien der letzten Jahre zusammenfassend bewertet.[19] Diese Arbeit erfasste 1,4 Millionen Menschen und 113.000 Todesfälle. Darin wies sie nach, dass Schlafstörungen im Vergleich zu gesundem Schlaf das Sterberisiko um zwölf Prozent erhöhen. Menschen mit einer Schlafdauer zwischen sieben und acht Stunden haben das geringste Risiko. Langschläfern allerdings geht es noch schneller an den Kragen. Als Erklärungsmechanismen verweisen die Wissenschaftler auf alle bekannten und auch in diesem Buch betrachteten Mechanismen. Allerdings waren die meisten einbezogenen Studien bereits statistisch um diese Einflussfaktoren bereinigt. Es wird also weiterhin gerätselt …

Langschläfer haben das höchste Risiko

Wiederholt habe ich in diesem Buch betont, dass kurzer und schlechter, aber eben genauso auch zu langer Schlaf Gesundheitsrisiken mit sich bringt. So weist die im letzten Abschnitt erwähnte Metaanalyse aus, dass Langschläfer mit regelmäßig mehr als acht bis neun Stunden Schlaf eine um 30 Prozent höhere Sterbewahrscheinlichkeit haben als jene, die üblicherweise sieben bis acht Stunden gesund schlummern.[19] Woran das liegt, können die Wissenschaftler noch nicht erklären. Ein Zusammenhang liegt auf der Hand: Menschen mit Depressionen neigen dazu, länger im Bett zu bleiben. Doch da in diesen Studien systematisch versucht wurde, an Depressionen erkrankte Menschen aus der Statistik herauszunehmen, kann das kaum die alleinige Erklärung darstellen. Darüber hinaus lässt sich spekulieren, dass die Langschläfer möglicherweise an noch nicht entdeckten Krankheiten leiden und deshalb ein erhöhtes Sterberisiko besitzen. So ist beispielsweise Krebs eine auszehrende und ermüdende Krankheit. Vielleicht stehen auch Probleme wie Arbeitslosigkeit, soziale Isolation, mangelnde körperliche Aktivität, Vitamin-D-Mangel oder andere unerkannte Faktoren dahinter. Wir wissen es nicht. Aber die Forschung befasst sich immer intensiver mit dieser Thematik. Neue Hinweise sind zu erwarten. Es bleibt spannend.

07

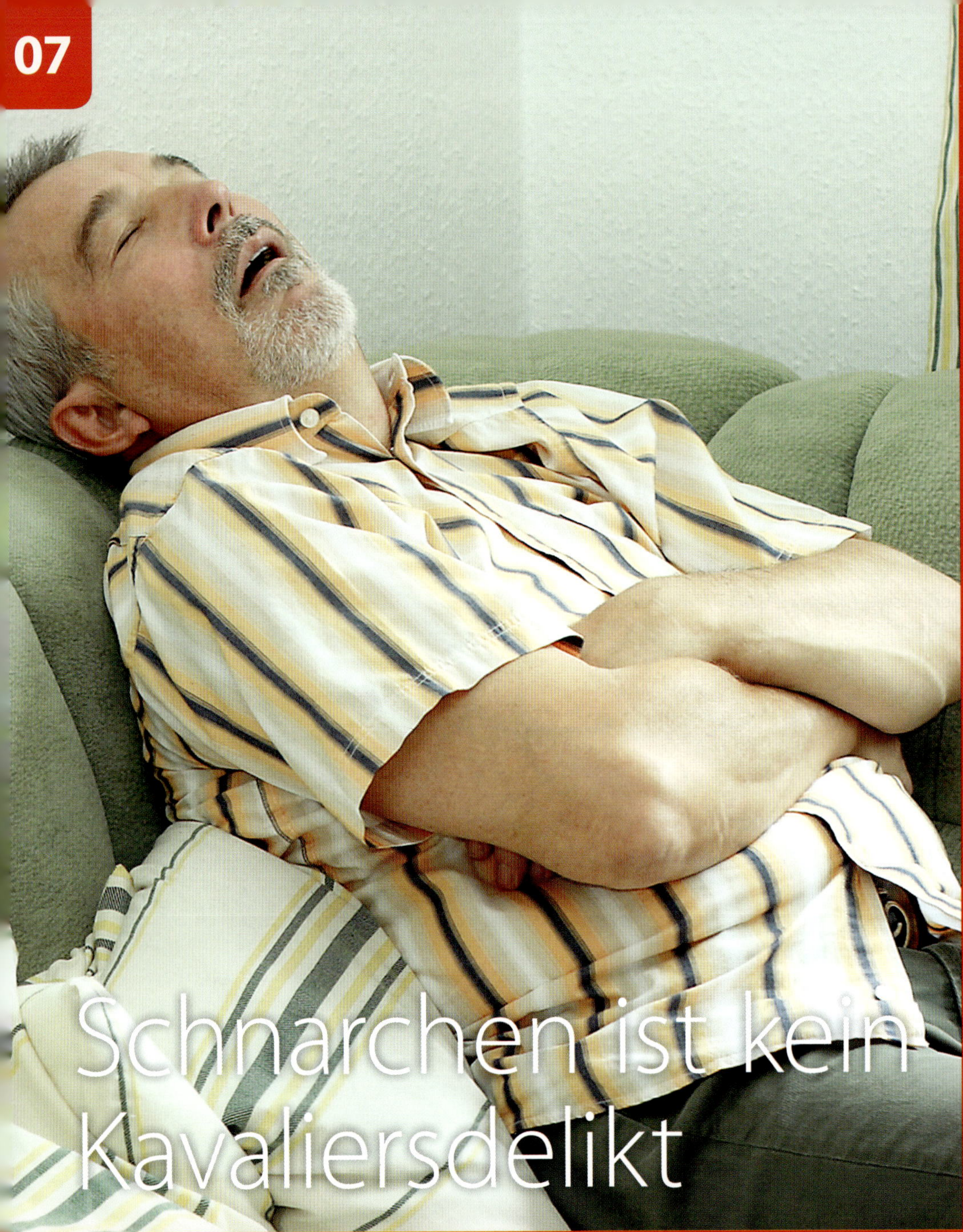

Schnarchen ist kein Kavaliersdelikt

Schnarchen ist lästig – vor allem für jene, die das Bett mit dem Schnarcher teilen. Manchmal sogar für jene, die im Nebenzimmer oder in der Nachbarwohnung schlafen möchten. Das Sägen und Knattern geht durch Mark und Bein und dicke Wände! Zu welchem ohrenbetäubenden Lärm es tatsächlich ausarten kann, beweist ein Blick ins Guinnessbuch der Rekorde: Der Schwede, der den Rekord hält, schnarcht demnach mit einem gemessenen Spitzenwert von 93 Dezibel! Das entspricht dem Lärmpegel einer stark befahrenen Autobahn oder einer heulenden Feuerwehrsirene. Bemerkenswert, dass selbst solche Extremschnarcher nur selten von ihrem eigenen Lärm geweckt werden.

Die Ursache des Schnarchens ist immer eine Blockade der Atemwege. Als Auslöser dafür kommen mehrere Faktoren infrage. So erschlafft zum Beispiel im Zuge der Entspannung im Schlaf auch das Gaumensegel. Deswegen kann es der Sog der ein- und ausströmenden Atemluft mühelos in Bewegung setzen. Das verursacht flatternde Bewegungen des Gaumensegels und des Gaumenzäpfchens – somit die typischen Schnarchgeräusche. Oder aber der Zungengrund, der hintere Bereich der erschlafften Zunge, fällt in den Rachen zurück. Dadurch verengt sich der Rachen und die aus- und einströmende Luft muss sich regelrecht hindurchzwängen, wodurch das Schnarchen entsteht. Eine weitere Ursache kann eine Behinderung der Nasenatmung aufgrund einer verstopften Nase oder einer verkrümmten Nasenscheidewand sein. Das löst dann eher pfeifende Geräusche aus.

Je schlaffer die Muskulatur im Schlaf, desto wahrscheinlicher kommt es zum Schnarchen. Deswegen fördern Alkohol oder die Einnahme von Beruhigungsmitteln, Schlafmitteln, Tranquilizern und Psychopharmaka die nächtliche Ruhestörung.

Und weil mit zunehmendem Alter die Muskelspannung nachlässt, schnarchen mehr ältere Menschen als junge. Und generell mehr Männer als Frauen, denn dank des Östrogens bleibt die weibliche Muskulatur im Schlaf etwas straffer. Nach den Wechseljahren fehlt dieser Faktor, dann nimmt auch die Anzahl schnarchender Frauen zu.

Eine ungünstige Körperlage fördert ebenfalls das Auftreten von Schlafgeräuschen. So zum Beispiel, wenn der Schlafende in Rückenlage, was eine Verengung der Atemwege begünstigt, durch den geöffneten Mund atmet. Nur wenn es infolge der erschwerten Atmung zu einer mangelhaften Sauerstoffversorgung kommt, sendet der Körper Signale aus, die zur Positionsänderung führen.

Auch eine entsprechende genetische Veranlagung kann hinter dem Schnarchen stehen. Wenn der Atmungsapparat des Schlafenden aufgrund einer anatomischen Besonderheit nicht in der Lage ist, die nötige Spannung in jeder Körperlage aufrechtzuerhalten, stellt sich das Schnarchen zwangsläufig ein. Übergewicht mit dem typisch männlichen Fettansatz am Bauch kann vergleichbare Effekte haben, da sich die Anatomie verändert (siehe Seite 71). Deswegen schnarchen Menschen mit Übergewicht statistisch gesehen weit häufiger als schlanke Menschen. Und während manch einer nur gelegentlich schnarcht, zum Beispiel bei einer Erkältung mit verstopfter Nase oder nach übermäßigem Alkoholkonsum, schnarchen andere nahezu jede Nacht. Nach jüngsten

Untersuchungen schnarchen rund 10 bis 30 Prozent der Erwachsenen mehr oder weniger häufig. Mit zunehmendem Alter schnarchen rund 60 Prozent der Männer und 40 Prozent der Frauen. Sogar rund 10 Prozent der Kinder schnarchen.

Krankhaftes Schnarchen

Aus gesundheitlicher Sicht ist das gewöhnliche Schnarchen harmlos. Da sind die Auswirkungen des gestohlenen Schlafes bei gepeinigten Zuhörern bedrohlicher. Je ausgeprägter allerdings das Schnarchen, desto gefährlicher wird es für den Schnarchenden! So kann es zum Beispiel bei sehr starker Entspannung der Ringmuskulatur um die oberen Atemwege zu Atemstillständen von 30 Sekunden Dauer und länger kommen, wenn infolgedessen der Rachen vollständig zusammenfällt. Und zwar bis zu 100-mal pro Nacht! Diese extreme Ausprägung des Schnarchens, die mit Atemstillständen verbunden ist, nennt man obstruktives Schlafapnoe-Syndrom (OSAS).

Apnoe stammt aus dem Griechischen und bedeutet Atemstillstand. Bei einem leichteren Schweregrad spricht man von einer Hypopnoe.

Fast jeder Mensch hat während der Nacht kurze Atemstillstände. Das ist nicht besorgniserregend. Doch wenn diese öfter als zehnmal in der Stunde auftreten und länger als zehn Sekunden andauern, wenn der Partner oder die Partnerin Unterbrechungen des regelmäßigen Atemrhythmus feststellt, wenn man aufgrund des eigenen, lauten Schnarchens aufwacht und das nächtliche Schnarchen zu Müdigkeit, Einschlafneigung und Konzentrations- und Leistungsminderung am Tag führt, wird es bedenklich. Ab 15 Atemstillständen pro Stunde wird die Apnoe als mittelgradig und ab 30 als schwergradig eingestuft. Die Bettpartner können das meist sehr viel besser beurteilen als die Betroffenen. Wer also solch ein Schlafverhalten an seinem Partner oder seiner Partnerin bemerkt, sollte dringend darauf drängen, einen Schlaftherapeuten aufzusuchen.

Bei längeren Atemstillständen nimmt der Sauerstoffgehalt des Blutes drastisch ab (Hypoxämie). Dies führt zu einem Sauerstoffmangel im Hirn und anderen Geweben. Ab einer gewissen Schwelle aktiviert der Körper zum Schutz einen Reflex: die Spannung der Atemwegs- und Atemmuskeln und die Atemanstrengung nehmen zu, sodass wieder ein Durchatmen ermöglicht wird. Es kommt zu einer Weckreaktion (»micro-arousal«). Diese Arousalreaktion ist lebenswichtig, denn sie lässt den Betroffenen nach Luft schnappen und verhindert so ein Ersticken. Die meisten Aufweckreaktionen führen nicht zum bewussten Erwachen. Die Betroffenen erinnern sich deshalb auch gar nicht an die Schlafunterbrechungen. Dennoch ist die gesunde Struktur ihres Schlafs zerstört, da die Schnarchzyklen vor allem in den wichtigen Traum- und Tiefschlafphasen vorkommen. Der dringend notwendige erholsame Schlafeffekt bleibt aus! Eine starke Tagesmüdigkeit und Abgeschlagenheit sind typische Folgen der Apnoe. Dadurch führt sie häufig zum Schlafzwang (Sekundenschlaf), insbesondere während monotoner Tätigkeiten, etwa bei langen Autofahrten, bei Schreibtischarbeiten, beim Lesen, beim ruhigen Sitzen während der Mittagspause etc. Auch nachlassendes sexuelles Interesse und Potenzstörungen sind häufig auftretende Folgen. Mehrere dieser Symptome zusammengenommen können Depressionen fördern, und umgekehrt führen bekanntlich auch Depressionen zu Schlafstörungen. Weiterhin erhöht eine Schlafapnoe das Risiko für die Entwicklung von Magengeschwüren, Tinnitus und Hörsturz sowie vergleichsweise harmlose

Beschwerden wie Kopfschmerzen, Konzentrationsstörungen, Vergesslichkeit und Zerstreutheit, Angstzustände und Albträume. Es ist sogar ein enger Zusammenhang mit dem Auftreten von Typ-2-Diabetes erkennbar: Die Betroffenen entwickeln eine Insulinresistenz und ihr Nüchternblutzucker ist umso höher, je mehr Atempausen pro Stunde Schlaf auftreten.

Wenn das obstruktive Schlafapnoe-Syndrom unbehandelt bleibt, kann es lebensbedrohlich werden. Denn der damit einhergehende Sauerstoffmangel im Kreislaufsystem löst jedes Mal eine massive Stressreaktion aus. Infolgedessen wird Adrenalin ausgeschüttet, Herzschlag und Blutdruck steigen an. Davon erwacht der Betroffene nach Luft ringend und mit starkem Herzklopfen. Diese Reaktion führt auf Dauer zu Bluthochdruck und möglicherweise zu typischen Herzschäden, wie Herzinsuffizienz (verminderte Herzleistung) und Herzrhythmusstörungen. Ebenso steigt das Risiko für Herzinfarkt und Schlaganfall dramatisch an. Mehrere internationale Studien belegen, dass bei bis zu 50 Prozent der Schlaganfallpatienten eine Schlafapnoe vorliegt. Insgesamt führt diese deshalb zu einer starken Verkürzung der Lebenserwartung, sofern sie nicht erfolgreich behandelt wird.

Übergewicht als Hauptrisikofaktor

Ob zuerst das Übergewicht oder die Schlafapnoe vorlagen, ist im Nachhinein schwierig zu beurteilen. Denn aufgrund vielfältiger Wechselwirkungen verursachen und verstärken sich Übergewicht und Schlafapnoe gegenseitig: Übergewicht erhöht das Risiko nächtlicher Atemstillstände. Und die Apnoephasen führen auf Basis der wiederholten Schlafunterbrechungen zu einer Verkürzung der effektiven Schlafzeit und steigern darüber Appetit und Hunger. Nachweislich haben Patienten mit obstruktivem Schlafapnoe-Syndrom häufig eine Vorliebe für süße, kohlenhydratreiche, energiedichte Nahrungsmittel – für all die klassischen Dickmacher.

Besteht starkes Übergewicht oder Fettsucht, ist das Risiko, an Schlafapnoe zu erkranken, im Vergleich zu Normalgewichtigen doppelt bis dreifach erhöht. Tatsächlich ist die Mehrheit der Patienten mit Schlafapnoe übergewichtig oder fettsüchtig. Dabei hat sich der männliche Bauchfettansatz mit hohem Anteil viszeralen Fetts als besonders gefährlich erwiesen. Es scheint, als würde bei starken Stressreaktionen die hohe Konzentration an Stresshormonen im Kreislauf dafür sorgen, dass vermehrt viszerales Fett eingelagert wird. Umgekehrt hat sich jedenfalls gezeigt, dass bei intensivmedizinischer Beatmung (CPAP-Therapie) das Ausmaß viszeralen Fetts sinkt. Und zwar selbst dann, wenn das Körpergewicht stabil bleibt.

Erst kürzlich wurden konkrete Hinweise darauf gefunden, dass starke Fettablagerungen im Bereich des Halses eine Schlafapnoe begünstigen. Diese könnten bei entsprechender Ausbreitung den Durchmesser der Luftwege bedenklich verengen. Darüber hinaus geben diese Fettzellen auch zahlreiche Gewebshormone und Entzündungsmediatoren ab. Dadurch üben sie möglicherweise metabolische Einflüsse aus. Denkbar ist auch, dass dies die Spannung der Gewebe im Gaumen durch biochemische Reaktionen herabsetzt.[1-4] Auch wenn die Umstände noch nicht ganz klar sind, besteht nachweislich und unabhängig von der Masse an viszeralem Fett ein direkter Zusammenhang: Je dicker der Hals bzw. je größer der Halsumfang, desto höher das Risiko, ein obstruktives Schlafapnoe-Syndrom zu entwickeln. Und das gilt definitiv auch für Menschen mit einem BMI im Bereich des Normalgewichts![1]

Wer übergewichtig ist und bei bereits bestehender leichter Schlafapnoe noch weitere zehn Prozent des Körpergewichts zunimmt, erhöht sein Risiko, eine schwere Form der Schlafapnoe zu entwickeln, um den Faktor sechs. Dagegen kann eine Gewichtsreduktion die Ausprägung der Erkrankung deutlich abschwächen.

Schlafapnoe ist häufig mit einer Reihe weiterer Gesundheitsstörungen vergesellschaftet, zum Beispiel mit Bluthochdruck, Fettstoffwechselstörungen – hohen Triglyceridwerten und niedrigem HDL-Spiegel – sowie Zuckerstoffwechselstörungen – erhöhter Nüchternblutzucker und gestörte Glukosetoleranz. Betroffene sind häufig insulinresistent, infolgedessen tritt oft das metabolische Syndrom auf. Sehr häufig weisen sie einen Prädiabetes oder gar einen voll ausgeprägten Typ-2-Diabetes auf. Ferner sind die Spiegel der Entzündungsmarker im Blut erhöht. Eine CPAP-Therapie mindert diese Entzündungsreaktionen ebenfalls unabhängig von einem Gewichtsverlust.

Alle diese Störungen bedingen ein hohes Risiko für Herz-Kreislauf-Erkrankungen. So betrachtet äußern sich Apnoe und »normale« Schlafstörungen bzw. Schlafmangel in ihren Auswirkungen auf den Stoffwechsel in vergleichbaren Ausprägungen.[5-7] Diese Zusammenhänge sind schon bei Kindern und Jugendlichen nachweisbar. Neue Untersuchungen legen nahe, dass bereits knapp die Hälfte aller übergewichtigen Kinder und Jugendlichen eine Schlafapnoe entwickelt hat.

Wieder andere Studien wiesen nach, dass die betroffenen Kinder und Jugendlichen ein sechsfach höheres Risiko haben, ein metabolisches Syndrom zu entwickeln, als normal- oder übergewichtige Kinder ohne Schlafapnoe. Eltern und Betreuer sollten so frühzeitig wie möglich eine sachlich richtige Diagnose und eine entsprechende Therapie anstreben. So kann Schlimmeres noch verhindert werden.

Therapie tut not

Eine Schlafapnoe kann erfolgreich behandelt werden. Die Therapieempfehlungen richten sich nach der Anzahl der pathologischen Atmungsereignisse je Stunde Schlaf, nach deren Form sowie nach der klinischen Symptomatik.[a] Vor der Therapie der Atmungsstörungen steht die Aufklärung über mögliche Einflussfaktoren auf diese Erkrankung, um geeignete Verhaltensmaßnahmen zu finden.

Inhaltlich werden je nach Schwere und Ursache der Apnoe verschiedene Ansätze empfohlen. Ganz oben auf der Liste stehen allgemeine Lebensstilmodifikationen wie der Verzicht auf Alkohol und Nikotin. Da Übergewicht entscheidenden Einfluss auf die Problematik nimmt, kann eine deutliche Gewichtsreduktion im Einzelfall erfolgreich sein. Das Ziel einer langfristigen Gewichtsreduktion hat sich allerdings als wenig realistisch herausgestellt. Auch operative Maßnahmen im Rachenraum zur Beseitigung von Atemwegsbehinderungen können im Einzelfall hilfreich sein. Und sogar schon eine gezielte Stärkung der Muskulatur des Mundes und des Halses können eine Verbesserung bewirken: Das Spielen auf Blasinstrumenten scheint dabei besonders wirksam zu sein.

a DGSM. S3-Leitlinie Nicht erholsamer Schlaf/Schlafstörungen. Somnologie 2009 . 13:4–160

Die überlegene Therapieform für alle Schweregrade der obstruktiven Schlafapnoe ist die kontinuierliche Atemwegsüberdrucktherapie, die auch als CPAP-Therapie (Continuous Positive Airway Pressure) bekannt ist. Ein CPAP-Gerät besteht aus einem Gebläse, das über einen Schlauch mit einer Maske verbunden ist. Diese wird mittels Kopfbändern im Gesicht fixiert – um die Nase oder um Mund und Nase. Während der Schlafzeit erzeugt das Gerät in den Atemwegen einen leichten Überdruck von 5 bis 20 Millibar. Sinn dieser Maßnahme ist es, das Zusammenfallen der Atemwege und damit die Atemstillstände zu verhindern. Gleichzeitig wird auch das Schnarchen unterbunden, der Blutdruck normalisiert und die nächtliche Zuckerneubildung (Gluconeogenese) kann deutlich vermindert werden. Infolgedessen sinken die morgendlichen Blutzuckerwerte und das Risiko für Folgeerkrankungen. Eine sofort spürbare Auswirkung ist das Ausbleiben der Tagesmüdigkeit.

Abnehmen hilft!

Einige Studien jüngeren Datums untersuchten, inwieweit die Symptomatik und Befindlichkeit von Apnoepatienten sich durch Maßnahmen zur Gewichtsreduktion verbessern lässt. Ihre Ergebnisse belegten einheitlich, dass sich die Symptomatik mit zunehmendem Gewichtsverlust entspannte. Allerdings verdeutlichten diese Studien auch, dass der erzielte Gewichtsverlust auf Dauer nicht erhalten werden kann. Und im Zuge der anschließenden Gewichtszunahme verschlechterte sich das Krankheitsbild wieder entsprechend. Zur dauerhaften Gewichtsreduktion am erfolgreichsten etabliert hat sich die Adipositas-Chirurgie (Bariatrische Chirurgie mit Magenband, Gastroplastik oder verschiedene Bypasstechniken). Entsprechende Studien untersuchten deshalb auch deren therapeutischen Effekt auf das Krankheitsbild des obstruktiven Schlafapnoe-Syndroms. Durch die erzielbare Reduktion um 30 bis 40 Kilogramm Körpergewicht bzw. bis zu 18 BMI-Einheiten verbesserten sich die Symptomatik und die Befindlichkeit der Patienten deutlich. Allerdings reichte der Effekt nur bei den wenigsten Patienten aus, um die Atem- und Stoffwechselstörungen komplett zu beseitigen.

Das lässt darauf schließen, dass neben der Gewichtsreduktion weitere Therapiemaßnahmen in Kombination erforderlich sind. Wegen der hohen Risiken, die mit der Schlafapnoe verbunden sind, ist eine Therapie auf alle Fälle angezeigt. Selbst wenn alle Versuche scheitern, das Körpergewicht zu senken, kann eine Ernährung nach der LOGI-Methode die Risikofaktoren teilweise mindern – trotz Insulinresistenz: Sie trägt zur Senkung des Blutdrucks und der Triglyceride bei, hebt das HDL-Cholesterin an, mindert das Ausmaß des Blutzucker- und Insulinanstiegs. Über die notwendigen Schritte zur Ernährungsumstellung informiert das Kapitel 09.

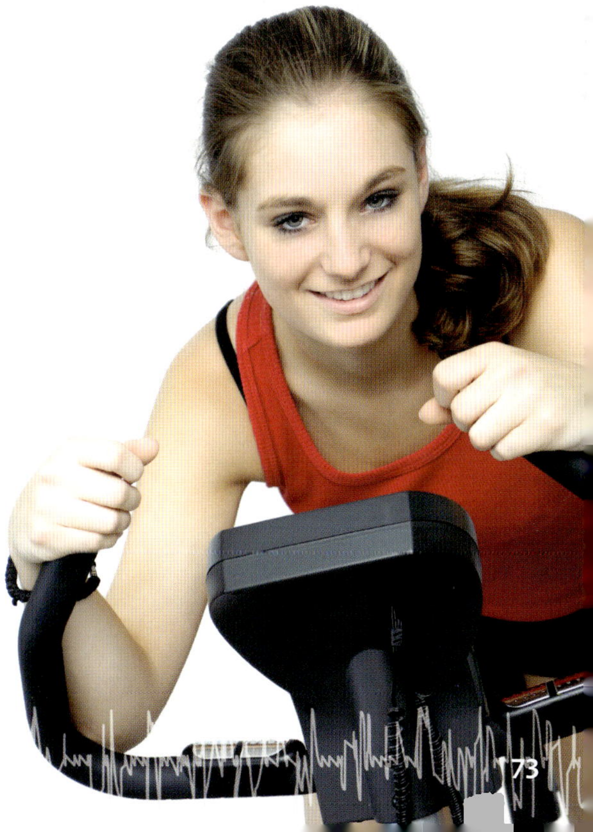

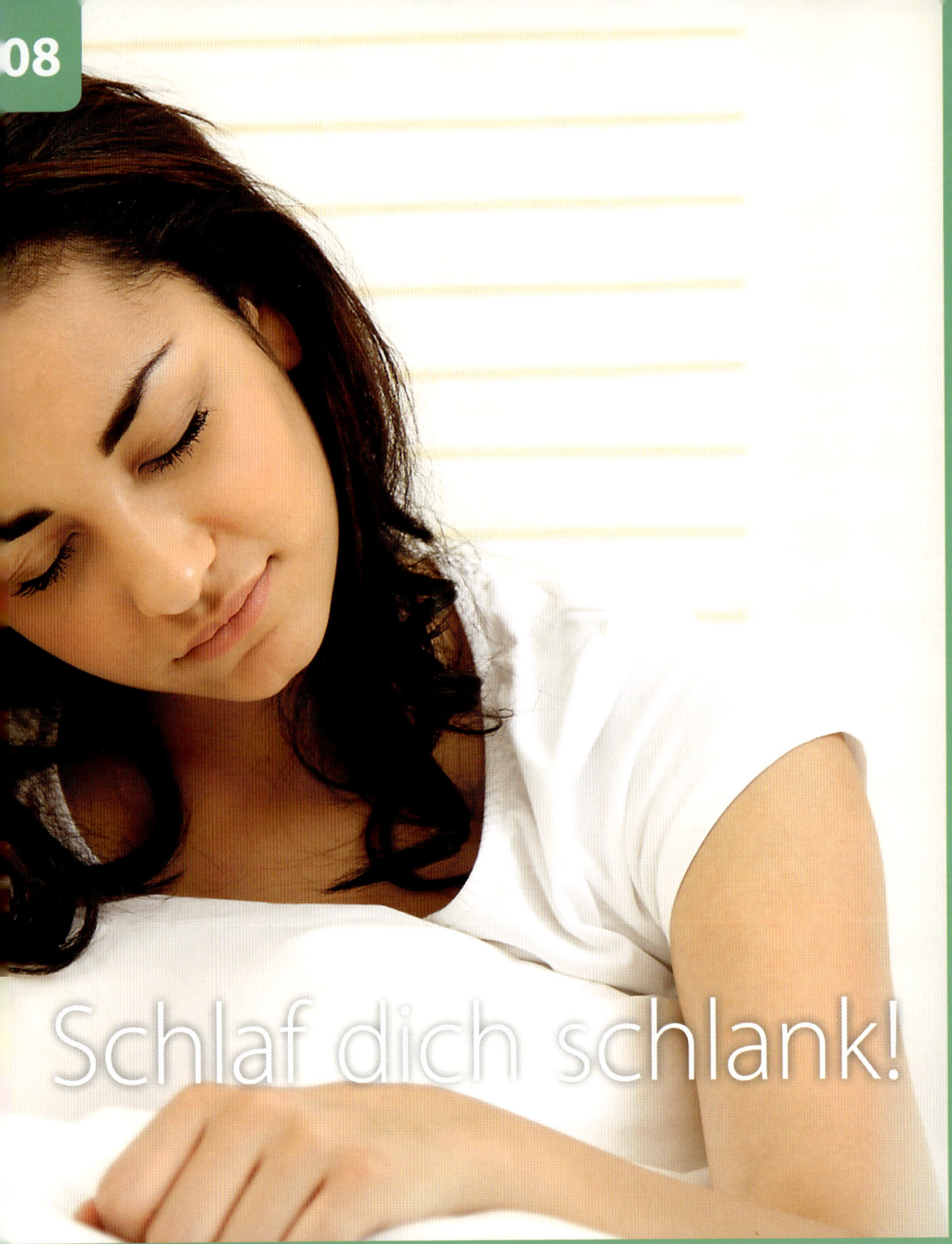

08 Schlaf dich schlank!

Das Wissen darum, dass Schlafstörungen so ungünstige und auch gesundheitsgefährdende Auswirkungen auf den Organismus haben können, lässt sich unter Umständen auch positiv nutzen. Denn der einfache Umkehrschluss lautet, dass ausreichender Schlaf der Gesundheit zuträglich ist. Kann gesunder Schlaf vielleicht sogar den entgleisten Stoffwechsel wieder ins Lot bringen und die Gewichtsreduktion unterstützen? Neue Studien weisen darauf hin, dass sich die Hoffnung, durch Schlaf schlanker zu werden, erfüllen könnte: Wer gut schläft nimmt besser ab!

Eve Van Cauter und Kollegen von der University of Chicago (Chicago, Illinois, USA) und der University of Wisconsin (Madison, USA) kamen zu diesem Ergebnis. Sie untersuchten zehn gesunde, übergewichtige handverlesene Probanden zweimal 14 Tage unter kontrollierten Bedingungen im Schlaflabor. Die ausgewählten Männer und Frauen mittleren Alters erhielten während der beiden Studienphasen eine jeweils individuell abgestimmte Reduktionskost. 14 Tage lang durften sie 8,5 Stunden je Nacht schlafen, 14 Tage lang nur 5,5 Stunden.

Die Probanden wurden von Professor van Cauter über Zeitungsanzeigen rekrutiert.[1] Als Studienteilnehmer ausgewählt wurden nur die zehn übergewichtigen, aber gesunden Frauen und Männer im mittleren Alter, die folgende Kriterien erfüllten: Sie durften keine Schlafprobleme haben, nicht Nachtschicht arbeiten, im Alltag tagsüber kein Nickerchen halten, keine anstrengenden Sportarten betreiben, weder übermäßig Alkohol noch Kaffee trinken. Auch das Vorliegen einer Erkrankung oder die Einnahme von Medikamenten, die Einfluss auf Grundumsatz, Schlaf oder Stoffwechsel nehmen, war ein Ausschlusskriterium.

Sie verbrachten zwei Phasen von jeweils 14 Tagen unter kontrollierten Bedingungen im Schlaflabor. In einer Phase durften sie 8,5 Stunden schlafen, in der anderen wurde der Schlaf künstlich auf 5,5 Stunden beschränkt. Zwischen den beiden Phasen lagen mindestens sieben Monate Pause. Die individuelle Reduktionsdiät deckte den individuellen Grundumsatz der Teilnehme jeweils zu 90 Prozent ab. Zusätzlich erhielten die Probanden ein Multi-Vitamin-Mineralstoff-Supplement.

Das Ergebnis ließ die Fachwelt aufhorchen: Während der 14-tägigen Reduktionsdiät unter Schlafentzug senkten die Probanden ihr Körperfett nur um durchschnittlich 0,6 Kilogramm Körperfett. Während der zwei Wochen, in denen sie ausreichend schliefen, bauten sie bei gleicher Diät mit durchschnittlich 1,4 Kilogramm Körperfett mehr als doppelt so viel Fettmasse ab! Noch schlimmer war, dass sie unter Schlafentzug große Mengen fettfreier Körpermasse, also Muskeln, Bindegewebe und Knochenmasse, verloren: bei Schlafmangel 2,5 Kilogramm in 14 Tagen und damit 60 Prozent mehr als die 1,5 Kilogramm Verlust bei ausreichend Schlaf! Bekanntlich soll während des Abnehmens so wenig fettfreie Körpermasse wie möglich abgebaut werden, da sie zu erheblichen Anteilen die Höhe des Grundumsatzes bestimmt. Je mehr Muskulatur abgebaut wird, desto stärker reduziert sich der Grundumsatz. Und zwar dauerhaft! Bei Wiederaufnahme einer normalen Ernährung wird man umso effektiver wieder zunehmen, je mehr fettfreies Körpergewebe durch die Diät abgebaut wurde – allerdings Fettmasse, nicht Muskelmasse! Im Rahmen dieser Studie beobachteten die Forscher darüber hinaus, dass während des Schlafentzugs der Blutspiegel des Hungerhormons Ghrelin vergleichsweise hoch war. Und umgekehrt lief die Fettverbrennung auf Sparflamme.

Beim Sattmacherhormon Leptin fanden sie überraschenderweise keinen Unterschied. Diese Beobachtungen bestätigen die bisher diskutierte biologische Plausibilität zumindest teilweise. Die Wissenschaftler schlossen daraus, dass der bevorzugte Abbau fettfreier Körpermasse dazu diente, um bei Schlafmangel den erhöhten Glukosebedarf des Gehirns zu decken.

Das Gehirn ist auf die Versorgung mit Glukose als Energielieferanten angewiesen. Es beansprucht rund zwei Drittel des täglichen Glukosebedarfs für sich. In Stresssituationen steigt dieser Bedarf sogar noch an. Um diesen Bedarf zu decken, regt es bei zu geringer Energiezufuhr und mangelhafter Versorgung des Körpers mit Kohlenhydraten oder Eiweiß den Muskelabbau an. Denn aus den so gewonnenen Aminosäuren (Eiweißbausteine) kann der Stoffwechsel Glukose fürs Hirn aufbauen.

Im März 2011 wurde eine zweite Studie veröffentlicht, die beleuchtete, inwiefern die Schlafdauer das Ziel abzunehmen beeinflusst. Die Wissenschaftler des Kaiser Permanente Center for Health Research in Portland (Oregon, USA) fanden heraus, dass tatsächlich sowohl Schlaf wie auch die Stressbelastung entscheidend für den Gewichtserfolg waren: Jene Studienteilnehmer, die mindestens sechs Stunden und nicht mehr als acht Stunden pro Nacht schliefen, erreichten eher das Ziel, mindestens 4,5 Kilo Gewicht zu reduzieren. Bei noch genauerer Betrachtung fiel auf, dass die Probanden, die während der Studienphase am wenigsten Stress erlebten und auch zwischen sechs und acht Stunden schliefen, mit doppelt so hoher Wahrscheinlichkeit erfolgreicher abnahmen als jene, die weniger als sechs Stunden oder länger als acht Stunden schliefen und gleichzeitig eine hohe Stressbelastung hatten.

Diese Studie basierte auf akribischen Vorbereitungen und einem ausgeklügelten Konzept: Ein halbes Jahr lang wurden 473 übergewichtige Probanden vom Forschungsteam engmaschig betreut.[2] Sie erlernten, das Prinzip der DASH-Diät, einem Diätansatz mit dem Ziel, den Blutdruck zu senken, im Alltag umzusetzen: mehr Gemüse und Obst sowie reichlich fettarme Milchprodukte essen. Zusätzlich wurden sie unterwiesen, täglich etwa 500 Kilokalorien weniger zu sich nehmen, als es ihrem individuellen Energiebedarf entsprach. Und mindestens 180 Minuten pro Woche körperlich aktiv zu werden. Begleitend fanden während der 26 Wochen 22 Gruppentreffen statt, bei denen die Teilnehmer durch Verhaltenstraining unterstützt wurden. Aufgabe aller Probanden war es, innerhalb dieses halben Jahres mindestens 4,5 Kilogramm Gewicht abzubauen. Wer erfolgreich war, wurde in eine zweite Betreuungsphase zur Gewichtsstabilisierung aufgenommen. Wer dieses Ziel nicht erreichte, schied aus der Studie aus.

Nach einem halben Jahr lag der durchschnittliche Gewichtsverlust aller Teilnehmer bei 6,5 Kilogramm. Aber nicht alle erreichten das angestrebte Ziel, 4,5 Kilogramm Körpergewicht zu reduzieren. Nur 60 Prozent der Teilnehmer erreichten die zweite Runde. Die veröffentlichten Studienergebnisse beruhen auf der Analyse und dem Datenabgleich der erfolgreichen mit den weniger erfolgreichen Studienteilnehmern.

Des Weiteren ergaben die umfangreichen Untersuchungen, dass die Stressbelastung und die Neigung zu Depressionen umso geringer wurden, je höher der Gewichtsverlust ausfiel. Somit beeinflussen sich diese Störfaktoren gegenseitig. Das Gute: An beiden Facetten kann man aktiv arbeiten!

Die Wissenschaftler gaben auf Basis ihrer Studie eine nahe liegende Empfehlung ab:

Wer erfolgreich abnehmen will, sollte alles dafür tun, seinen Stresslevel niedrig zu halten und möglichst gut und ausreichend schlafen!

Schlaftherapie zum Abnehmen

Obwohl schon viel zum Einfluss der Schlafdauer und -qualität auf Körpergewicht und Gesundheit geforscht wurde, lagen bis vor Kurzem noch keine kontrollierten Studien dazu vor, wie und ob Schlaf eine aktiv angestrebte Gewichtsreduktion unterstützen kann. Letztendlich werden wir erst dann aussagekräftige Erkenntnisse erhalten, wenn das Studiendesign direkt so ausgelegt ist, die Gretchenfrage zu beantworten: Hilft Schlafen beim Abnehmen? Die Untersuchung muss klären, ob übergewichtige Probanden mit chronisch kurzem bzw. schlechtem Schlaf durch eine gezielte Schlaftherapie – und nicht durch eine spezielle Diät – eine bessere Gewichtskontrolle bzw. eine größere Gewichtsreduktion erfahren als Studienteilnehmer einer Kontrollgruppe, die mit Ausnahme der Schlaftherapie unter vergleichbaren Umständen leben!

Wir dürfen deswegen gespannt auf die Ergebnisse einer in den USA bereits im Jahr 2010 gestarteten Untersuchung sein, die genau dies zu klären versucht. Erste Ergebnisse werden im Laufe des Jahres 2011 erwartet.[3]

Man hatte im Jahr 2010 über 100 Teilnehmer mit chronisch schlechtem Schlaf – weniger als 6,5 Stunden im Schnitt – über Medienaufrufe gewonnen und per Losverfahren in zwei Gruppen gelost. Die eine Gruppe erhielt zwölf Monate lang eine gezielte Schlaftherapie während die andere Gruppe als »Kontrollgruppe« unbeeinflusst blieb und nur zu einem festgesetzten Termin nachuntersucht wurde. Das Ziel der Therapie war, die durchschnittliche Schlafdauer um mindestens 30 Minuten, besser um mindestens 60 Minuten pro Nacht zu verlängern. Wir können auf die Ergebnisse gespannt sein …

Ich schließe mich den Wissenschaftlern aus Portland an und empfehle allen, die ihr Gewicht halten oder abnehmen möchten, das Hauptaugenmerk nicht länger allein auf die Ernährung und die körperliche Aktivität zu richten. In den meisten Fällen verursacht das nur Stress, Unzufriedenheit und inneren Druck. Besser ist es vielleicht sogar, die Stressfaktoren zu reduzieren, aktiv die Stressbewältigung anzugehen und alle Maßnahmen zu verfolgen, die einen längeren bzw. besseren Schlaf ermöglichen. Das unterstützt in jedem Fall schon einmal die Gesundheit und das Wohlbefinden.

Manche Menschen mögen dies mithilfe bewährter Hausmittel und bekannter Ratgeber selbst erreichen. Ich empfehle aber, sich besser professionelle Hilfe bei psychologisch geschulten Stresstherapeuten und bei speziellen Schlaftherapeuten zu holen!

Wer oder was hilft?

Traditionelle Hausmittelchen sind beliebt und werden vor allem durch Mund-zu-Mund-Propaganda weiterempfohlen. So auch viele gute Ratschläge zu vermeintlichen Einschlafhilfen. Harmlose Tipps wie Schäfchenzählen oder heiße Milch mit Honig trinken wie auch Empfehlungen für homöopathische Mittel bis hin zu Medikamenten wie Benzodiazepin (Tranquilizer) oder Barbituraten.

Der Vollständigkeit halber möchte ich wenige der bekannten Schlafmittel kurz vorstellen und beleuchten. Da ich selbst kein ausgewiesener Schlafexperte bin, werde ich mich dabei auf empfehlenswerte Publikationen bekannter Schlafexperten und Institutionen beziehen.[a, b] Wer fachlich besonders interessiert ist, sollte sich die S3-Leitlinie »Nicht erholsamer Schlaf/Schlafstörungen« der Deutschen Gesellschaft für Schlafforschung und Schlafmedizin (DGSM) ansehen.[c]

Im Internet die wertvollen von den dubiosen Tipps und Empfehlungen zu unterscheiden, die Glaubwürdigkeit und Seriosität von Informationsseiten und Experten zu bewerten, fällt nicht ganz leicht. Ich persönlich kann zum Beispiel die Website www.schlafgestoert.de empfehlen. Dort finden Sie wertvolle Tipps und Adressen, unter anderem von Kliniken und Therapeuten, die sich auf die Behandlung von Ein- und Durchschlafstörungen spezialisiert haben sowie von Selbsthilfegruppen, Fachgesellschaften usw. Die Autoren sind bemüht, nur solche Therapieformen aufzuführen, für die es eine wissenschaftlich nachgewiesene Wirkung gibt. Sie finden dort auch Informationen, welche Medikamente bei Schlafstörungen eingesetzt werden können, die Vor- und Nachteile ihrer Anwendung und was bei ihrer Einnahme zu beachten ist.

Aber beachten Sie, dass diese Informationen keinesfalls die Beratung durch einen Arzt ersetzen können! Und dass Sie nur in Absprache mit Ihrem Arzt eine schon vorhandene Medikation verändern oder eine neue aufnehmen dürfen.

Bekannte Schlafmittel

Alkohol gilt zwar als das älteste Schlafmittel der Welt, doch trägt er diesen Ruf zu Recht? Häufig wissen weder die Betroffenen noch die um Rat gefragten Ärzte, dass Alkohol zwar tatsächlich das Einschlafen erleichtern kann, dass er aber das Durchschlafen erschwert. Sowohl einmaliger wie auch regelmäßiger Alkoholkonsum am Abend ist deswegen sehr häufig sogar ursächlich für Durchschlafstörungen verantwortlich! Bei manchen Menschen genügt dafür schon der Genuss geringer Mengen. Wieso wird er dann trotzdem so gerne empfohlen? Zunächst regt Alkohol die Aktivität des

a www.schlafgestoert.de sowie »Schlaf erfolgreich trainieren: Ein Ratgeber zur Selbsthilfe« von Tilman Müller und Beate Paterok (Hofgrefe-Verlag 2010)

b »Mein Buch vom guten Schlaf: Endlich wieder richtig schlafen« von Jürgen Zulley (Goldmann-Verlag 2010)

c http://www.somnia.de/schlafmedizin/s3-leitlinie.html bzw. Somnologie 2009;13:4-160

Parasympathikus an, also jenen Teil unseres vegetativen Nervensystems, das unter anderem für die Entspannung zuständig ist. Der erwünschte Effekt stellt sich bald ein, denn die wohlige Entspannung erleichtert das Einschlafen. Parallel dazu unterdrückt der erhöhte Blutalkoholspiegel die Aktivität des Sympathikus. Dieser ist der Gegenspieler des Parasympathikus im vegetativen Nervensystem. Seine Aufgabe ist es, den Körper in Aktivitätsbereitschaft zu versetzen. Das tut er auch, sobald der Alkoholgehalt im Blut wieder sinkt. Meist mitten in der Nacht. Typische Folgen dieses gegenteiligen Effekts sind abruptes Erwachen (oft in der zweiten Nachthälfte), Unruhe, Schwitzen, Mundtrockenheit und Herzklopfen. Dass sich diese Nachwirkungen des Alkoholgenusses über mehrere Stunden hinziehen können, spricht eindeutig gegen alkoholische Getränke als Schlummertrunk.

Nach hohem Alkoholkonsum am Abend wird zudem der wichtige REM-Schlaf (Traumschlaf) in der ersten Nachthälfte unterdrückt bzw. vermindert. Der Schlaf wird oberflächlich und ist wenig erholsam. Dafür nimmt der REM-Schlaf in der zweiten Nachthälfte zu, es kommt zu vielen, kurzen Traumphasen (REM-rebound-Effekt), an die man sich aber nach dem Aufwachen meist nicht erinnern kann. Und je mehr Alkohol, desto gefährlicher werden die Nächte für Menschen mit Schlafapnoe. Denn die Häufigkeit und Dauer der Atempausen erhöht sich signifikant. Auf eine Einschlafunterstützung, die die Schlafqualität dermaßen beeinträchtigt, kann man getrost verzichten!

Doch das bedeutet nicht, dass Sie fortan gänzlich auf Alkohol verzichten müssen. Das wäre dann wiederum aus anderer Sicht problematisch. Es sind nämlich auch sehr positive Auswirkungen eines moderaten Alkoholkonsums auf unseren Organismus eindeutig belegt. So kann ein maßvoller, regelmäßiger Alkoholgenuss dazu beitragen, die Insulinresistenz zu mindern. Er kann die Blutfettwerte verbessern, denn er lässt die Konzentration des HDL-Cholesterins ansteigen und reduziert die schädigende Wirkung des LDL-Cholesterins. Ebenso wurde beobachtet, dass er die Thromboseneigung und das Risiko für Diabetes und Herz-Kreislauf-Erkrankungen senkt.[4, 5] Und selbst die Gesamtsterblichkeit, also die Wahrscheinlichkeit unter Berücksichtigung aller Todesursachen frühzeitig zu sterben, ist bei regelmäßigem aber sehr mäßigem Alkoholgenuss im Vergleich zur Abstinenz noch gemindert. Das ist doch gerade für Schlechtschläfer eine potenziell wichtige Botschaft.

Doch welche Menge ist die »ideale Dosis« für einen guten Schlaf sowie für Herz und Kreislauf? Zur Vorbeugung von Diabetes und Herz-Kreislauf-Erkrankungen gelten 15 bis 25 Gramm reiner Alkohol pro Tag für Frauen und 25 bis 40 Gramm für Männer als bewährte Dosis. Da ein Wein mit 12,5 Vol% Alkohol genau 100 Gramm Alkohol pro Liter enthält, lässt sich leicht umrechnen, dass das für Frauen im Mittel 200 Milliliter Wein entspricht, für Männer 350 Milliliter Wein.

Aber entspricht diese Menge auch einer vertretbaren Dosis Alkohol zum Einschlafen? Da dies nicht wissenschaftlich untersucht ist, muss es wohl oder übel jeder selbst ausprobieren. Nach unzähligen, natürlich streng wissenschaftlichen Selbstversuchen habe ich für mich festgestellt, dass 0,5 Liter Pils oder 250 Milliliter Wein eine Dosis darstellen, bei der ich keinerlei Schlafbeeinträchtigung erlebe. Dennoch kann ich mir bei dieser sehr moderaten Trinkmenge bereits die gesundheitsfördernden Effekte des Alkohols aus Wein und Bier zunutze machen. Würde ich mehr trinken, stiege die Wahrscheinlichkeit für Schlafstörungen.

Baldrian ist ein weiteres beliebtes Hausmittel. Und da sich Phytopharmaka wachsender Beliebtheit erfreuen, finden im Bereich der Selbstmedikation außerdem Hopfen, Melisse und Passionsblume verbreitet Anwendung. Doch die wissenschaftliche Datenlage hinsichtlich ihrer Wirksamkeit ist sehr dünn. Lediglich zur Wirkung von Baldrian liegen inzwischen einigermaßen aussagefähige Studien vor. Überzeugende Beweise für seine Effektivität in der Behandlung von Schlafstörungen liefern diese allerdings nicht unbedingt. Noch stehen methodisch hochwertige randomisierte, doppelblinde klinische Studien aus, die eindeutig belegen, dass Baldrian einen signifikanten Nutzen in der Insomnietherapie hat. Doch da Baldrian erfahrungsgemäß entspannend, angstlösend, beruhigend und einschlaffördernd wirken kann, und kaum negative Auswirkungen durch seine Einnahme zu erwarten sind, kann man getrost ausprobieren, ob er sich im individuellen Fall als hilfreich erweist. Schließlich wäre selbst eine Placebowirkung hilfreich.[d]

Heiße Milch mit Honig schmeichelt wohl in erster Linie der Seele und wirkt auf diese Weise entspannend. Eine physiologische Wirksamkeit ist eher unwahrscheinlich. Wenn man den dampfenden Becher vor dem Zubettgehen als vertrautes Ritual betrachtet, kann dieser Schlummertrunk zumindest bei gelegentlichen Einschlafproblemen die Entspannung fördern. Besonders, wenn man dieses schon aus der Kindheit kennt.

Wärme fördert generell die Entspannung. Auch ein warmes Bad kann daher das Einschlafen erleichtern. Echte Schlafstörungen lassen sich damit allerdings nicht in den Griff bekommen.

Taktgeber Melatonin

Melatonin ist ein natürliches Schlafhormon. Als wichtigstes Hormon der Zirbeldrüse im Zwischenhirn ist es an der Regulation des Schlaf-Wach-Rhythmus beteiligt. Sobald es abends dämmrig wird, schüttet die Zirbeldrüse vermehrt Melatonin in den Kreislauf aus. Je höher seine Konzentration, desto größer die Müdigkeit. Dies ist nicht nur für die natürliche Einleitung des Schlafs wichtig: Die Synthese dieses Hormons unterliegt einem zirkadianen Rhythmus. Dieser soll garantieren, dass wir die dunkle Phase des Tages optimal nutzen, um uns zu erholen und zu schlafen, damit wir in der Hellphase ein Optimum an Leistung erbringen können. So lange wir uns in einer Zeitzone aufhalten, steigt der Melatoninspiegel im Blut kurz nach Einbruch der Abenddämmerung rapide an und fällt mit der Morgendämmerung wieder ab.[6]

Allerdings beeinflusst künstliches Licht den zirkadianen Rhythmus. Wer nachts regelmäßig hellem oder gar grellem Licht ausgesetzt ist, hemmt dadurch die Melatoninausschüttung. Die natürliche einsetzende Schläfrigkeit zur Nacht hin wird so unterdrückt. Und Fernreisen mit Zeitverschiebung bringen den Melatoninhaushalt so richtig durcheinander. Infolgedessen kommt es zu Jetlag-Symptomen. Es dauert einige Tage, bis die Zirbeldrüse sich an den neuen Tag-Nacht-Rhythmus angepasst hat. Wer die Umstellung abkürzen oder die Auswirkungen zumindest dämpfen will, greift häufig zu Melatoninpräparaten (0,5 bis 5 Milligramm), um den Organismus austricksen: Etwa 30 bis 120 Minuten nach der Hormoneinnahme fühlt man sich angenehm schläfrig. Allerdings tritt dieser Effekt nicht bei allen Menschen gleichermaßen ein.[6]

---

d http://www.somnia.de/schlafmedizin/s3-leitlinie.html

In der deutschen S3-Leitlinie »Nicht erholsamer Schlaf/Schlafstörungen« der DGSM findet sich folgender Absatz zum Melatonin: »Melatonin ist in den USA als Over-the-counter-Medikation erhältlich und wird besonders in der Therapie Jetlag-assoziierter Schlafprobleme und anderer zirkadianer Schlaf-Wach-Rhythmusstörungen eingesetzt. Zum Melatonin liegen bislang drei Metaanalysen vor. Fasst man die bislang vorliegenden (…) Studien zum retardierten Melatonin zusammen, so ergibt sich kein eindeutiges Bild. Melatonin kann eine gewisse Wertigkeit im Hinblick auf die Behandlung von zirkadianen Schlaf-Wach-Rhythmusstörungen für sich beanspruchen, nicht jedoch eine generelle im Hinblick auf die Therapie von Insomnien. Die Europäische Zulassungsbehörde EMEA hat 2007 einem Melatonin mit verzögerter Freisetzung die Zulassung zur Behandlung von primären Insomniepatienten im Alter von über 55 Jahren erteilt.«

Was tun bei Schlafstörungen?

Bei chronischen Ein- und Durchschlafstörungen (Insomnien) sollten nicht medikamentöse Behandlungstechniken die Grundlage jeder Therapie bilden. Dabei wird zwischen schlafspezifischen und nichtschlafspezifischen Therapietechniken unterschieden. Als schlafspezifisch werden alle Ansätze bezeichnet, die helfen können, unmittelbar den Schlaf zu verbessern. Zum achtsamen Umgang mit den Schlafgewohnheiten gehört zum Beispiel, immer etwa zur gleichen Zeit ins Bett zu gehen bzw. wieder aufzustehen, in den letzten Stunden vor dem Zubettgehen weder Genussmittel zu konsumieren noch anstrengende, sportliche Aktivitäten zu durchzuführen, keine nervenaufreibenden Filme anzusehen oder Diskussionen zu führen etc. Stattdessen besser den Kopf frei machen, etwa durch das Schreiben eines Tagebuch, oder Niederschreiben störender Gedanken, ein entspannendes Bad nehmen oder eine Entspannungstechnik zum Abschalten wählen, für eine dunkle Schlafumgebung sorgen etc. Alle schlafspezifischen Techniken in der Therapie haben zum Ziel, den Teufelskreis der Schlaflosigkeit zu zerschlagen.

Bei schlafunspezifischen Behandlungsformen geht es hingegen in erster Linie darum, jene Probleme anzugehen, die möglicherweise ursächlich für die Schlafstörungen verantwortlich sind. Häufig sind das zum Beispiel Ängste und damit einhergehender Stress. Je erfahrener ein Therapeut ist, desto höher sind die Erfolgsaussichten, dass es ihm gelingt, Ursachen und Wirkungen der Schlafstörungen aufzuspüren und den Patienten dabei zu unterstützen, einen Ausweg aus dem Dilemma zu finden. Dazu können geeignete und speziell auf die individuelle Symptomatik des Patienten zugeschnittene Methoden kombiniert werden. Die wichtigste Vorraussetzung für einen Therapieerfolg ist grundsätzlich eine umfassende Diagnostik.[e]

An dieser Stelle möchte ich noch einmal ausdrücklich anfügen, dass es sicherlich das Beste ist, sich einem erfahrenen Schlaftherapeuten anzuvertrauen. – Lassen Sie sich professionell helfen, wenn Sie betroffen sind!

e www.schlafgestoert.de

Moderne Medikamente

Erst in zweiter Linie spielt die medikamentöse Therapie eine Rolle. Ihre Bedeutung wird kontrovers diskutiert. Viele Menschen, die unter Schlafstörungen leiden, knüpfen große Hoffnungen daran, dass die Einnahme eines Medikaments endlich die Möglichkeit eröffnet, wieder einmal schlafen zu können. Gerade in besonders kritischen Phasen kann eine geeignete Medikation entlastend und befreiend wirken. Vorsicht ist allerdings geboten, wenn aufgrund der schlafbringenden Medizin die Motivation sinkt bzw. es vernachlässigt wird, den eigentlichen Ursachen der Schlafstörung auf den Grund zu gehen.

Bislang gibt es einfach kein ideales Schlafmittel! Sie alle haben ihre Nachteile, so zum Beispiel, dass sie vielleicht nur für eine gewisse Zeit wirken, weil der Organismus sich daran gewöhnt. Vielleicht treten Nebenwirkungen oder Unverträglichkeiten auf. Dies ist jedoch kein Grund, Schlafmittel generell zu verteufeln. Bei umsichtigem Umgang und Anwendung in Rücksprache mit einem erfahrenen, behandelnden Arzt können die Medikamente optimal eingesetzt werden. Auch Nachteile und Nebenwirkungen treten bei gut abgestimmter Dosierung nur in geringem Maße auf.

Man darf gespannt sein, ob die Pharmaindustrie in Zukunft Präparate auf den Markt bringt, die sich durch eine gute Wirksamkeit bei geringen Nebenwirkungen auszeichnen. Und mit deren Unterstützung man auch noch gleichzeitig effektiv abnehmen kann.

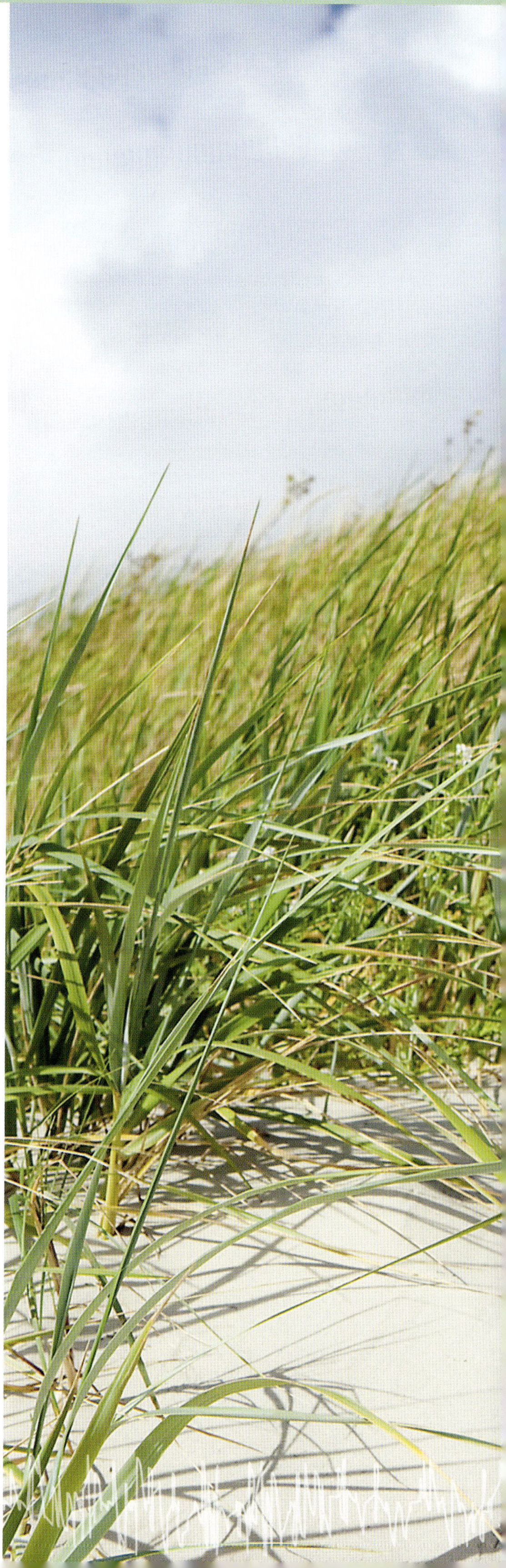

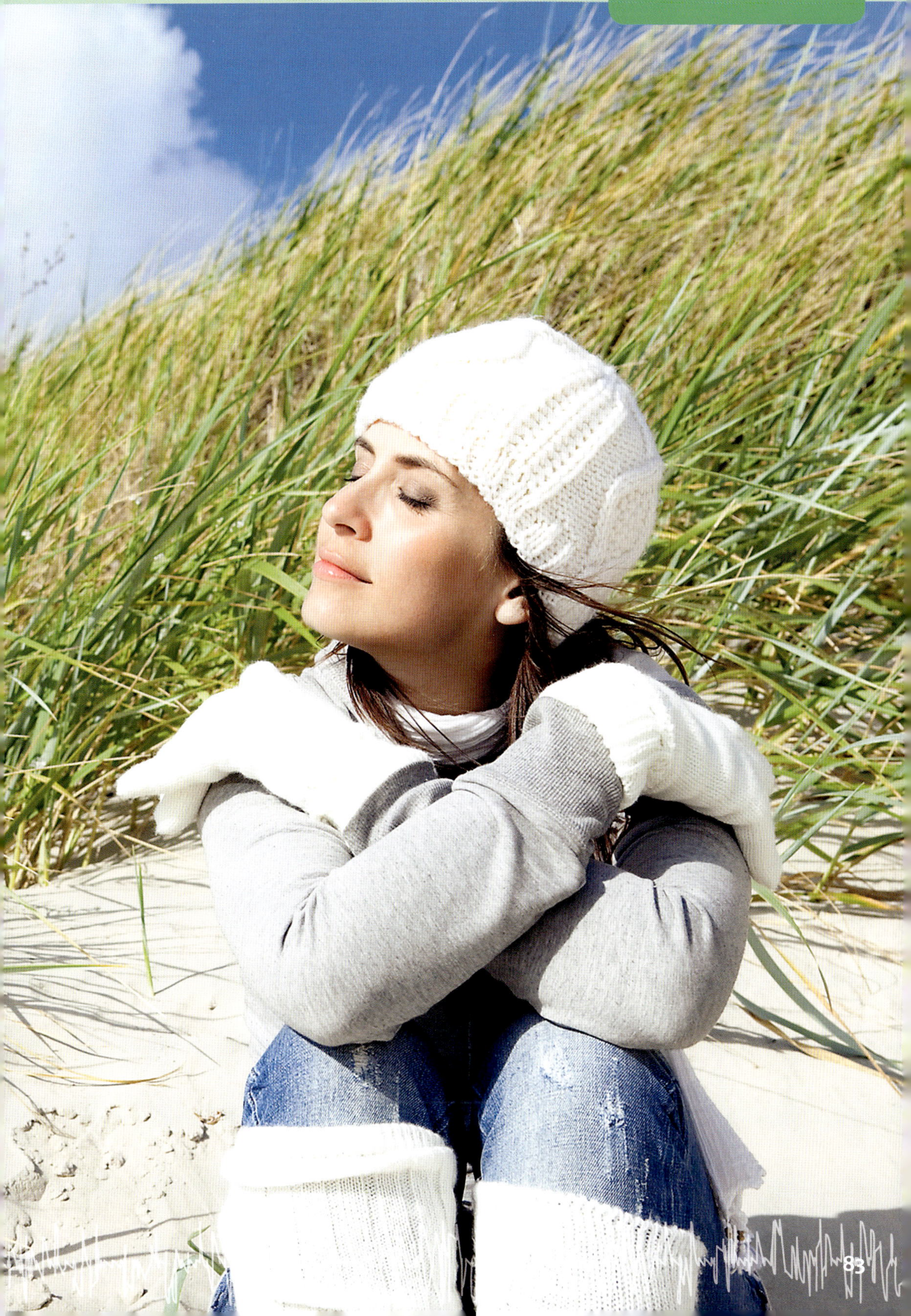

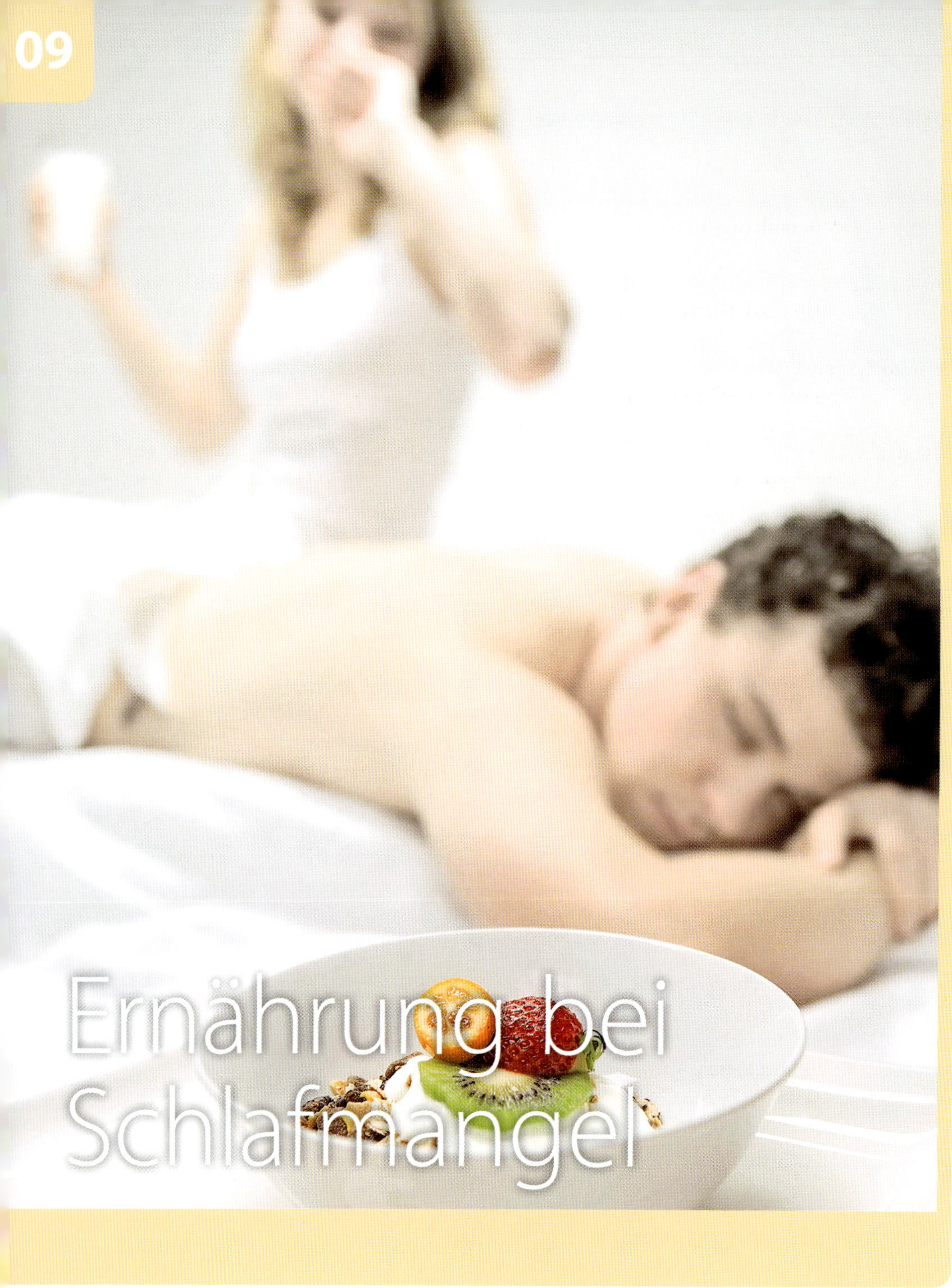

Ernährung bei Schlafmangel

Eindrucksvoll ist mittlerweile belegt, dass Schlafmangel ein Risikofaktor für Übergewicht ist – und somit für viele weitere Zivilisationskrankheiten, allen voran Herz-Kreislauf-Erkrankungen und Krebs. Darüber hinaus sind Schlafstörungen auch, unabhängig davon, ob der Betroffene übergewichtig ist, ein Risikofaktor für diese Zivilisationskrankheiten! Besonders stark sind die gesundheitlichen Einbußen offensichtlich, wenn Übergewicht und Schlafstörungen nebeneinander bestehen. Auf der anderen Seite bietet dies auch eine Chance. Denn diese Erkenntnis ermöglicht Gegenmaßnahmen zu ergreifen, deren Ziel ganz klar erkennbar ist: Es geht darum, durch das Wiedererlangen von erholsamem Schlaf und den Abbau gefährlich hohen Körpergewichts das erhöhte Risiko für Insulinresistenz zu senken. Denn diese führt zu schweren Kohlenhydratstoffwechselstörungen und öffnet damit auch Tür und Tor für viele Fettstoffwechselstörungen und Bluthochdruck. Zudem führt die Insulinresistenz zum metabolischen Syndrom und Typ-2-Diabetes, die den Grundstein für Herzinfarkt und Krebs legen. So hat es jeder Betroffene zumindest theoretisch in der Hand, aktiv dazu beizutragen, seine Gesundheit zu stärken. Wenn es ihm gelingt, wieder gut und ausreichend zu schlafen, mindert er seine individuellen Krankheitsrisiken – und hat darüber hinaus gute Chancen, auf diese Weise überflüssige Pfunde abzubauen. Auch wer sich stattdessen auf den Abbau seines Übergewichts konzentriert, senkt die oben genannten Krankheitsrisiken. Und es besteht ebenfalls eine hohe Wahrscheinlichkeit dafür, dass durch den Abbau von Körperfett die Schlafstörungen zurückgehen. Soweit die Theorie. In der Praxis erweist sich weder das eine noch das andere als so einfach umsetzbar, wie es sich zunächst anhört – oder jenen Menschen erscheinen kann, die weder unter dem einen noch dem anderen leiden.

Im vorigen Kapitel wurden die verschiedenen Ansätze zur Therapie von Schlafstörungen beschrieben. Doch selbst in Obhut eines erfahrenen Schlaftherapeuten gelingt es vielen nicht, ihre Schlafschwierigkeiten dauerhaft abzulegen. Gleichfalls gelingt es erfahrungsgemäß nur wenigen Menschen, ihr reduziertes Körpergewicht dauerhaft zu halten. Was lässt sich also vor diesem Hintergrund tun, um die hohen gesundheitlichen Risiken durch Schlafstörungen bzw. Schlafmangel und Übergewicht mit Bauchfettansatz abzuwenden? Wie kann man sich den Risiken möglichst weitgehend widersetzen?

Insulinresistenz – stark unterschätzte Gefahr

Obwohl in früheren Kapiteln schon beschrieben, soll wegen der enormen Bedeutung hier nochmals darauf hingewiesen werden: Eine Insulinresistenz bedingt eine Hyperinsulinämie. Diese anhaltende Höchstleistung überfordert mit der Zeit die Bauchspeicheldrüse. Die hohe Insulinbereitstellung lässt nach. Damit bleibt mehr Zucker im Blut und die Blutzuckerkonzentration steigt an.

- Hohe Blutzuckerkonzentrationen schädigen die Blutgefäße.
- Ändert sich an den Ernährungsgewohnheiten nichts, bleibt die Überforderung der Bauchspeicheldrüse bestehen.
- Die Insulinproduktion sinkt allmählich immer weiter.
- Infolgedessen steigt die Blutzuckerkonzentration immer mehr.

Wenn die Insulinabgabe durch die Bauchspeicheldrüse schließlich ganz versiegt, ist der Organismus auf die Gabe von Insulinpräparaten angewiesen. Der Betroffene ist nun insulinpflichtiger Diabetiker.

Typisch ist bei einer Insulinresistenz bzw. beim metabolischen Syndrom, dass sich parallel eine Fettstoffwechselstörung entwickelt. Derart, dass im Vergleich zu gesunden Menschen im Blut deutlich erhöhte Konzentrationen der Triglyceride nachweisbar sind, wohingegen die Werte des »guten« HDL-Cholesterins viel zu niedrig liegen. Meist weisen die Betroffenen auch erhöhten Blutdruck auf. Und bei vielen von ihnen entwickelt sich eine nichtalkoholische Fettleber (NALFD). Im Zusammenspiel von Insulinresistenz und herkömmlicher Ernährung entsteht also ein deutlich erhöhtes Risiko für Herz-Kreislauf-Erkrankungen [1] und für Krebserkrankungen.[2]

Übrigens sind selbst normalgewichtige Menschen nicht vor einem erhöhten Risiko gefeit: Dünne Beine und ein flacher Hintern kombiniert mit dem typisch männlichen Kugelbauch sind charakteristisch für die Fettablagerungen, die sich »apfelartig« im Bauchraum und Oberkörper ansammeln. Eine solche Fettverteilung geht mit einer erhöhten Wahrscheinlichkeit einher, Insulinresistenz zu entwickeln. Daher kann unter gewissen Voraussetzungen auch bei mäßigem Übergewicht und Normalgewicht eine Ernährungsumstellung sinnvoll sein. Denn wenn die Ernährung die Ausprägung der Insulinresistenz nicht zusätzlich unterstützt, sondern ihr im Idealfall sogar entgegenwirkt, kann sie die aufgrund der Stoffwechselstörungen zu erwartenden Komplikationen auffangen.

Lebensstilintervention als primäre Therapie

Ganz gleich, ob Schlafstörungen oder Übergewicht ursächlich für die Insulinresistenz verantwortlich sind, kann eine Förderung der Insulinsensitivität ohne Medikamente auf zwei Wegen erreicht werden. Einerseits durch regelmäßiges Training der Muskulatur. Denn Muskelaktivität erhöht die Insulinreaktion der Muskelzellen.[3] Und dafür spielt es keine Rolle, ob es sich bei der bevorzugten sportlichen Aktivität um Ausdauerbelastungen oder Widerstandstraining handelt.[4] Allerdings gilt, dass durch die Aktivitätssteigerung zwar die Insulinresistenz gemindert werden kann, eine merkliche Minderung der Hyperinsulinämie aber erst eintritt, wenn gleichzeitig die Kohlenhydratzufuhr mit der Nahrung modifiziert wird.[5]

Ebenfalls erzielt eine Gewichtsreduktion diesen Effekt.[6] Schon eine Gewichtsreduktion um fünf Prozent des Ausgangsgewichts erhöht die Insulinsensitivität und trägt dadurch zur Verbesserung der entgleisten Stoffwechselparameter bei. Es hat sich dabei vielfach gezeigt, dass sich eine nennenswerte Gewichtsreduktion eher über diätetische Maßnahmen als durch sportliche Aktivität erzielen lässt.[7] Und am erfolgreichsten sind Gewichtsmanagementprogramme, die auch verhaltenstherapeutische Aspekte einbeziehen.

Wenn es gelingt, das Körpergewicht zu reduzieren, gelten folgende Prinzipien: Werden vergleichbare Erfolge in der Gewichtsreduktion erzielt, kommt es in Hinblick auf die Facetten des metabolischen Syndroms offenbar nicht so sehr darauf an, mithilfe welcher Diätform der Gewichtsabbau erfolgt. Kurz: Das Nährstoffverhältnis von Kohlenhydraten, Fett und Eiweiß in der Nahrung spielt dann eine untergeordnete Rolle. Doch wenn die Gewichtsabnahme zum Stillstand kommt, bei Gewichtskonstanz oder gar erneuter Gewichtszunahme, werden nennenswerte Unterschiede zwischen den unterschiedlichen Diätansätzen deutlich. In diesem Fall verschlechtert sich die Stoffwechselsituation unter den herkömmlich empfohlenen fettarmen, kohlenhydratbetonten Diäten deutlich. Bei alternativen Ernährungsansätzen, die auf den nächsten Seiten näher beleuchtet werden, bleiben die günstigen Effekte hingegen bestehen.

Das Dumme ist dabei, dass selbst nach erfolgreicher Durchführung eines Idealprogramms zur Gewichtsreduktion das Gewicht im Nachhinein bei den meisten Menschen wieder kontinuierlich ansteigt.

Sinnvoller ist es deswegen, eine Ernährungsumstellung zu propagieren, die auch unabhängig von einer Gewichtsreduktion zur Verbesserung des Stoffwechsels und zur Minderung all der genannten Risiken von Insulinresistenz und metabolischem Syndrom beiträgt. Ebenso sollte bei Schlafmangel nicht nur über eine Schlaftherapie nachgedacht, sondern auch eine Ernährung angestrebt werden, die dazu beiträgt, die Risiken des metabolischen Syndroms und des Typ-2-Diabetes sowie deren Folgeerkrankungen zu mindern oder sogar zu beseitigen. Und zwar unabhängig davon, ob es gelingt, das Körpergewicht zu reduzieren!

Endokrine Effekte

Die Blutzucker- und Insulinreaktionen nach einer Mahlzeit hängen im Wesentlichen von zwei Faktoren ab. Zum einen von der individuellen Insulinsensitivität und der Produktionskapazität der Bauchspeicheldrüse für Insulin. Je stärker die persönliche Insulinresistenz ausgeprägt ist, desto höher steigen nach Aufnahme von Kohlenhydraten zunächst die Insulinspiegel und – in späteren Stadien der Krankheit – auch die Blutzuckerspiegel an. Zum anderen sind die Menge der mit der Nahrung aufgenommenen Kohlenhydrate und deren Qualität dafür verantwortlich. Im Allgemeinen benötigt der Stoffwechsel für die Nahrungskohlenhydrate aus einer Mahlzeit weit mehr Insulin als für den Stoffwechsel von Eiweiß oder Fett. Nach einem Essen, das reich an raffinierten Kohlenhydraten war, steigen die Insulinspiegel deswegen besonders stark an.

Um einen standardisierten Vergleich der Kohlenhydratqualität im Hinblick auf die Blutzuckerwirkung zu ermöglichen, wurde der glykämische Index (GI) definiert. Dieser Qualitätsindex kann das Ausmaß des Blutzuckeranstiegs nach einer Mahlzeit (postprandiale Glykämie) zu etwa 36 Prozent erklären. Doch die Menge der verzehrten Kohlenhydrate hat mit etwa 57 Prozent per se den größeren Einfluss auf den Blutzuckerverlauf. Beachtet man beide Faktoren, lässt sich daraus die glykämische Last (GL) ermitteln. Die glykämische Last einer Kohlenhydratmahlzeit bestimmt zu etwa 90 Prozent die postprandiale Glykämie, die übrigen rund zehn Prozent gehen auf den Eiweiß und Fettgehalt der Mahlzeit zurück (Übersicht in [8]). Nach einer gemischten Mahlzeit lässt sich bis zu fünf Stunden lang nachweisen, dass ein direkter linearer Zusammenhang zwischen der Höhe der glykämischen Last und dem Verlauf der Blutzuckerkonzentration besteht. Die Mahlzeitenbewertung nach dem Konzept der glykämischen Last ist sowohl für einzelne Nahrungsmittel wie auch für gemischte Mahlzeiten mit variablen Anteilen von Fett und Eiweiß möglich.

Genauso zeigt die Höhe der glykämischen Last über Stunden nach einer Mahlzeit dosis-linear die Insulinkonzentration im Blut an: Je höher die glykämische Last der Mahlzeit, desto mehr Insulin wird in den Kreislauf ausgeschüttet. Darüber hinaus fällt die Insulinausschüttung umso höher aus bzw. steigt

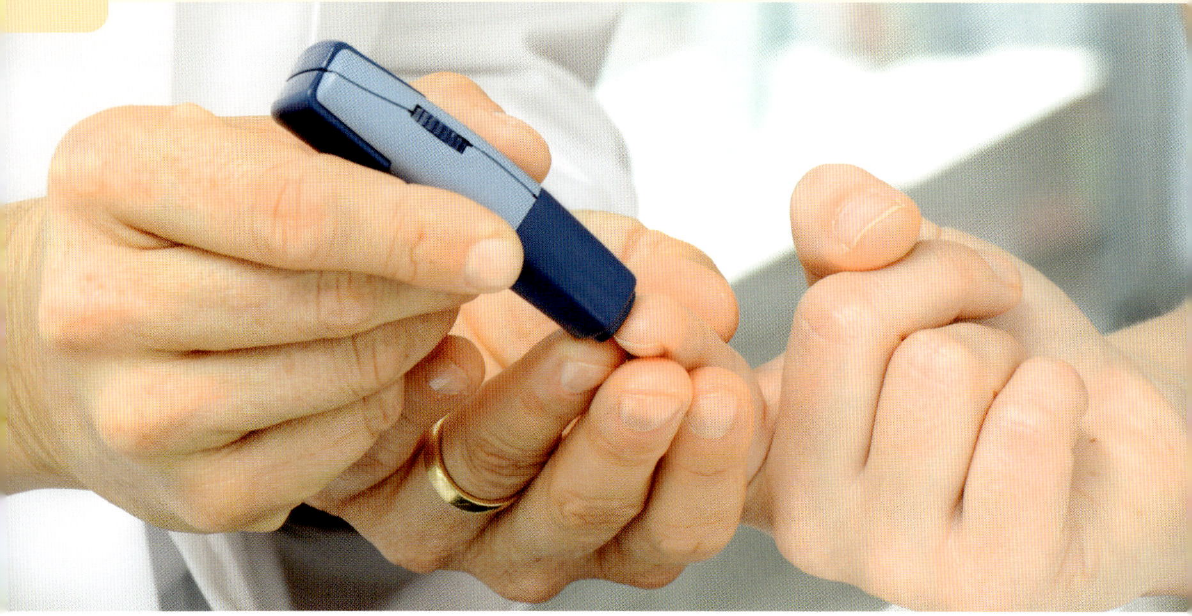

der Insulinbedarf nach einer standardisierten Mahlzeit umso stärker an, je intensiver die Insulinresistenz ausgeprägt ist. Mit zunehmender Insulinresistenz sind die Folgen für die Bauchspeicheldrüse umso gravierender und treibt es die Ausbildung des Typ-2-Diabetes umso schneller voran, je mehr raffinierte Kohlenhydrate in die Mahlzeiten integriert werden. An dieser Stelle sei noch einmal darauf hingewiesen, dass Schlafmangel und Schlafstörungen schon nach ein oder zwei Nächten insulinresistent machen!

Vor diesem Hintergrund setzte in den letzten Jahren ein Umdenken ein. Es wurden Empfehlungen laut, in der Diättherapie von Insulinresistenz, metabolischem Syndrom und Typ-2-Diabetes bevorzugt Kostformen mit niedrigem GI bzw. niedriger GL bzw. mit gesenktem Kohlenhydratanteil einzusetzen. Mittlerweile wurden die Effekte einer solchen Ernährung in vielen Studien untersucht. Mit dem Ergebnis, dass kohlenhydratreduzierte Ernährungsformen im Vergleich zu den bisher empfohlenen kohlenhydratbetonten, fettarmen Diäten eine signifikante Verbesserung der Stoffwechselsituation bewirken. Es wurde nachgewiesen, dass sich das Hormonprofil zunehmend verbessert und die Bauchspeicheldrüse umso mehr entlastet wird, je weiter die Insulinresistenz zurückgeht und der Nüchterninsulinspiegel sinkt.[9]

Metabolische Effekte

Unter hypokalorischen Bedingungen, das heißt während einer Phase kontrolliert niedrigerer Energieaufnahme zur Gewichtsreduktion, verbessern sich die Facetten des metabolischen Syndroms ganz unabhängig davon, welche Diätform als Basis dient. Es hat sich allerdings herausgestellt, dass unter einer Low-Carb-Kostform – anders als bei einer Low-Fat-Diät – meist keine signifikante Senkung des LDL-Cholesterins zu beobachten ist; teilweise wurde sogar ein geringfügiger Anstieg nachgewiesen. Allerdings geht diese Entwicklung typischerweise mit einer mengenmäßigen Abnahme der kleinen dichten LDL-Partikel einher. Was sehr zu begrüßen ist, denn diesen wird die eigentlich gefährliche, atherogene Wirkung des LDL-Cholesterins zugeschrieben.[10] Darüber hinaus tragen Low-Carb-Diäten meist zu einem Anstieg des HDL-Cholesterins bei, sodass sich das Verhältnis von LDL- zu HDL-Cholesterin trotz Anstiegs des LDL-Cholesterins nicht verschlechtert.

Weiterhin fällt auf, dass Low-Carb-Diäten

bei vergleichbarem Gewichtsverlust zu einer deutlich stärkeren Abnahme der Triglyceride führen als Low-Fat-Diäten.[11] Somit tragen Kostformen auf Low-Carb-Basis bei Insulinresistenz und metabolischem Syndrom insgesamt zu einer deutlicheren Verbesserung des kardiometabolischen Risikos bei als Diäten, deren Hauptaugenmerk der Fettreduktion gilt.[12]

Wenn die Energiezufuhr gar nach persönlichem Bedürfnis erfolgt und keinerlei Energierestriktion beachtet werden muss (ad-libitum Bedingungen), ist die Gewichtsabnahme im Rahmen einer kohlenhydratmodifizierten Ernährung während der ersten sechs Monate etwa doppelt so hoch wie bei fettreduzierter Ernährungsweise.

Solche Ergebnisse laden zu Spekulationen ein, ob eine strikt kohlenhydratarme, ketogene Kost wegen ihrer ausgeprägten gewichts-, blutzucker- und insulinsenkenden Wirkung die optimale Ernährung sein könnte.[9]

Der entscheidende Unterschied zwischen den traditionellen, fettarmen und kohlenhydratbetonten Diäten und den hier angesprochenen, kohlenhydratreduzierten und kohlenhydratmodifizierten Kostformen ist, dass die gewünschten metabolischen Effekte unter Low-Carb-Diäten auch erzielt werden, wenn keine Gewichtsreduktion gelingt.[13] Wird die Aufnahme ungesättigter Fettsäuren erhöht, während die Aufnahme von Kohlenhydraten gesenkt wird, führt dies darüber hinaus – ebenfalls unabhängig von einer Gewichtsabnahme – zu einer Senkung des Blutdrucks.[14] Anscheinend wird der Insulinresistenz die Grundlage entzogen und die Hyperinsulinämie gemindert, wenn die Kohlenhydratzufuhr vermindert wird und Kohlenhydratquellen mit geringer Blutzuckerwirkung bevorzugt werden.[13]

Diätempfehlungen bei Schlafstörungen

Die Erkenntnisse über die Veränderungen des Stoffwechsels im Zuge von Schlafstörungen können folgendermaßen zusammengefasst werden:

1. Schlafmangel und Schlafstörungen erhöhen über ihren Einfluss auf den Hormonstoffwechsel den Appetit und das Hungerempfinden! Das vergrößert das Risiko, mehr zu essen und somit mehr Energie aufzunehmen, als tatsächlich benötigt wird.

2. Schlafmangel und Schlafstörungen verursachen auf Dauer Stoffwechselstörungen. Allen voran begünstigen sie die Entwicklung einer Insulinresistenz. Dadurch werden derartige Entgleisungen im Kohlenhydratstoffwechsel hervorgerufen, dass sich in unmittelbarer Folge das Risiko für Typ-2-Diabetes und Herz-Kreislauf-Erkrankungen erhöht.

Dies beachtend möchte ich zwei Empfehlungen in Hinblick auf eine sinnvolle Ernährung bei Schlafstörungen folgendermaßen aussprechen:

1. Es sollte eine Ernährungsform gewählt werden, die bei relativ geringer Energiezufuhr besonders gut sättigt und möglichst lange satt hält.

2. Durch gut angepasste Ernährung sollten die direkten Folgen der Insulinresistenz so weit wie möglich eingedämmt werden: Die Zusammensetzung der Mahlzeiten sollte so ausfallen, dass sowohl der Insulin- wie auch der Blutzuckerspiegel nach den Mahlzeiten möglichst wenig ansteigen. Das senkt zugleich die Wahrscheinlichkeit, weitere Stoffwechselstörungen, Typ-2-Diabetes oder Herz-Kreislauf-Erkrankungen zu entwickeln.

Paradigmenwechsel in der Ernährungstherapie

Aufgrund ihres erhöhten Risikos für Typ-2-Diabetes und Herz-Kreislauf-Erkrankungen, sollten Menschen mit chronischen Schlafstörungen, Übergewicht und Insulinresistenz bzw. Kohlenhydratstoffwechselstörungen frühzeitig in eine umfassende und langfristig angelegte Therapie eingebunden werden. Da es den meisten Menschen schwer fällt, wie ein Großteil der Studien zum Gewichtsmanagement mittels Sport und Reduktionsdiät belegt, solchen Programmen längerfristig treu zu bleiben, spricht vieles dafür, alternative Ansätze aufzugreifen. Etwa bei Insulinresistenz, metabolischem Syndrom und Typ-2-Diabetes eine Ernährung anzustreben, die sowohl die endokrine Situation wie auch die Stoffwechsellage der Patienten auch dann verbessert, wenn es diesen nicht gelingt, ihr Körpergewicht dauerhaft zu reduzieren.

Außerordentlich bedeutsam für das Erreichen dieses Therapieziels ist es, die glykämische Last der Mahlzeiten zu senken.[8] Dies wird erreicht, indem einerseits die Gesamtmenge der Kohlenhydrate in der Nahrung reduziert wird und andererseits im Sinne des glykämischen Index an der Kohlenhydratqualität gefeilt wird. Für die Praxis bedeutet das, stärke- und zuckerreiche Nahrungsmittel nur in geringen Mengen zu verzehren – und im Gegenzug die Anteile von Eiweiß und ungesättigten Fettsäuren anzuheben. Die Basis einer solchen Ernährung bilden stärkearme Gemüsesorten, Salate und Früchte in Kombination mit eiweißreichen Nahrungsmitteln und hochwertigen Ölen. Um in diesem Rahmen auch die Fettqualität zu verbessern, sollten Quellen einfach und mehrfach ungesättigter Fettsäuren bevorzugt werden. Das begünstigt auch das Verhältnis von Omega-6- zu Omega-3-Fettsäuren im Vergleich zu heute gängigen Ernährungsmustern.[15]

Tatsächlich gibt es mit der LOGI-Methode bereits eine gut untersuchte und empfehlenswerte Ernährungsform, die diese Kriterien erfüllt. Das Essen nach der LOGI-Pyramide erfordert keine komplizierten Ernährungsregeln und vor allem schmeckt und sättigt sie so gut, dass man ihr gerne ein Leben lang treu bleibt.

Logische Ernährungsumstellung

LOGI steht für »Low Glycemic and Insulinemic Diet«. Der Name ist Programm und bedeutet, dass Nahrungsmittel mit niedriger Blutzucker- und Insulinwirkung bevorzugt werden. Diese Ernährungsform wirkt aufgrund der niedrigen glykämischen Last auch dann einer Hyperinsulinämie entgegen, wenn eine Gewichtsreduktion ausbleibt. Zugleich unterstützt sie die Lebensmittelauswahl derart, dass trotz der niedrigen Energiedichte der Mahlzeiten eine hohe Nährstoffdichte garantiert ist. Dadurch nehmen Übergewichtige typischerweise langfristig doch noch ab, quasi als Nebenwirkung ihrer neuen Ernährung nach LOGI[16], die zugleich den Hormonhaushalt und die Stoffwechselsituation verbessert. Die Inhalte der LOGI-Methode stimmen weitgehend mit den kürzlich erschienenen Ernährungsrichtlinien des Joslin Diabetes Center der Harvard-Universität in Cambridge überein. Sie gleicht im Prinzip einer mediterranen Ernährung mit geringen Stärkeanteilen, wie die Pyramide gut erkennen lässt. Viele Menschen verbinden mit dieser Ernährung Genuss und Lebensqualität, was die Chancen erhöht, die Ernährungsumstellung auch langfristig durchhalten zu können.

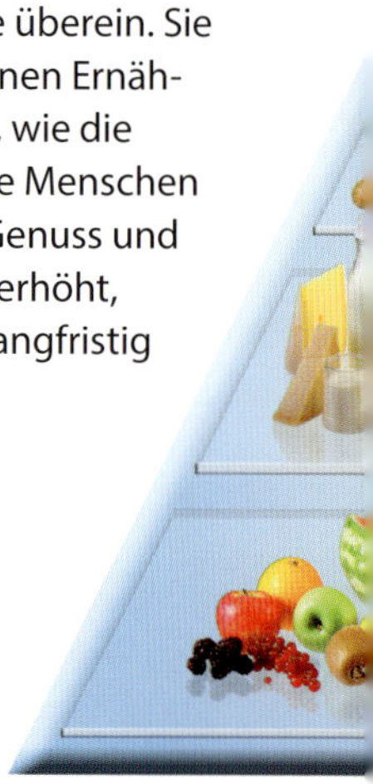

Gerade für jene, denen es unrealistisch erscheint, auf Dauer abzunehmen, ist es umso wichtiger, nicht mehr zuzunehmen. Dieses Ziel ist nur erreichbar, wenn eine gute Sättigung erreicht und dabei eine positive Energiebilanz vermieden werden kann.

Das wesentlichste Sättigungssignal erfolgt über die Dehnung der Magenwand. Als entscheidende Größen hierfür haben sich Volumen und Gewicht der Nahrung erwiesen. Der Energiegehalt seines aktuellen Inhalts ist für den Magen bedeutungslos! Eine ausgeglichene Energiebilanz – und somit die Gewichtskontrolle – fördern deshalb bei vergleichbarer Sättigungswirkung die Mahlzeiten mit der niedrigeren Energiedichte. Als Faustregel gilt: Je höher der Wassergehalt eines Lebensmittels, desto niedriger seine Energiedichte. Gemüse, Salate und Obst sowie reines Muskelfleisch, Fisch und Geflügel sind sehr wasserreich und haben entsprechend eine sehr geringe Energiedichte. Bei bewusster Kombination der Lebensmittel kann deswegen eine Mischkost mit relativ hohem Fettanteil sogar eine niedrige Energiedichte aufweisen.

Wie? Indem die Anteile schwerer und voluminöser, also wasser- und ballaststoffreicher Lebensmittel mengenmäßig viel – den überwiegenden – Raum auf dem Teller einnehmen.

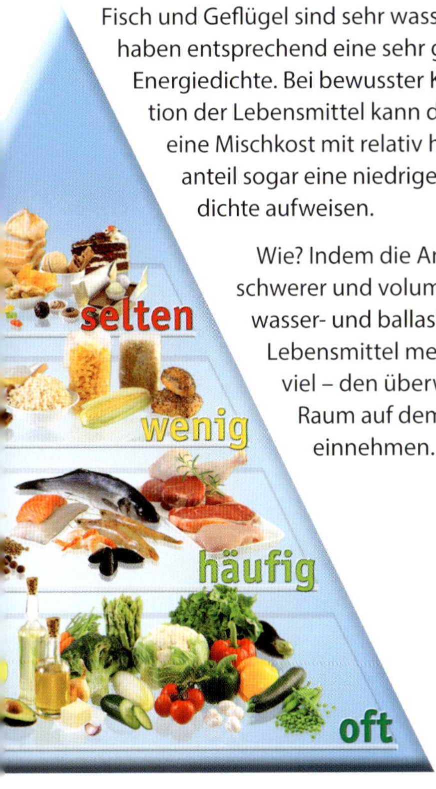

Die nachfolgenden Tabellen und Abbildungen zeigen zwei Tagespläne, die unterschiedliche Ernährungskonzepte repräsentieren.

Die herkömmliche fettarme kohlenhydratbetonte Vollwertkost, wie sie von der Deutschen Gesellschaft für Ernährung (DGE) empfohlen wird, erreicht im Vergleich zur fett- und proteinbetonten LOGI-Kost nach Worm eine höhere Energiedichte und erzielt eine fast dreimal höhere glykämische Last.

Das festzuhalten erscheint mir besonders relevant, denn das bedeutet, dass diese Vollwertkost über den Tag eine viel stärkere Insulinausschüttung provoziert, obwohl sie reich an ballaststoffreichen Vollkornprodukten ist. Aufgrund dessen ist sie für die Therapie des metabolischen Syndroms im Vergleich zur LOGI-Kost als wenig geeignet einzustufen. Überdies liefert eine Mahlzeitenauswahl nach dem LOGI-Tagesplan auch noch eine weit höhere Nährstoffdichte.

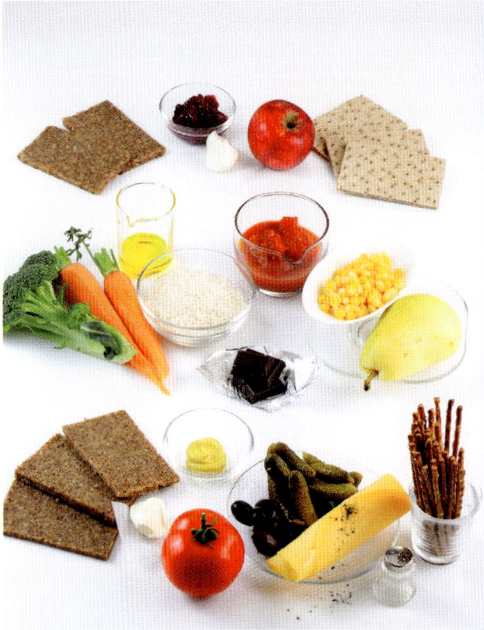

Kohlenhydratbetonte Vollwertkost (DGE).
Visualisierung eines Tagesplans mit 2.200 kcal.

DGE-Kost mit 30 % Fett
135 kcal pro 100 Gramm | GL = 198

Frühstück: 2 Scheiben Vollkornbrot à 50 g, 15 g Margarine, 40 g Marmelade oder Honig, 1 Apfel à 125 g

Zwischenmahlzeit: 3 Scheiben Knäckebrot

Mittagessen: Reis-Gemüse-Pfanne aus 100 g Reis (300 g gegart), 100 g Brokkoli, 100 g Möhren, 50 g Mais, 100 ml Tomaten-Kräuter-Sauce aus dem Glas, 1,5 EL Olivenöl, 1 Birne à 180 g

Zwischenmahlzeit: 25 g Zartbitterschokolade

Abendessen: 3 Scheiben Vollkornbrot à 50 g, 10 g Halbfettmargarine, 10 g Senf, 30 g Schnittkäse 45 % Fett i. Tr., 1 große Tomate à 100 g, Salz, Pfeffer, 2 Gewürzgurken, 20 g schwarze Oliven, 25 g Salzstangen

Nährwerte: 2.199 kcal, 323 g KH (60 E%), 54 g Eiweiß (10 E%), 75 g Fett (30 E%)

Energie- und Nährstoffzufuhr: DGE vs. LOGI (Normalkost mit 2.200 kcal) Prozent der DGE-Zufuhrempfehlung

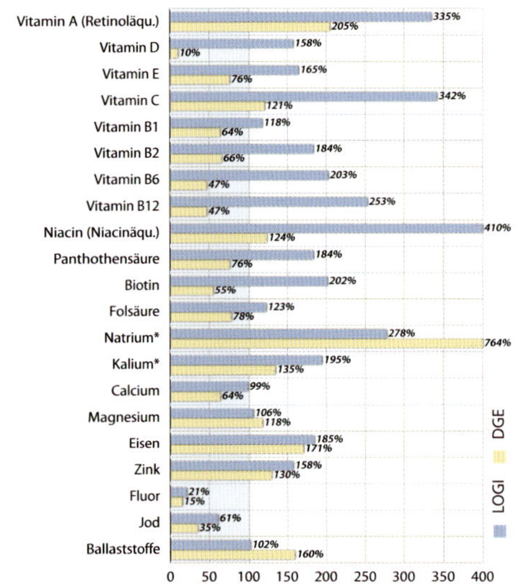

* DGE: Na : Ka = 5,7; LOGI: Na : Ka = 1,4

Fettkonsum: DGE vs. LOGI (Normalkost mit 2.200 kcal)

	DGE	LOGI
Gesamt-Fett	**74,6 g**	**121,5 g**
gesättigte Fettsäuren	22,8 g	36,3 g
einfach ungesättigte Fettsäuren	40,6 g	69,7 g
Omega-6 mehrf. unges. Fettsäuren	9,9 g	12,2 g
Omega-3 mehrf. unges. Fettsäuren	1,3 g	3,3 g
Verhältnis Omega-6 zu Omega-3	8:1	4:1
P:S-Quotient	0,49	0,43
Cholesterin	37 mg	963 mg
Anteil an der Energiezufuhr:		
▪ Gesamt-Fett	30 %	50 %
▪ gesättigte Fettsäuren	10 %	15 %
▪ einfach ungesättigte Fettsäuren	16 %	30 %
▪ Omega-6 mehrf. unges. Fetts.	4 %	5 %
▪ Omega-3 mehrf. unges. Fetts.	0,5 %	1,4 %

LOGI-Kost mit 50 % Fett
103 kcal pro 100 Gramm | GL = 68

Frühstück: Rührei aus 2 EL Rapsöl, 50 ml Vollmilch, 3 Eiern, 1 Zwiebel, 150 g Cherrytomaten, 2 Scheiben Toastbrot à 30 g, 10 g Butter

Mittagessen: Hühnchen-Gemüse-Pfanne aus 200 g Hähnchenfleisch, 100 g Brokkoli, 100 g Möhren, 40 g Reis (120 g gegart), 100 ml Tomaten-Kräuter-Sauce aus dem Glas, 1,5 EL Olivenöl, Dessert aus 100 g Quark 40 % Fett i. Tr., ½ Birne à 90 g

Zwischenmahlzeit: 25 g Cashewkerne

Abendessen: Fruchtiger Salat aus 50 g Kopfsalat, 1 rote Paprika à 150 g, 100 g Champignons, 50 g Gurke, 30 g Schnittkäse 45 % Fett i. Tr., 60 g Schinkenwürfeln, 10 g Parmesan, 20 g schwarzen Oliven, 1 kleiner Apfel à 150 g, Essig-Olivenöl-Dressing aus 1 EL Öl, 30 ml Essig, 1 Scheibe Baguette (30 g)

Nährwerte: 2.192 kcal, 136 g KH (25 E%), 137 g Eiweiß (25 E%), 122 g Fett (50 E%)

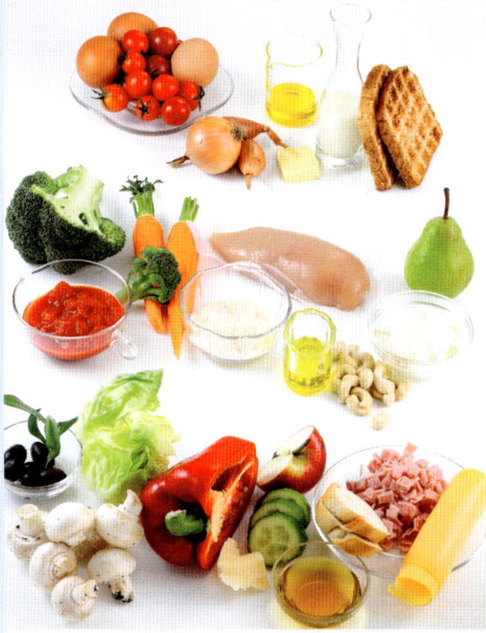

LOGI-Ernährung nach Dr. Nicolai Worm.
Visualisierung eines Tagesplans mit 2.200 kcal.

Energie- und Nährstoffzufuhr:
DGE vs. LOGI (Normalkost mit 2.200 kcal)

	DGE	LOGI
Nährstoffrelation:		
Kohlenhydrate (% En)	60	25
Eiweiß (% En)	10	25
Fett (% En)	30	50
Kalorienzufuhr (kcal)	2199	2192
Nährstoffzufuhr:		
Kohlenhydrate	323 g	136 g
Eiweiß	54 g	137 g
Fett	75 g	122 g
Energiedichte (kcal/100 g)	135	103

% En: Prozentualer Anteil an Energiezufuhr.

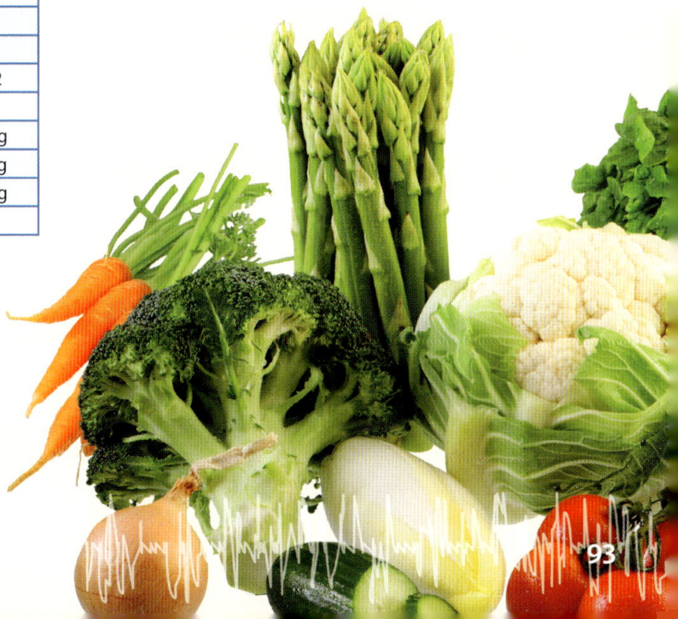

Fazit für die Praxis

Bei Insulinresistenz, metabolischem Syndrom und Typ-2-Diabetes kann durch eine geeignete Kostform ein therapeutischer Ansatz verwirklicht werden, der deutlich über die klassischen Maßnahmen zur Gewichtsreduktion hinausgeht. Sinkt die glykämische Last der aufgenommenen Mahlzeiten, lässt sich unabhängig von einer Gewichtsreduktion der Insulinbedarf bzw. die Hyperinsulinämie mindern. Damit sinkt das Risiko, Typ-2-Diabetes zu entwickeln. Gleichzeitig beeinflusst eine solche LOGI-Kost weitere Risikofaktoren des metabolischen Syndroms, die mit einer Insulinresistenz assoziiert sind. Vor allem eine Hyperglykämie, eine Dyslipoproteinämie und Hypertonie werden günstig beeinflusst.

Darüber hinaus kann sie dazu beitragen, die Folgen von Schlafstörungen zu mindern: Nach nichterholsamem Schlaf und entsprechendem Bärenhunger liefert diese Kost schon bei vergleichsweise geringer Energieaufnahme eine exzellente Sättigung. Dies wirkt dem Risiko für eine Gewichtszunahme entgegen. Auch vereitelt eine solche Ernährung die Auswirkungen einer Insulinresistenz infolge schlafloser Nächte. Selbst wenn bereits eine Insulinresistenz besteht, kommt es nicht zur Hyperinsulinämie, solange entsprechend wenige Kohlenhydrate verzehrt werden! Zusammengenommen senken diese verschiedenen Auswirkungen das Risiko für Herz-Kreislauf- und Krebserkrankungen.

Parallel zur verbesserten Stoffwechsellage sinkt effektiv der Medikamentenbedarf. Dies darf getrost als ein Beitrag zur Kostendämpfung im Gesundheitswesen angesehen werden.

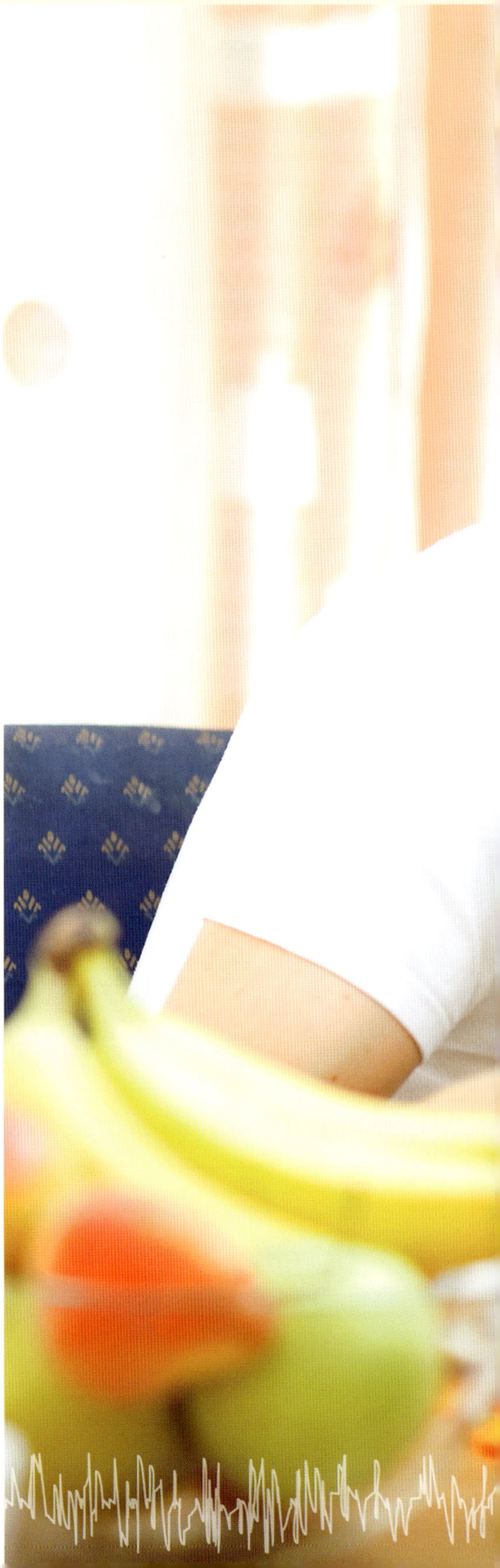

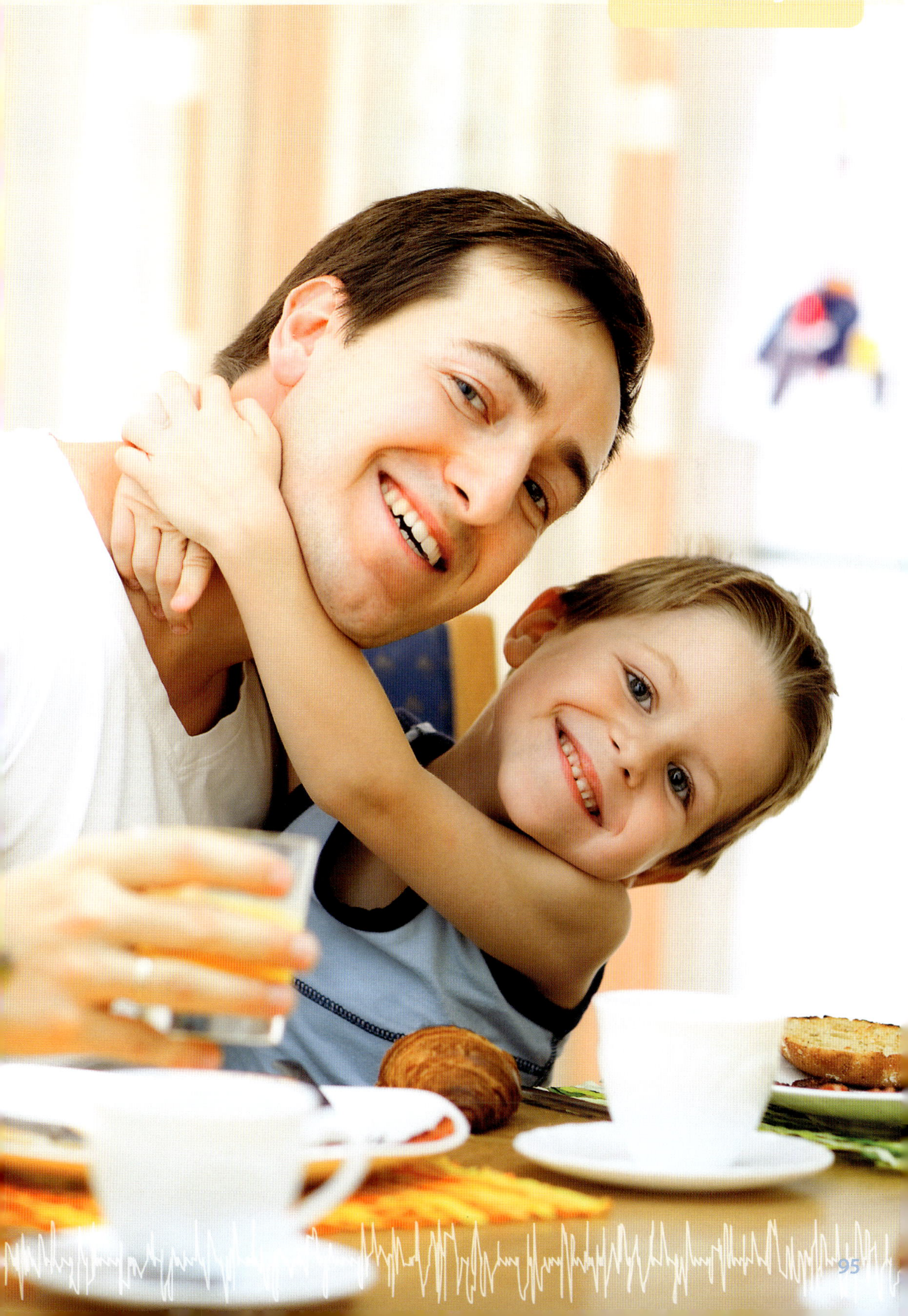

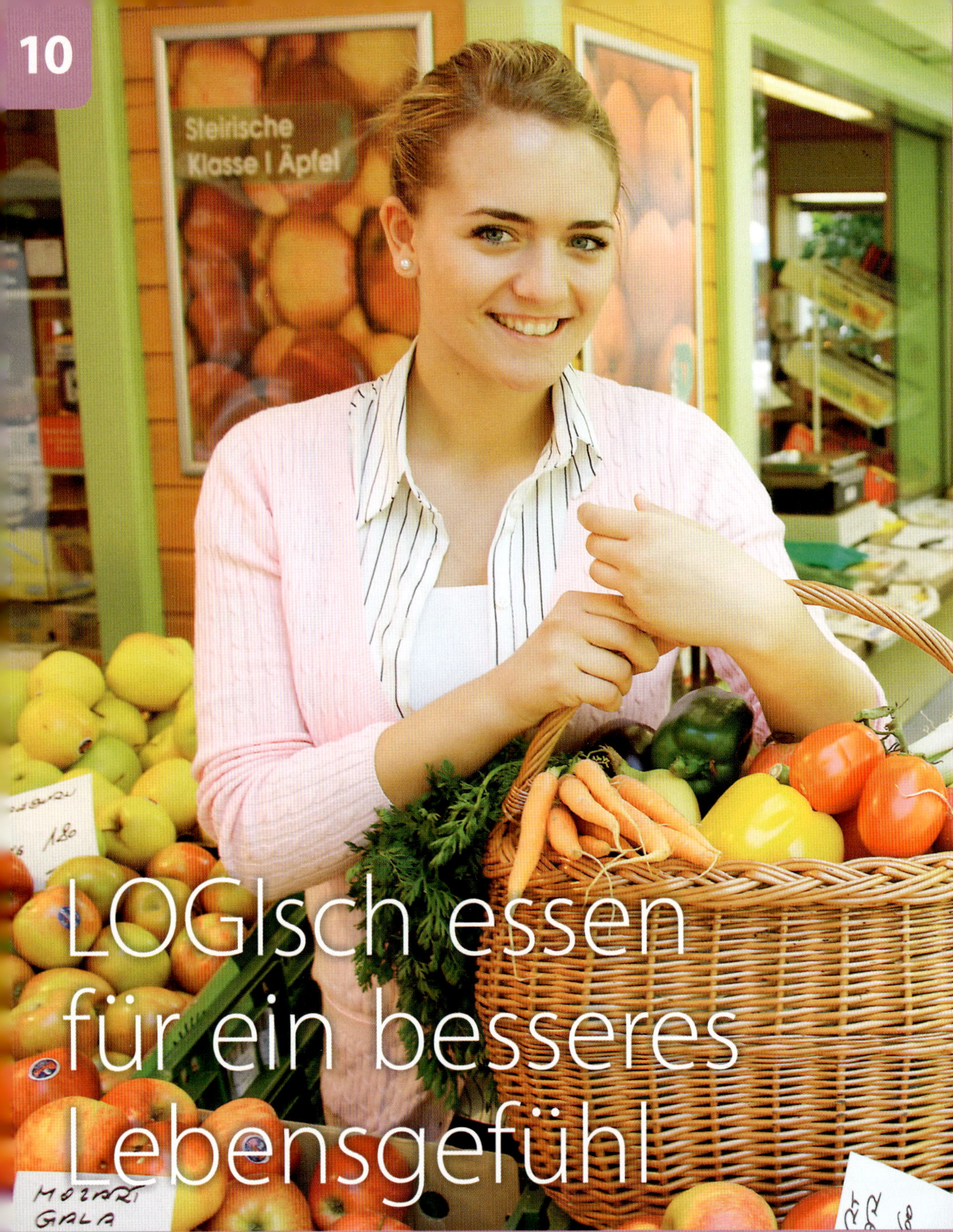

LOGIsch essen für ein besseres Lebensgefühl

Es wird immer deutlicher, wie sehr sich Schlafstörungen auf den Hormonhaushalt und den Stoffwechsel auswirken und wie maßgeblich das alles gefährliche Gesundheitsstörungen begünstigt. Höchste Zeit, sich mit der Frage zu beschäftigen, inwieweit die Ernährung diesen Risiken sinnvoll vorbeugen könnte!

Am besten wäre eine Ernährungsumstellung, die gesunden Schlaf zur Folge hätte. So würde die zugrunde liegende Ursache all dieser Störungen ausgemerzt. Doch sind mir bisher noch keine wissenschaftlich hinreichend gesicherten Erkenntnisse dazu untergekommen. Ich kann also keine Ernährungsumstellung anbieten, die mit hinreichender Wahrscheinlichkeit Schlafstörungen therapieren kann. Deswegen konzentriere ich mich auf die zweite Option: Mit der von mir entwickelten LOGI-Methode kann man sich erstens bei Hungerattacken sehr lecker und kalorienarm sättigen – und bleibt auch lange satt. Zweitens trägt sie dazu bei, der durch Schlafmangel ausgelösten Insulinresistenz entgegenzuwirken – und den dadurch bedingten Stoffwechselstörungen.

Garantiert nicht förderlich für einen gesunden Schlaf ist, kurz vor dem Zubettgehen noch richtig viel zu essen. Insbesondere nicht von etwas, das erfahrungsgemäß schwer im Magen liegt. Wenn ich in Frankreich mein geliebtes Cassoulet[a] essen möchte, weiß ich, dass ich dies im Rahmen eines frühen Abendessens tun sollte. Dennoch nehme ich in Kauf, dass die Nacht möglicherweise etwas unruhig und beschwerlich wird. Aber gelegentlich muss dieses Leiden eben sein …

a Cassoulet ist ein Eintopf aus dem Südwesten Frankreichs aus weißen Bohnen, Speck, gepökeltem Schweine-, Lamm-, Gänse- oder Entenfleisch und Wurst.

Ich darf an das vorige Kapitel erinnern: Schlafstörungen machen insulinresistent und erhöhen somit das Risiko für Typ-2-Diabetes. Wie dessen volkstümliche Bezeichnung »Zuckerkrankheit« schon andeutet, kann der Körper dann nicht mehr normal mit Zucker aus der Nahrung umgehen. Aber alle (!) verdaulichen Kohlenhydrate aus Nahrung und Getränke werden in kleine Zuckereinheiten aufgespalten. Denn nur aus Traubenzucker, das ist der deutsche Begriff für Glukose, können unsere Körperzellen Energie beziehen. Andere Zucker aus der Nahrung, beispielsweise Fruchtzucker (Fruktose), werden in der Leber in Glukose umgewandelt. Bei vorliegender Insulinresistenz kann Glukose besonders schlecht verstoffwechselt werden. In diesem Fall – und erst recht für Diabetiker – ist eine hohe Zufuhr von Traubenzucker »Gift«.

Ein starker Konsum von Fruchtzucker erst recht! Denn dieser verstärkt die Insulinresistenz und damit das Problem. Außerdem wird auch er zu Glukose umgebaut. Weißer wie brauner Haushaltszucker (Saccharose) besteht jeweils zur Hälfte aus Fruktose und Glukose und ist zu meiden. Und aus dem komplexen Kohlenhydrat Stärke wird schon nach kurzer Zeit im Darm Traubenzucker. Denn Stärke stellt eine Verkettung reiner Glukosebausteine dar und ist somit schnell aufzuspalten.

Damit wird klar, warum die wichtigste Ernährungsmaßgabe für Menschen mit Insulinresistenz ist, den Konsums aller Zuckerarten und von Stärke einzuschränken. Somit sind stärkereiche Kohlenhydratträger wie Brot, Backwaren, Kartoffeln, Reis und Teigwaren auch für Menschen mit Schlafstörungen nicht empfehlenswert. Und es ist kein Wunder, wenn sich meine LOGI-Methode bei diesen Menschen als unbedingt empfehlenswert erweist.

LOGI?

Die LOGI-Methode ist keine Diät, sondern eher eine Lebenseinstellung. Entwickelt wurde sie als sinnvolle Alternative zu unseren modernen Ernährungsgewohnheiten, zunächst in erster Linie für Menschen mit Bauchfettansatz und Bewegungsmangel, die dadurch eine Insulinresistenz und anschließend ein metabolisches Syndrom und Typ-2-Diabetes entwickeln.

Deswegen ist LOGI darauf ausgerichtet, durch eine kohlenhydratmodifizierte Ernährungsweise nur geringe Anstiege der Blutzuckerkonzentration zu bewirken. Auf diese Weise kann eine geringere Insulinausschüttung erreicht sowie die Bauchspeicheldrüse geschont und nebenbei der gesamte Stoffwechsel entlastet werden. Damit werden genau die Anforderungen erfüllt, die wir auch bei Schlafstörungen an die Ernährung stellen sollten.

Auf den folgenden Seiten erhalten Sie Hintergrundwissen und einige Tipps, wie Sie die LOGI-Ernährung in die Praxis umsetzen können. Das soll Ihnen ermöglichen, dem durch Schlafstörungen verursachten Durcheinander im Stoffwechsel zu begegnen und sogar Paroli zu bieten.

Logisch!

LOGI reduziert Zucker und Stärke. Im Gegenzug kommen mehr Eiweiß und Fett auf den Teller. Zusätzlich wird das Essen bunter, denn es gibt dazu große Portionen Gemüse, Salate und Pilze – Lebensmittel, die von Natur aus energiearm sind. Beeren und Früchte versüßen die Mahlzeiten. Wer diese Empfehlungen richtig umsetzt, wird sich damit so clever sättigen, dass er sogar weniger Kalorien aufnimmt als zuvor. Und entsprechend sogar langsam, aber langfristig abnimmt.

In der Praxis zeigte sich recht schnell, dass keineswegs nur Menschen mit Stoffwechselstörungen von dieser Ernährungsrevolution profitieren. Auch gesunden Menschen vom Kind bis zum Greis, Sportlern wie Bewegungsmuffeln, Vegetariern wie Fleischessern bietet das LOGI-Leben mehr Genuss und Lebensqualität. LOGI ist eine Ernährung für die ganze Familie!

Nachdem jahrzehntelang empfohlen wurde, »Low-Fat« zu essen, erschreckt Sie der Gedanke vielleicht, zukünftig sogar mehr Fett zu verwenden. Doch Sie müssen auch dann keine Angst haben, wenn Sie eine Gewichtszunahme um jeden Preis vermeiden wollen. Im Gegenteil. Um Ihnen die Angst davor zu nehmen, mehr Fett zu essen, möchte ich einen kleinen Ausflug in die Geschichte der Ernährungsempfehlungen machen.

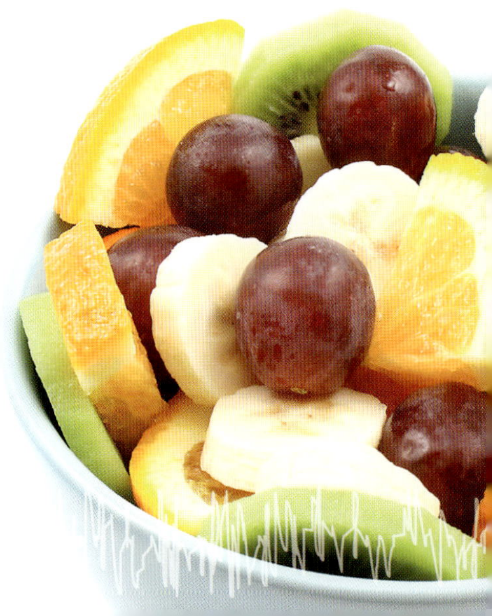

Ein etablierter Irrglaube

Wie kam es zu dem so weit verbreiteten Irrtum, dass die Ernährung fettarm sein sollte? Wieso konnte sich die Low-Fat-Ernährung im letzten halben Jahrhundert derart durchsetzen? Tatsächlich hat sich dieser Denkfehler schon vor vielen Jahren eingeschlichen. Paradoxerweise als es darum ging, Ernährungsempfehlungen zu entwickeln, die uns unterstützen, ein Leben lang gesund, leistungsfähig und schlank zu bleiben.

In der zweiten Hälfte des 20. Jahrhunderts nahm mit steigendem Wohlstand die Anzahl übergewichtiger Menschen an der Gesamtbevölkerung zu. Zunächst vollzog sich diese Entwicklung langsam, dennoch ging die Entwicklung nicht unbemerkt an Medizinern, Ernährungsfachleuten und den Politikern vorbei. Sie wollten so gut und schnell wie möglich gegensteuern. Vertreter der Ernährungslehre kamen zu dem Schluss, dass eine hohe Fettzufuhr für die Entstehung von Übergewicht verantwortlich sei. Sie begründeten dies damit, dass der Nährstoff Fett mit neun Kilokalorien pro Gramm mehr als doppelt so viel Energie liefert wie Kohlenhydrate und Eiweiß mit jeweils vier Kilokalorien pro Gramm. Fazit: Fettreiches Essen macht auf Dauer fett.

Vor diesem Hintergrund empfahl und empfiehlt auch die Deutsche Gesellschaft für Ernährung (DGE) eine fettarme Ernährung mit nicht mehr als 30 Prozent Energie aus Nahrungsfetten. Sie empfiehlt, sich an Kohlenhydraten satt zu essen. Fairerweise muss gesagt werden, dass diese Empfehlung für »vollwertige« Kohlenhydratquellen wie Pellkartoffeln, Vollkornbrot & Co. galt, nicht für die heute so beliebten und weit verbreiteten Weißmehlprodukte, Pommes, Pasta und Zuckerzeugs.

Das führte schließlich dazu, dass die Bevölkerung in vielen Ländern der westlichen Welt bewusst fettärmer aß. Die Nahrungsmittelindustrie unterstützt den Trend und produziert immer mehr Produkte in Low-Fat- bzw. lightvarianten. Charakteristisch für diese ist ihr hoher Anteil an Wasser, Aromastoffen und Stabilisatoren und damit einhergehend ein geringerer Nährwert. Davon werden die »Fettsparer« unter uns natürlich nicht satt – und essen deswegen kohlenhydratreicher: Die Portionen von Kartoffeln, Nudeln, Pommes und Brot werden immer größer, zum Stillen des unausweichlichen Appetits zwischendurch werden Süßigkeiten, Kuchen, Kleingebäck und pikante Snacks genascht. Dürfte ja kein Problem sein, denn »Kohlenhydrate machen ja nicht dick …«

Fetter Fehler mit fatalen Folgen

Mittlerweile ist wissenschaftlich gut dokumentiert, dass dies ein schwerwiegender Irrtum ist. Die stärke- und zuckerhaltigen Nahrungsmittel verursachen starke Blutzuckerschwankungen. Denn der Körper schließt Stärke sehr schnell in ihre einzelnen Zuckerbestandteile auf, sodass dieser Zucker schon kurz nach der Mahlzeit ins Blut »schießt«. In Reaktion auf die hohen Blutzuckerwerte wird das blutzuckersenkende Hormon Insulin ausgeschüttet.

Je höher die Insulinausschüttung, desto gravierender die Folgen: Nach einer besonders hohen Insulinausschüttung sinkt der Blutzucker nicht nur wieder auf seinen Normalwert, sondern noch weiter ab. Es kommt zu einer geringgradigen Unterzuckerung, die als Hunger empfunden wird. Dann lässt unter anderem die Konzentrationsfähigkeit nach und ein unwiderstehlicher Appetit tritt auf. Um sich besser zu fühlen, greifen viele automatisch wieder zu Produkten voller Zucker und Stärke … Die nächste Unterzuckerung ist absehbar – ein Teufelskreis.

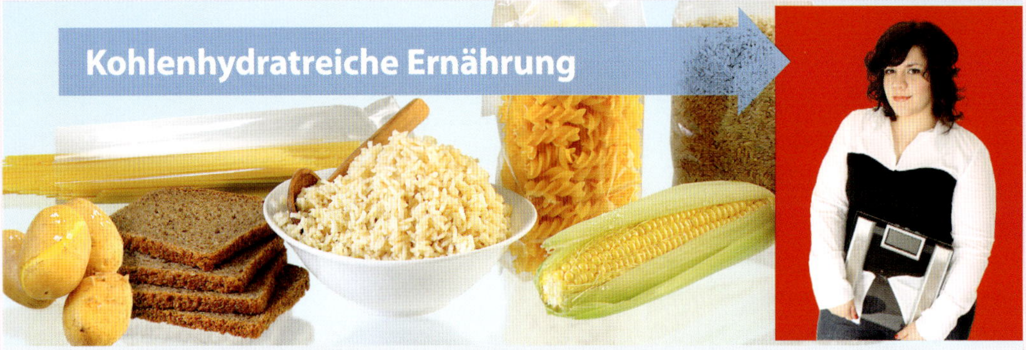

Kohlenhydratreiche Ernährung -> mehr Hunger und Appetit -> (üb-)erhöhte Kalorienaufnahme -> Übergewicht

… mit gravierenden Folgen

Wer sich fettarm und gleichzeitig kohlenhydratreich ernährt, hat mehr Appetit und isst entsprechend mehr. Alles, was über den Bedarf hinaus gegessen wird, erhöht die tägliche Gesamtenergiezufuhr. Aber wohin mit den überschüssigen Kalorien? Der Körper kann seinen Energieverbrauch nicht einfach dem steigenden Energieangebot anpassen, also stopft er die Energieüberschüsse in die Fettdepots – andere Möglichkeiten hat er nicht. Die Folgen sind offensichtlich: Obwohl sich in einigen westlichen Industrieländern eine regelrechte Fettphobie ausgebreitet hat, in deren Folge der Fettverzehr stark abnahm, erhöhte sich parallel dazu die durchschnittliche tägliche Energiezufuhr. Bei US-amerikanischen Frauen stieg sie zum Beispiel im Mittel um 22 Prozent, bei den Männern um acht Prozent! Kein Wunder, dass immer mehr Menschen Übergewicht entwickeln. Doch es dauerte lange, bis die »Kohlenhydratmast« in Verdacht geriet, Übergewicht und infolge davon auch eine Reihe von Zivilisationskrankheiten geradezu zu fördern.

Neuere wissenschaftliche Erkenntnisse bestätigen diese These. Zudem deuten sie darauf hin, dass der Körper bei hoher Zufuhr raffinierter Kohlenhydrate (z. B. aus Zucker, Stärke, Weißmehl) nicht in der Lage ist, die tägliche Energieaufnahme an seinen tatsächlichen Energiebedarf anzupassen. Sprich: Die Hungermacher »raffinierte Kohlenhydrate« sorgen dafür, dass wir immer und immer wieder zu viel essen.

Auf Kohlenhydratsparkurs

Die heutigen Nahrungsmittel sind so reich an raffinierten Kohlenhydraten, dass sich deren Aufnahme kaum umgehen lässt. Es sei denn, Sie essen Getreideprodukte ausschließlich aus Vollkorn, Kartoffeln mit Schale und verzichten auf Fertigprodukte, Snacks und Süßes. Selbst gesunde Menschen müssen, um starke Blutzuckerschwankungen und entsprechende Insulinreaktionen zu vermeiden, die Kohlenhydrataufnahme modifizieren und reduzieren. Keine Frage, dass Menschen mit Insulinresistenz nach dem Verzehr von raffinierten Kohlenhydraten hohe Blutzucker- und Insulinmengen im Blut erwarten können. Umso mehr kommt bei ihnen der Quantität und Qualität der aufgenommenen Kohlenhydrate eine entscheidende Rolle zu. Diese entscheiden mit, ob wir dick oder schlank, gesund oder krankheitsanfällig sind.

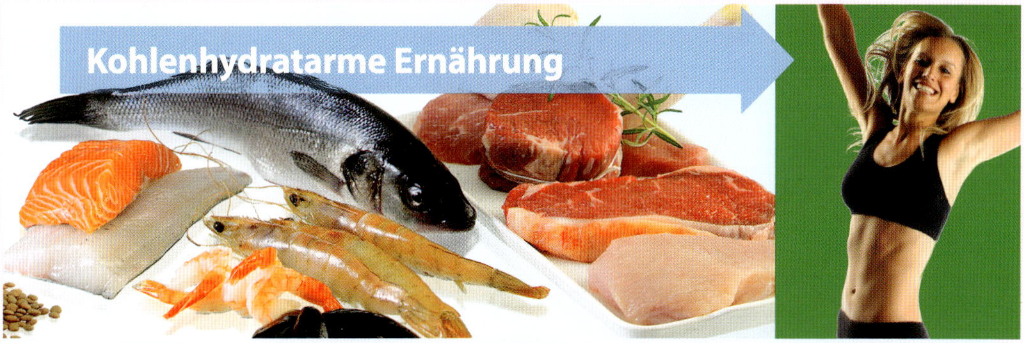

Kohlenhydratreduzierte, eiweiß- und fettbetonte, wasser- und ballaststoffreiche Ernährung -> schnelle und gute Sättigung und länger anhaltende Sattheit -> angepasste Kalorienaufnahme -> Normalgewicht

Mit Fett gegen das Fett

In den letzten Jahren wurde in zahlreichen Studien nachgewiesen, dass fettreduzierte, kohlenhydratbetonte Diäten nur wenig dazu beitragen können, das Körpergewicht zu kontrollieren. Sie können sogar unerwünschte Stoffwechselreaktionen unterstützen: Bei betont kohlenhydratreicher Ernährung wird der Körper angeregt, Fett zu speichern. Denn das blutzuckersenkende Hormon Insulin fördert das Wachstum der Fettdepots: Während Insulin im Blut kreist, um den Blutzucker zu senken, hemmt es die Fettverbrennung in der Muskulatur und fördert die Fetteinlagerung im Fettgewebe. Was aus evolutionärer Sicht sinnvoll war, macht Insulin bei unseren Lebensgewohnheiten zum Masthormon.

Daraus ist leicht abzuleiten, dass die fettreduzierte, kohlenhydratbetonte Kost, wie sie auch hierzulande lange Zeit im Rahmen einer Ernährungsberatung empfohlen wurde und teilweise noch empfohlen wird, sich nicht zur langfristigen Gewichtsreduktion eignet und darüber hinaus gesundheitlich bedenklich ist.

Vor diesem Hintergrund wurden in den letzten Jahren alternative, kohlenhydratmoderate Ernährungsformen immer populärer. Die Erfolgsaussichten von GLYX-Diät, der neuen Atkins-Diät oder der South-Beach-Diet zum Beispiel erwiesen sich als vergleichsweise günstig. Doch jede dieser drei Ernährungsformen weist deutliche Schwächen auf. Auf wissenschaftlich viel besser fundierter Basis setzt sich die LOGI-Methode immer mehr durch.

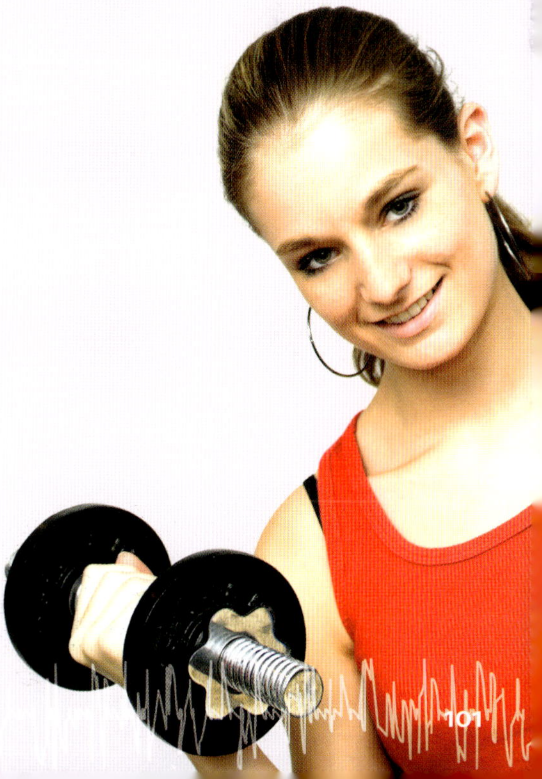

LOGI is(s)t anders

Die LOGI-Methode berücksichtigt die verschiedenen Faktoren, die entscheidende Auswirkungen auf den Blutzuckeranstieg haben und so die Blutzuckerwirkung der Lebensmittel begründen.

Konkret berücksichtigt LOGI, dass

- Eiweiße und Fette in einer kohlenhydrathaltigen Mahlzeit die Magenentleerung verzögern. Dadurch steigt der Blutzucker langsamer an.
- ein kohlenhydratreiches Lebensmittel einen umso größeren Einfluss auf den Blutzucker hat, je stärker es verarbeitet – die Industrie spricht gerne von »veredelt« – ist. Beispielsweise lässt Kartoffelpüree aus Püreeflocken den Blutzucker stärker ansteigen als Pellkartoffeln.
- auch die Garzeit die Blutzuckerwirkung kohlenhydrathaltiger Lebensmittel verändert. So lassen zum Beispiel bissfest gegarte Nudeln Blutzucker- und Insulinwerte geringer steigen als weich gekochte Nudeln. Denn »al dente« ist die Getreidestärke noch nicht so stark aufgeschlossen: Der Abbau in ihre einzelnen Zuckerbestandteile dauert etwas länger, der Zucker sickert nach und nach ins Blut.
- Ballaststoffe die Freisetzung von Kohlenhydraten verzögern und so dazu beitragen, dass der Blutzucker langsamer ansteigt. Weil z. B. Vollkornbrot mehr Ballaststoffe enthält als Weißbrot, hat es eine günstigere Blutzuckerwirkung. Und Hülsenfrüchte sind so ballaststoff- und eiweißreich, dass ihre Kohlenhydrate sogar doppelt ausgebremst werden und den Blutzucker kaum anheben.
- dass darüber hinaus auch Zuckergehalt, Stärkegehalt, Quellzustand der Stärke sowie der Säuregehalt eines Lebensmittels beziehungsweise einer Speise über ihre Blutzuckerwirkung entscheiden.

Alle diese Faktoren beeinflussen die Blutzucker- und Insulinwirkung. Diese Wirkungen der Nahrung hat man auch standardisiert und als sogenannte »glykämische Last« dargestellt.

Die glykämische Last

Als die Bedeutung einer kohlenhydratbewussten Ernährung zur Unterstützung der Gewichtsreduktion langsam ins Bewusstsein der Öffentlichkeit drang, wurde zunächst noch empfohlen, sich am glykämischen Index (GI) der Lebensmittel zu orientieren. Doch dessen Aussagekraft erwies sich in der Ernährungspraxis als nicht ausreichend. Es zeigte sich, dass sich die Blutzuckerwirkung nur dann realistisch einschätzen lässt, wenn neben der standardisierten Blutzuckerwirkung eines Lebensmittels (ausgedrückt als GI) auch die tatsächlich verzehrte Kohlenhydratmenge berücksichtigt wird. So entwickelte sich aus dem glykämischen Index die glykämische Last (GL). Diese errechnet sich aus dem glykämischen Index sowie dem Kohlenhydratanteil der tatsächlich verzehrten Portion der kohlenhydrathaltigen Nahrungsmittel einer Mahlzeit. Somit erlaubt sie sehr viel genauere Aussagen zur Blutzucker- und Insulinwirkung kohlenhydratreicher Lebensmittel!

	Glykämischer Index
×	Gramm Kohlenhydrate im Lebensmittel
÷	100
=	glykämische Last

Besser schlafen dank LOGI

Denkbar ist durchaus, dass Sie besser schlafen, wenn Sie die LOGI-Methode erst einmal in Ihren Alltag einbeziehen. Das kann ich Ihnen jedoch nicht versprechen. Ziemlich sicher werden Sie sich schon bald körperlich und gesundheitlich besser fühlen.

Wie bekannt, bringt Schlafmangel bzw. eine schlechte Schlafqualität die Hunger- und Appetitregulation aus dem Gleichgewicht. Wenn Sie im Sinne der LOGI-Methode essen, liefern Ihre Mahlzeiten viele Sattmacher und enthalten nur wenige Hungermacher. Diese Kombination vereitelt, dass Sie tagsüber ständig von Heißhungerattacken oder (Süß-)Gelüsten heimgesucht werden. Dank der Ernährungsumstellung essen Sie zwischendurch weniger und nehmen insgesamt nicht mehr Energie auf, als Sie benötigen. Dadurch halten Sie auch leichter ihr Gewicht konstant.

Darüber hinaus beugt die stoffwechselangepasste, man könnte sogar sagen »artgerechte« Ernährung der Entstehung genau jenen Stoffwechselentgleisungen vor, die infolge anhaltender Schlafstörungen zu erwarten sind. Vielleicht sind Sie noch nicht akut betroffen, denn Insulinresistenz & Co. entwickeln sich lange Zeit unbemerkt. Vielleicht wurden bereits Symptome eines entgleisten Stoffwechsels diagnostiziert. In beiden Fällen bringt LOGI Sie wieder auf Kurs, reguliert insbesondere den Fett- und den Zuckerstoffwechsel und senkt erhöhten Blutdruck. Es grenzt deswegen keineswegs an ein Wunder, wenn eine Blutuntersuchung einige Wochen nach der Ernährungsumstellung zeigt, dass sich Ihre Laborwerte wieder im grünen Bereich bewegen.

So unterstützt LOGI Ihre Gesundheit

Die Mahlzeiten nach der LOGI-Methode heben den Blutzuckerspiegel und die Insulinausschüttung nur in geringem Maße an. Daraus resultieren mehrere gesundheitliche Vorteile:

- LOGI mindert oder beseitigt die Symptome einer Insulinresistenz.
- LOGI verhindert hohe Blutzuckerspitzen nach den Mahlzeiten.
- LOGI beeinflusst die Blutfette günstig.
- LOGI hält den Blutdruck niedrig.
- LOGI senkt die Neigung zur Bildung von Fetteinlagerungen und reduziert langfristig die Körperfettdepots.
- LOGI beugt über diese Effekte Folgeerkrankungen wie Typ-2-Diabetes-mellitus, Herz-Kreislauf-Erkrankungen und gewissen Krebsarten vor.
- LOGI steigert Genuss und Lebensqualität.

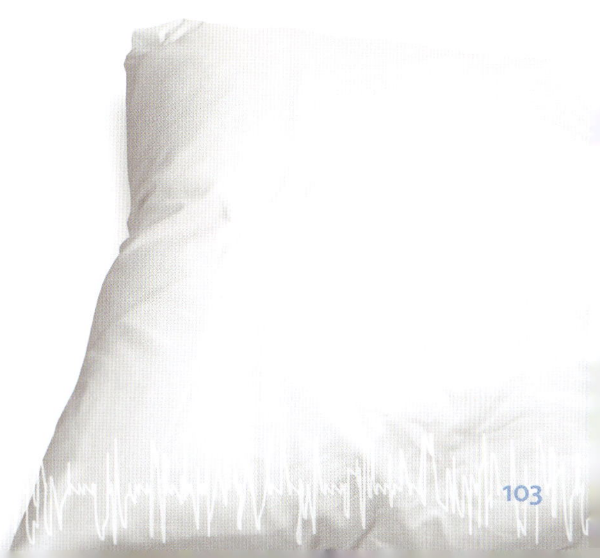

Low-Carb ist nicht gleich Low-Carb

Kohlenhydratreduzierte Kostformen wie die LOGI-Methode werden neudeutsch »Low-Carb« genannt. Noch immer stellen viele Menschen die LOGI-Methode deswegen auf eine Stufe mit der Atkins-Diät, der weltweit populärsten Low-Carb-Ernährung. Diese beiden Ernährungsformen unterscheiden sich jedoch in vielen grundsätzlichen Faktoren.

LOGI entspricht einer moderaten, sanften und gesundheitsfreundlichen Low-Carb-Ernährung. Sie ist primär als Stoffwechselernährung konzipiert, die auch ohne Gewichtsreduktion die Gesundheit verbessert und Krankheitsrisiken minimiert. Die Atkins-Diät hingegen versteht sich primär als Abspeckdiät.

Da bei LOGI weder Kalorien noch Kohlenhydrate gezählt werden, ist es schwierig, diese Menge in Gramm anzugeben. Orientieren Sie sich an der LOGI-Pyramide und Ihrem Bauchgefühl, dann werden Sie die für Sie passende Menge schon finden. Statt weniger zu essen, achten Sie bei der Auswahl Ihrer Kohlenhydratquellen – und selbstverständlich auch bei allen anderen Lebensmitteln – lieber auf eine hohe Qualität.

Bei der Atkins-Diät sind vor allem die ersten beiden Phasen zur Maximierung der Gewichtsreduktion bekannt. Um dieses Ziel zu erreichen, wird die Kohlenhydrataufnahme stark eingeschränkt und so eine Ketose erreicht. Das ist ein Stoffwechselweg, bei dem der Körper unter Kohlenhydratverknappung lernt, die Energie für das Gehirn und die Nerven auch aus Fett zu beziehen. Die dabei auftretenden Ketosäuren sind physiologisch und begleiten die Menschheit seit Jahrtausenden. Immer, wenn man wenig isst (und damit wenige Kohlenhydrate aufnimmt – wie beim Heilfasten), stellt sich der Stoffwechsel auf die Ketose um. Damit können wir eine Hungersnot effektiver überstehen.

Kaum bekannt ist, dass die Atkins-Diät nicht nur aus den streng kohlenhydratarmen Phasen 1 und 2 besteht. Phase 3 beinhaltet Ernährungsempfehlungen zur Gewichtsstabilisierung und in Phase 4 werden Empfehlungen zur Langzeiternährung ausgesprochen. Tatsächlich unterscheiden sich diese beiden Phasen zur längerfristigen Ernährung kaum vom LOGI-Konzept.

LOGI

Basis sind Gemüse, Obst und gesunde Öle.	☺
Reich an Ballaststoffen, Vitaminen, Mineralstoffen und sekundären Pflanzenstoffen.	☺
Empfiehlt Öle mit hochwertigen Fettsäuren.	☺
Empfiehlt eiweißreiche Nahrungsmittel pflanzlicher und tierischer Herkunft.	☺
Empfiehlt keinen oder nur wenig Süßstoff.	😐
Liefert 20 bis 40 Energieprozent Kohlenhydrate.	☺
Ist gesundheitlich unbedenklich.	☺
Empfohlen wird eine hohe Lebensmittelqualität, zusätzliche Nahrungsergänzungsmittel sind nicht nötig.	☺

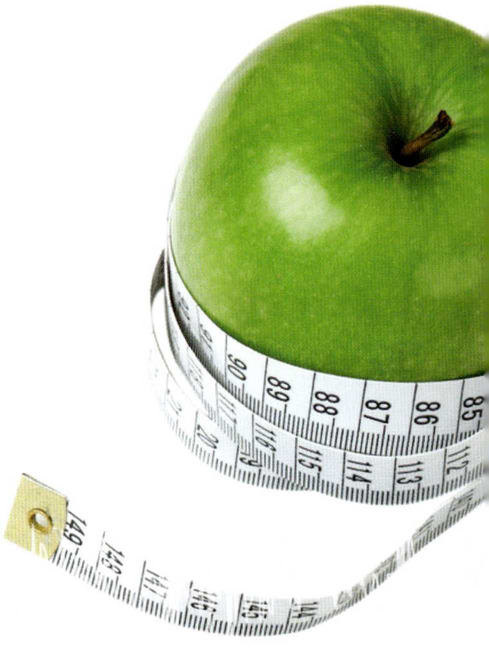

So einfach funktioniert LOGI!

1 Wer nach dem LOGI-Prinzip lebt, kann sich bei den Mahlzeiten satt essen. Sattmachern sei Dank! Die Sättigung ist dabei angenehm, ohne dieses berüchtigte Völlegefühl. Und das trotz vergleichsweise niedriger Energieaufnahme. Das beugt auch dem Auftreten von Heißhunger oder Appetitattacken vor.

Damit unterscheidet sich LOGI gravierend von der alltagsüblichen, kohlenhydratbetonten Ernährung. Diese lässt immer wieder Gelüste aufkommen, »nur einen kleinen Happen« zu essen. Auslöser dieser Gelüste sind die starken Schwankungen des Blutzuckerspiegels nach kohlenhydratreichen Speisen. Bei LOGI kommt es erst gar nicht zu einem solchen Auf und Ab.

2 Kochen, essen und leben nach der LOGI-Methode ist simpel. Kein Zählen von Kalorien, Fettpunkten oder Zuckerteufeln, kein Abwiegen, Abmessen oder Essen nach der Uhr. Statt sich über solche Details Gedanken zu machen, genügt bei LOGI ein Blick auf die LOGI-Pyramide. Schon haben Sie den Überblick, bei welchen Lebensmitteln sie ungehemmt zugreifen können und welche Nahrungsmittel Sie besser in kleineren Portionen dazu essen. Nach kurzer Zeit werden Sie verinnerlicht haben, welche Lebensmittel Ihnen gut tun und beim Einkauf automatisch die Fitmacher in den Korb legen.

3 Die LOGI-Methode fördert Genuss und Lebensqualität. Erfahrungsgemäß fällt es den meisten Menschen leicht, ihre Essgewohnheiten dauerhaft danach auszurichten. Das liegt in erster Linie daran, dass Sie auf Basis der traditionellen Grundnahrungsmittel kochen und essen können, was Ihnen schmeckt. Neu ist im Wesentlichen nur, dass Sie Eiweiß und Fett guten Gewissens wieder mehr Platz auf dem Teller einräumen dürfen. Dazu gibt es Gemüse und Salate satt, während kohlenhydrathaltige Sättigungsbeilagen auch wirklich nur in Beilagenmengen portioniert werden. Hier ist weniger mehr!

4 Essen nach der LOGI-Methode optimiert die Nährstoffversorgung, auf kostspielige Zusatzprodukte oder Nährstoffsupplemente können Sie definitiv verzichten. Denn Vitamine, Mineralstoffe, sekundäre Pflanzenstoffe (SPS) & Co. gibt es reichlich. Diese kurbeln unter anderem den Stoffwechsel und die Fettverbrennung an. Das ist eine Grundvoraussetzung dafür, im Alltag putzmunter, widerstandsfähig und vital zu sein. Zudem erleichtert es, schlank zu werden und zu bleiben. Und nach einem erfüllten Tag schläft man auch besser!

5 Wer nach dem LOGI-Prinzip isst und lebt, kann das gesundheitliche Risiko einer Insulinresistenz und ihrer Folgeerkrankungen mindern. Und zwar auch dann, wenn eine Gewichtsreduktion nicht oder nicht dauerhaft erzielt werden kann.[b] Das unterscheidet LOGI von allen anderen Ernährungsempfehlungen, auch solchen, die seit Jahrzehnten etabliert sind. Doch es findet ein Umdenken unter Ernährungsexperten statt. Bestes Beispiel dafür ist, dass die kürzlich erschienenen Ernährungsrichtlinien des »Joslin Diabetes Center« der Harvard-Universität, der weltweit einflussreichsten Diabetes-Forschungsinstitution, nunmehr mit denen der LOGI-Methode inhaltlich weitgehend übereinstimmen.

b Worm N. Glücklich und schlank. Mit viel Eiweiß und dem richtigen Fett, systemed-Verlag, Lünen 2003.

LOGI kulinarisch

Allein weil weniger Kartoffeln, Reis, Nudeln, Klöße & Co. auf den Teller kommen, wird die LOGI-Küche oft schwärmerisch mit der althergebrachten und ursprünglichen mediterranen Ernährung verglichen: Fisch und fettarmes Fleisch werden mit guten Ölen, frischem Gemüse, Salaten, Kräutern und Obst zu hoch aromatischen Gerichten kombiniert.

Dieses Essen schmeckt und vereint darüber hinaus alle Vorteile einer wohltuenden, sättigenden, gesunden und auch noch figurfreundlichen Ernährung:

- Niedrige Energiedichte. – Sie können essen, bis Sie gesättigt sind, ohne damit zu viel Energie (Kalorien) aufzunehmen.
- LOGI-Mahlzeiten enthalten reichlich Sattmacher! – So laufen Sie kaum Gefahr, von Heißhunger oder Frustessen heimgesucht zu werden.
- Gute und lang anhaltende Sattheit nach den Mahlzeiten. – Hunger zwischen den Mahlzeiten wird zur Ausnahme.
- Reich an Vitaminen, Mineralstoffen, Spurenelementen, sekundären Pflanzenstoffen sowie Ballaststoffen. – Die LOGI-Ernährung ist so reich an allen essenziellen Nährstoffen, dass der Körper auch nie den kleinsten Mangel verspürt!
- Geringe Schwankungen des Blutzuckers nach den Mahlzeiten. – Blutzucker- und Insulinwerte steigen auch nach dem Essen nur innerhalb akzeptabler Grenzen und bewegen sich in der Regel stabil im Idealbereich.
- Die kohlenhydratbewusste Ernährung bewirkt einen niedrigen Insulinbedarf und reduziert so das Risiko, an Typ-2-Diabetes zu erkranken.
- LOGI erleichtert eine unkomplizierte Gewichtskontrolle. – Die eiweiß- und fettreicheren Mahlzeiten provozieren den Körper, ungeliebte Fettpölsterchen abzubauen. Muskeln und anderes Körpereiweiß werden so vor Verlusten bewahrt!

LOGI praktisch

Alles schön und gut, aber eigentlich wollten Sie in erster Linie besser schlafen und waren nicht darauf vorbereitet, Ihre Ernährung radikal ändern zu müssen? Das ist auch gar nicht nötig, diese Sorge ist somit unbegründet: In der LOGI-Küche werden die klassischen Grundnahrungsmittel verwendet.

Anders als in den letzten Jahren vielleicht »gelernt«, dürfen Sie sogar wieder guten Gewissens Fleisch und Geflügel, Eier und Käse bzw. generell mehr Eiweiß verzehren und müssen beim Kochen auch nicht aufs Fett verzichten.

Dabei lohnt es sich nicht nur wegen der Tiergesundheit, sondern auch wegen der weit besseren ernährungsphyisologischen Qualität, Produkte aus artgerechter Tierhaltung zu bevorzugen.

Was sich wirklich ändert sind die Mengenrelationen der einzelnen Speisenkomponenten auf Ihrem Teller: So fallen die Portionen der kohlenhydratreichen Sättigungsbeilagen zukünftig vergleichsweise klein aus. Servieren Sie zu dem saftigen Stück Fleisch, zu einer großen Portion Fisch oder anderen eiweißreichen Köstlichkeiten stattdessen wieder mehr Gemüse und Salat, von denen Sie nachnehmen dürfen, bis Sie gesättigt sind. Da Sie bei der Zubereitung nicht mit Öl sparen müssen, gewinnen Ihre Gerichte an Geschmack und sättigen besser als kohlenhydratbetonte Mahlzeiten. Erfahrungsgemäß kommen diese feinen, wohlschmeckenden Neuerungen den meisten Menschen sehr entgegen. Und es ist definitiv überflüssig, sich an völlig neuen Rezepten zu orientieren, beim Essen starre Pläne zu befolgen oder gar jede Zutat abzumessen oder zu wiegen. Sie brauchen auch kein Ernährungstagebuch führen. Überzeugt? Legen Sie einfach los und schlemmen Sie eine Weile nach den LOGI-Empfehlungen. Vielleicht tut sie auch Ihnen so gut, dass Sie schon bald gar nicht mehr anders essen wollen.

Und auch das ist wichtig!

Selbst wenn Sie sich einmal nicht an die LOGI-Basics halten und vermeintlich »sündigen«, ist das kein Grund zu verzweifeln oder mit der neuen Ernährung zu brechen! Die LOGI-Methode kommt ohne Verbote aus. Ohne Vorschriften.

Wenn Sie eine unbändige Lust auf etwas überkommt, das in Ihren Augen schrecklich ungesund ist, gönnen Sie sich dennoch eine kleine Portion davon. Und genießen Sie diese mit allen Sinnen – im Bewusstsein, dass sie sich eine Ausnahme gönnen. Nach einer Weile werden Sie vermutlich ohnehin feststellen, dass Zuckersüßes, Backwaren aus Weißmehl oder Fast Food Sie kaum noch verführen können. Nach wenigen Wochen haben sich ihr Stoffwechsel und Ihre Geschmacksnerven bereits so weit umgestellt, dass Sie derartige Junkfood als zu süß, zu künstlich, zu fad oder schlicht unbefriedigend empfinden werden. Mögliche Befürchtungen, auch diese Ernährungsform nicht durchzuhalten, werden sich mit der Zeit von allein wieder verlieren.

Low-Fat war gestern

Zeitgemäßer ist LOGI. Der Name LOGI – die Abkürzung für von »Low Glycemic and Insulinemic Diet« – ist Programm, denn in der täglichen LOGI-Ernährung werden Lebensmittel mit niedriger Blutzucker- und Insulinwirkung bevorzugt. Das können Sie ganz leicht in die Praxis umzusetzen, indem Sie diese drei Kerngedanken beherzigen:

1 Reduzieren Sie die Aufnahme von Kohlenhydraten auf ein moderates Maß und achten Sie auf die Kohlenhydratqualität der Lebensmittel. Das Ziel ist bereits erreicht, wenn mengenmäßig stärkearme Gemüse, Salate und Früchte die Basis Ihrer Mahlzeiten bilden.

2 Servieren Sie dazu eine gute Portion Eiweiß. Wählen Sie dabei immer wieder neu aus dem großen Angebot eiweißreicher Lebensmittel – je vielfältiger, desto besser. Neben Fleisch, Fisch, Eiern und Milchprodukten sind zum Beispiel auch Hülsenfrüchte, Tofu- und schonend hergestellte Sojaprodukte oder Nüsse hochwertige Proteinspender. Deswegen ist die LOGI-Methode auch für Vegetarier gut umzusetzen.

3 Verwenden Sie bei der Zubereitung hochwertige Öle und Fette. Und zwar nicht nur tröpfchenweise, seien Sie ruhig etwas großzügiger. Fett ist ein ausgezeichneter Geschmacksträger. Und sofern, wie in der LOGI-Küche, auf opulenten Verzehr einfacher Kohlenhydrate verzichtet wird, macht selbst ein vergleichsweise hoher Fettkonsum garantiert weder dick noch krank! Längst ist wissenschaftlich gut belegt, dass Öle und Fette in einer guten und gesunden, hochwertigen Ernährung keinesfalls fehlen dürfen. Die Qualität stimmt, wenn Sie bewusst Öle mit ungesättigten Fettsäuren wählen und die Lebensmittelauswahl zu einem günstigen Verhältnis von Omega-6- zu Omega-3-Fettsäuren beiträgt.

So gelingt das LOGI-Leben

»Je einfacher, desto besser« ist eine Grundregel für Erfolgskonzepte. Und dieser folgt die LOGI-Methode ganz eindeutig. Mithilfe der LOGI-Pyramide und anhand der entsprechenden Empfehlungen zu Zufuhrmengen und -häufigkeiten fällt es leicht, täglich aus dem schier unerschöpflichen Nahrungsmittelangebot die Lebensmittel auszuwählen, die Ihnen schmecken und gut tun. Die LOGI-Pyramide fußt auf belegten ernährungsphysiologischen Effekten, entsprechend wurden ihre positiven Stoffwechselwirkungen bereits in zahlreichen Studien dokumentiert.

Irritiert?

Bestimmt kennen Sie die Ernährungspyramide der Deutschen Gesellschaft für Ernährung (DGE). Im Vergleich zu dieser, werden in der LOGI-Pyramide einige Empfehlungen geradezu auf den Kopf gestellt. Durchaus berechtigt. Denn die DGE gibt prinzipiell nur Ernährungsempfehlungen zur Primärprävention. Also Empfehlungen, wie gesunde Menschen vermutlich gesund bleiben können. Die LOGI-Methode ist hingegen ein therapeutisches Konzept und gibt Empfehlungen, für die die DGE nicht zuständig ist: Die Ernährungstherapie für Menschen mit Insulinresistenz und Folgeerkrankungen.

Die im Jahr 2005 veröffentlichte DGE-Pyramide basiert im Wesentlichen noch auf den Ernährungsempfehlungen für eine kohlenhydratdominierte Vollwertkost von 1956. Zwar entwickelt die DGE ihre Ermpfehlungen seither stetig weiter, aber in sehr engen Grenzen: Noch immer hält sie an den Kernaussagen fest, tierische Nahrungsmittel wie Fleisch, Geflügel, Fisch und Eier nur ab und zu auf den Tisch zu bringen und sich an kohlenhydratreichen Getreideprodukten, Kartoffeln, Reis etc. satt zu essen.

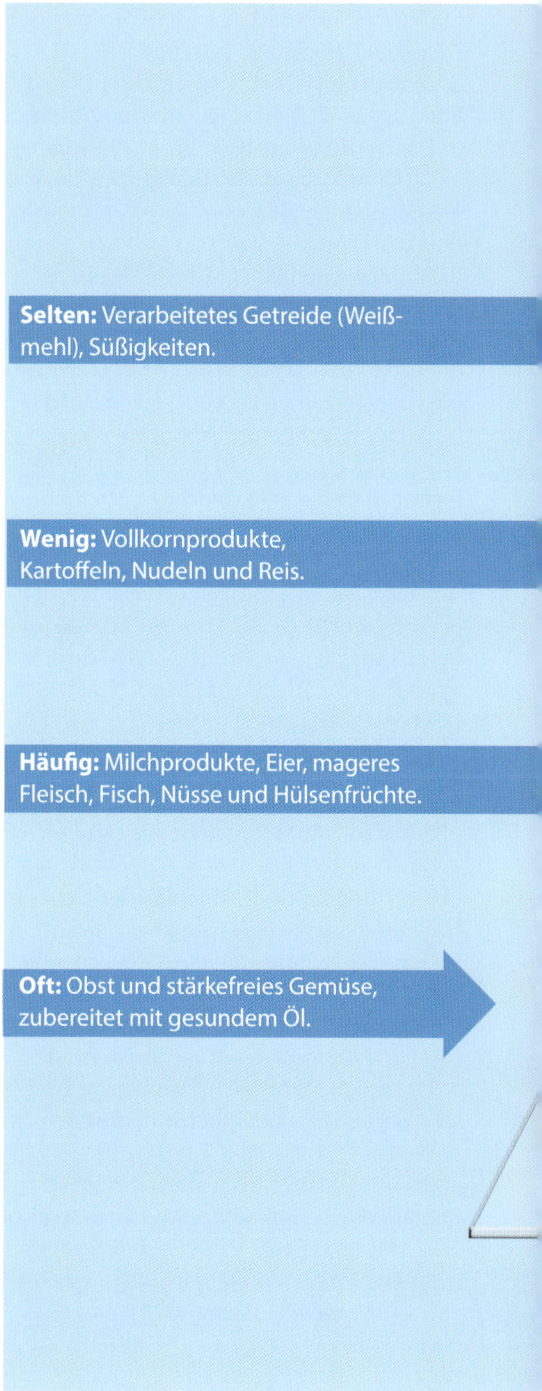

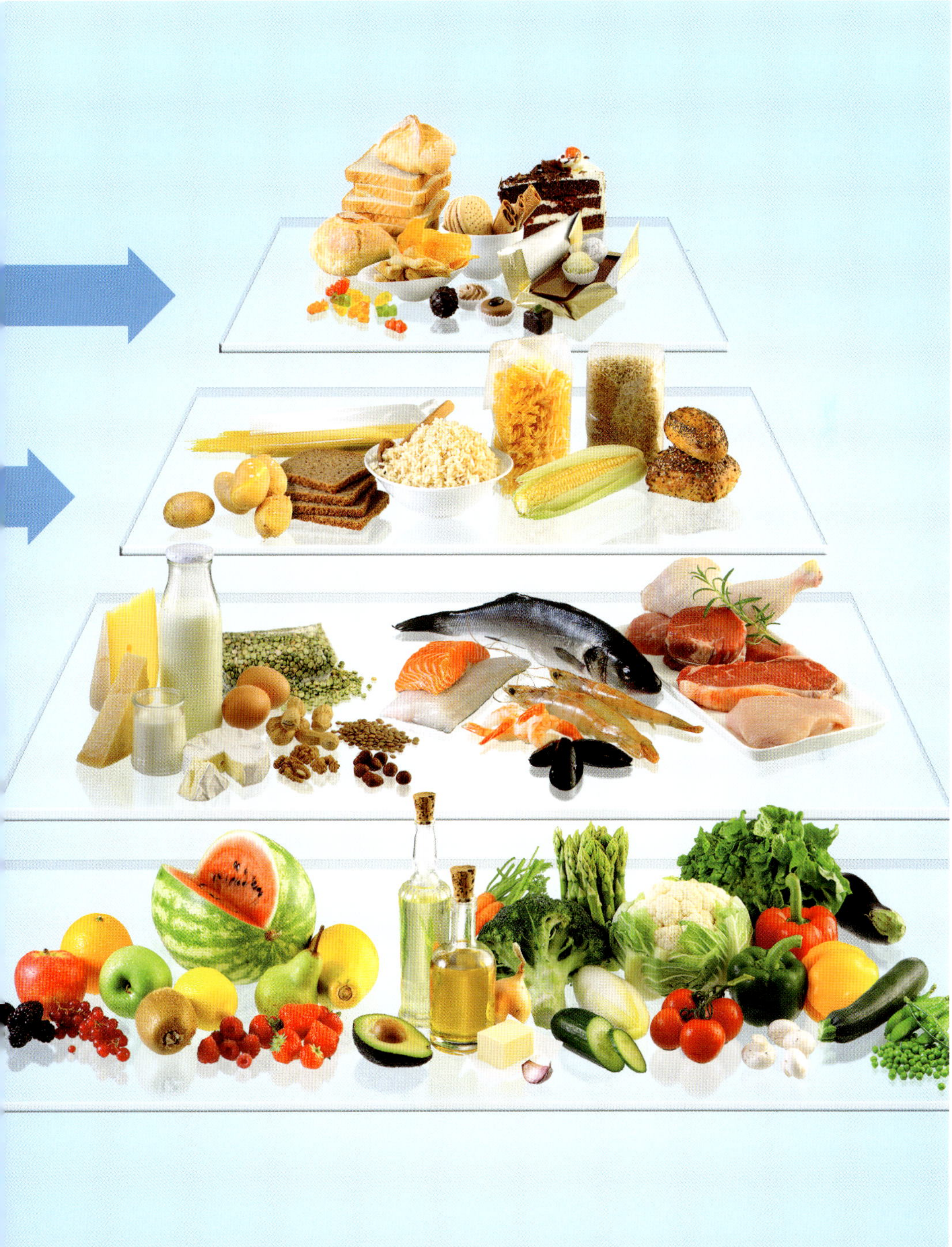

Diese Empfehlungen berücksichtigend essen Millionen Menschen große Mengen Müsli, Baguette, Weiß- und Mischbrot, Pizza, Nudeln und fettarme Süßigkeiten. Also raffinierte Kohlenhydrate und Stärke bis zum Abwinken, schließlich bilden diese die Basis der DGE-Pyramide.

Gesundheitliche Vorteile einer solchen Ernährung konnten nicht nachgewiesen werden. Von Präventionseffekt keine Spur. Das ist das Ergebnis wissenschaftlicher Untersuchungen! Im Gegenteil! Viele wissenschaftliche Studien und Untersuchungen weisen darauf hin, dass ausgerechnet diese Kohlenhydratvöllerei manche der typischen Zivilisationsleiden fördern könnten.

Getränke – Wasser & Co.

In der LOGI-Pyramide zwar nicht abgebildet, aber lebensnotwendig, sind die Getränke. Rund eineinhalb bis zwei Liter Flüssigkeit sollten Sie täglich trinken, am besten in Form von Mineralwasser und Kräuter- oder Früchtetee.

Wer viel wasserreiche Nahrung (Gemüse, Salate, Obst, Fisch, Milch, Joghurt etc.) isst, kommt mit einer geringeren Flüssigkeitsmenge aus. Wer sich sportlich betätigt oder anstrengende körperliche Arbeiten verrichtet, muss den Flüssigkeitskonsum wegen des Schweißverlustes entsprechend anheben.

Vorsicht ist bei **Obstsäften** angezeigt. Natürlich können Sie sich hin und wieder einen Smoothie, ein Glas Frucht- oder Gemüsesaft gönnen. Doch trinken Sie Saft nicht, um Ihren Flüssigkeitsbedarf zu stillen! Dafür liefert er zu viel Zucker, was durstig macht, sowie viele leere Kalorien. Denn schon ein großes Glas Saft enthält mehr Früchte in konzentrierter Form, als Sie in natürlicher Form auf einmal verzehren würden. Doch Nährstoff-, Ballaststoff- und Wassergehalt sind im Vergleich zu frischem Obst gering. Greifen Sie lieber gleich zum Original.

Während intensiven sportlichen Trainings von mehr als einer Stunde benötigen Sie neben der Flüssigkeit auch eine gewisse Kohlenhydratmenge. Dann sind verdünnte Obstsäfte wie Apfelsaftschorle (1 Teil Saft gemischt mit 3 oder 4 Teilen Wasser) prima geeignet!

Limonaden sind so gar nicht im Sinne von LOGI und als Durstlöscher gänzlich ungeeignet. Betrachten Sie Limonaden und andere gezuckerte Getränke wie eine Süßigkeit, die Sie sich nur hin und wieder leisten können. Denn genau das sind sie: Zuckerbomben, frei von lebenswichtigen Nährstoffen oder gesunden Begleitstoffen und ohne jede Sättigungswirkung.

Trinkmilch fällt ebenfalls nicht in die Rubrik Durstlöscher. Es handelt sich per Definition um ein Lebensmittel – und so sollte sie auch verwendet werden.

Mit **alkoholischen Getränken** sollten Sie Ihren täglichen Flüssigkeitsbedarf natürlich auch nicht decken. Alkohol ist ein Genussmittel und sollte in entsprechend moderaten Mengen getrunken werden. Das hat sogar einen wesentlichen Vorteil: Eine Menge von bis zu 30 Gramm Alkohol mindert die Insulinresistenz. Wenn Sie Alkohol mögen, können Sie sich täglich zum Essen ein Gläschen trockenen Wein oder ein herbes Bier gönnen. So hat die Gaumenfreude sogar gesundheitliche Benefits, während Alkoholmissbrauch sich bekanntlich sehr negativ auswirkt!

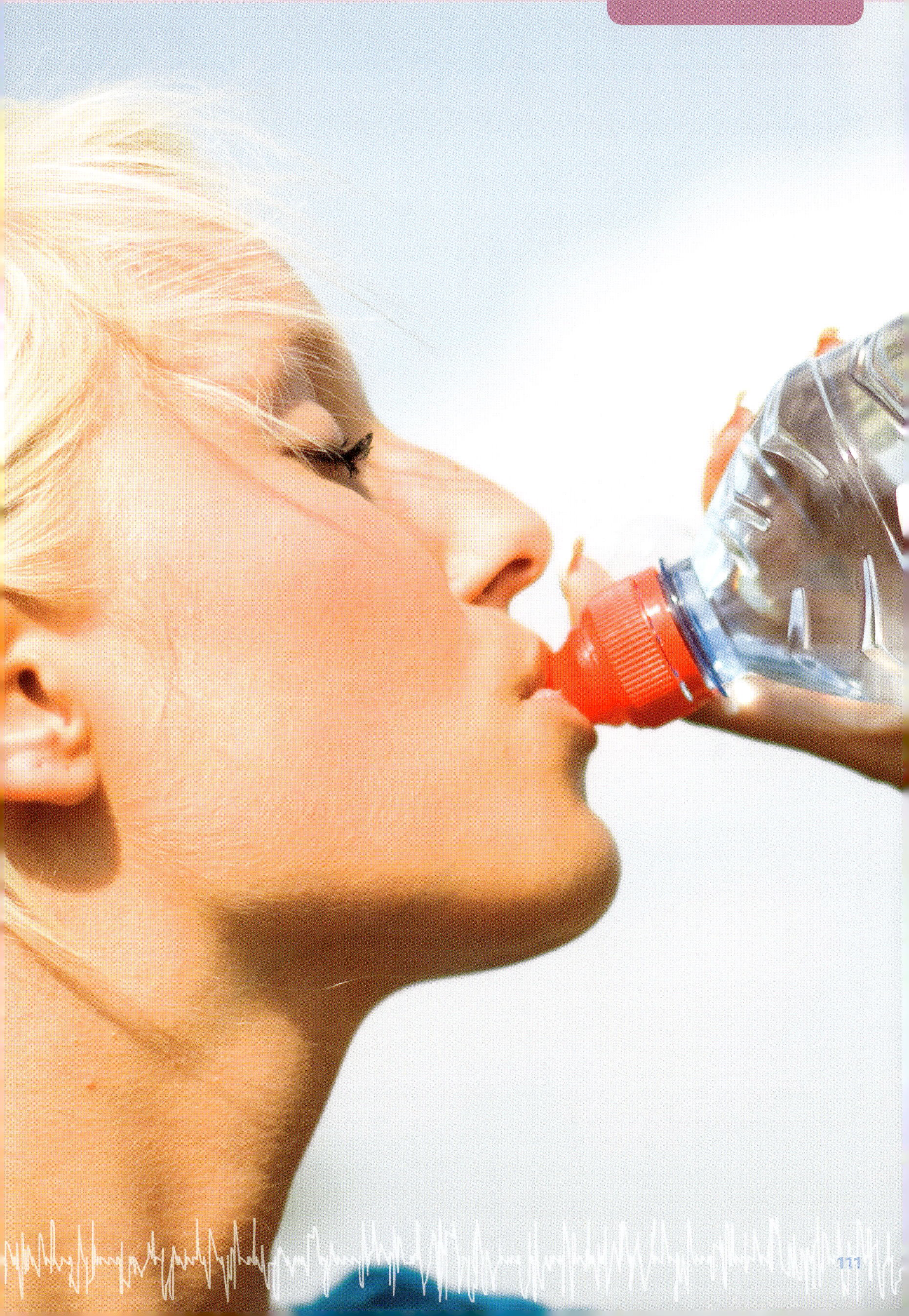

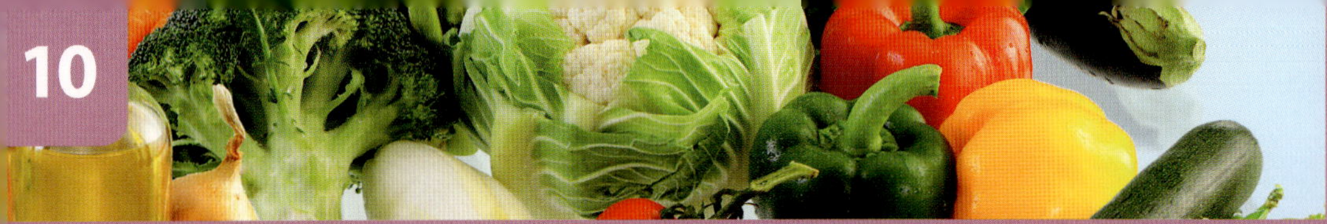

10

Die LOGI-Pyramide. Stufe 1 – Gemüse und Obst.

Stufe für Stufe verlieren die Lebensmittelgruppen in der Pyramide an Wert. Die Lebensmittel auf der untersten Stufe bilden die hochwertige Sättigungs- und Nährstoffbasis der LOGI-Ernährung. Hier drängen sich Gemüse, Salate und Früchte in bunter Vielfalt. So darf es auch auf Ihrem Teller sein – bunt und viel! Daneben steht hier mit voller Berechtigung das Öl.

Gemüse und Salate – daran können Sie sich satt essen!

Für Volumen sorgen bei LOGI vor allem Gemüse, Salate und frische Kräuter. Diese sind von Natur aus kohlenhydratfrei bzw. kohlenhydratarm. Statt leerer Energie enthalten sie Wasser, oft auch Ballaststoffe und in kunterbunter Vielzahl lebenswichtige Vitamine und Mineralstoffe. Zudem sind sie hoch aromatisch und lassen viele Menschen die Freude am Essen wieder neu entdecken. Das hastige Hineinschlingen der Mahlzeiten findet damit oft ein Ende.

Wenn Sie bisher nicht viel mit Gemüse experimentiert haben, lassen Sie sich vor der Zubereitung neuer Gerichte inspirieren und starten Sie dann einen Streifzug quer durch den Gemüsegarten bzw. über den Wochenmarkt.

Anregungen finden Sie z. B. in den beiden großen LOGI-Kochbüchern sowie in »Vegetarisch kochen mit der LOGI-Methode«.

Sattmacher Nr. 1: Je mehr, desto besser.

Das Volumen einer Mahlzeit ist für das Sättigungsgefühl entscheidend. Denn dieses wird erst ausgelöst, wenn der Magen zu einem gewissen Anteil ausgefüllt wird. Bei gutem »Füllstand« leitet dieser dann ein Sättigungssignal ans Gehirn. Vielen Menschen genügt hierzu eine Nahrungsmenge von 400 bis 500 Gramm. Am besten in Form stärkearmer Salat- und Gemüsesorten sowie zuckerarmer Beeren und Früchte. Diese garantieren bei niedriger Energiedichte einen hohen Wasser- und einen hohen Ballaststoffanteil. Ballaststoffe quellen im Magen auf und erhöhen das Magenvolumen zusätzlich, da sie dadurch auch noch Wasser binden. Folgender Vergleich verdeutlicht, wie unterschiedlich kleine Gerichte mit ähnlichem Energiegehalt allein aufgrund ihres Volumens sättigen: Ein Brötchen mit 20 g Butter, 60 g Käse und 2 Scheiben Tomate liefert etwa die gleiche Energie wie ein Salat Nicoise aus 100 g Kopfsalat, 80 g Tomaten, 100 g Bohnen, Zwiebel, 40 g Oliven, 2 Artischockenherzen,1 großes Ei, Essig und 1 ½ EL Öl. Doch der Salat sättigt besser – eine »Schüssel voll« Lebensmittel zieht der Magen einer »Handvoll Brötchen« vor. Trotz seines deutlich größeren Volumens, ist der Salat vergleichsweise energiearm: Während das Käsebrötchen 325 Kilokalorien pro 100 Gramm enthält, liefert der Salat nur 82 Kilokalorien pro 100 Gramm.

Wer also seine Gerichte nach persönlichen Vorlieben so zubereitet, dass sie bei geringer Energiedichte ein großes Nahrungsvolumen aufweisen, wird in satter Zufriedenheit die Mahlzeiten beenden.

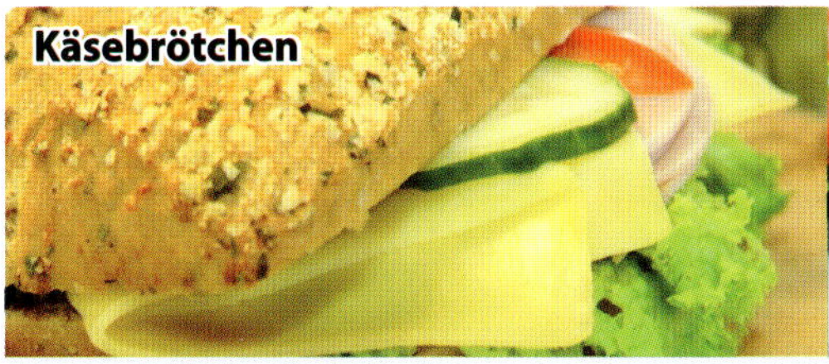

Energiegehalt: 390 kcal, Volumen: 120 g,
Energiedichte: 325 kcal pro 100 g

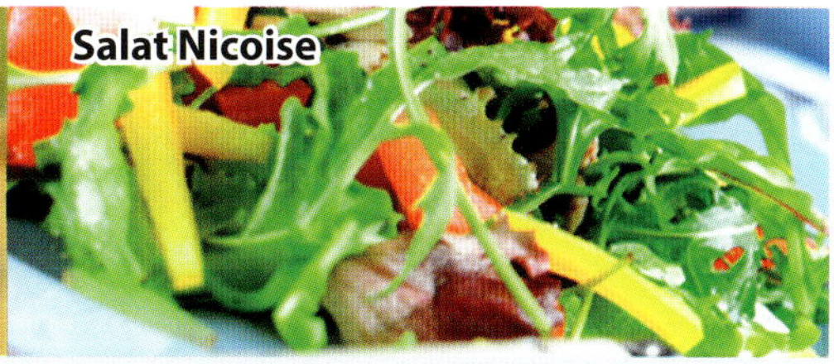

Energiegehalt: 405 kcal, Nahrungsvolumen: 495 g,
Energiedichte: 82 kcal pro 100 g

Wie viel?

Drei Portionen Salat bzw. Gemüse am Tag sind ideal. Eine Portion entspricht dabei (im ungegarten Zustand) – mindestens – einer Hand voll. Bezugsgröße ist die Hand des Essers, nicht die Hand der Person, die kocht! Nach oben hin gibt es keine Mengenbegrenzungen: An rohem wie auch an gegartem Gemüse können Sie sich nach Herzenslust sättigen. Nachnehmen ist sogar erwünscht! Im Idealfall kommen Sie täglich in den Genuss einer Portion Rohkost plus einer Portion Gemüse plus einer Portion Salat. So kann Ihr Körper die verschiedenen Vitamine am besten aufnehmen. Als Rohkost und zum Knabbern bieten sich insbesondere Salat, Tomaten, Gurken, Karotten, Paprika, Kohlrabi & Co. an.

Auch frischen Früchten räumt LOGI einen hohen Stellenwert ein. Doch manche Sorten enthalten größere Mengen Fruchtzucker. Bevorzugen Sie deswegen weniger süße Sorten, zum Beispiel je nach Saison frische Beeren, Birnen, Kirschen oder Grapefruit. Ideal ist zudem, Früchte immer mit Eiweiß zu kombinieren, um ihre Blutzuckerwirkung abzuschwächen: als fruchtigen Snack mit einem Stück Käse oder püriert als (Butter-)Milchshake, zum Frühstück mit körnigem Frischkäse oder als Bestandteil eines Müslis. Auch kaltes Fleisch passt oft ausgezeichnet.

Gut zu wissen: Wenn Sie mit LOGI zunächst vor allem abnehmen möchten gilt: Je weniger Kohlenhydrate, desto effektiver gelingt dies. Deswegen ist es sinnvoll, die Obstration zu beschränken.

Welche Sorten?

In Hinblick auf die Qualität der Ware, auf Frische und Aroma empfehle ich, saisonale, wenn verfügbar regionale Lebensmittel und so oft wie möglich Bio-Produkte zu bevorzugen. Sie können im Prinzip jeweils die Sorten essen, die Ihnen am besten schmecken und auf die Sie gerade Appetit haben. Blattgemüse, Wurzelgemüse, Fruchtgemüse oder Kohlgemüse haben jeweils ihre ganz eigenen Reize. Je bunter und abwechslungsreicher Sie aus dem großen Angebot schöpfen, umso besser! Verwenden Sie auch reichlich frische Kräuter – diese verleihen jeder Mahlzeit noch mehr Aroma, Nährwert und Genuss. Eine echte Bereicherung!

Unter den Gemüsesorten gibt es kaum Ausreißer, was die glykämische Last angeht. Bis auf die Kartoffel ähnlichen Süßkartoffeln, Pastinaken, Maniok und Mais liegen alle Gemüsesorten im grünen Bereich. Im Gegensatz dazu enthalten manche Früchte große Mengen Fruchtzucker. Dieser Zuckerabkömmling wird vom Körper schnell in Fett umgewandelt und stimuliert darüber hinaus die Einlagerung von Nahrungsfetten. Dies wurde erst in diesem Jahrhundert entdeckt, was ein ganz neues Licht auf die Empfehlung warf, dass Diabetiker zum Süßen Fruchtzucker bevorzugen sollten. Deswegen scheint es günstiger, zuckerarme Fruchtsorten zu bevorzugen. Was aber nicht bedeutet, dass Sie auf zuckerreiches Obst grundsätzlich verzichten müssen. Wie heißt es so schön: Die Dosis macht das Gift …

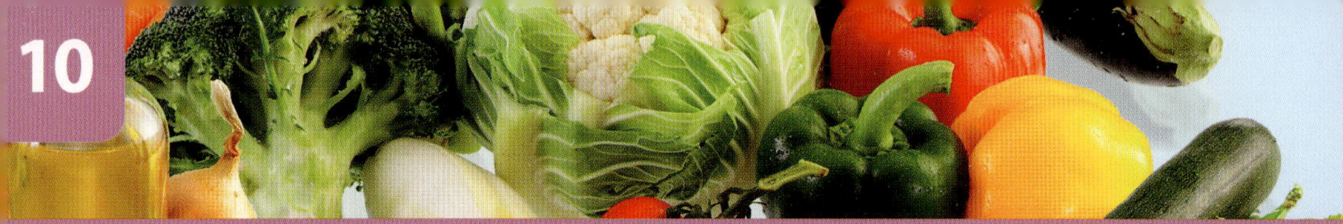

10

Die LOGI-Pyramide. Stufe 1 – Öle.

Mit Fett schmeckt es einfach besser!

Ebenfalls ein wichtiges Basislebensmittel ist bei LOGI das Fett, das nach den klassischen DGE-Empfehlungen eher sparsam verwendet werden sollte. Woher das Missverständnis rührt, dass Fett ein Dick- und Krankmacher sei, wurde bereits beschrieben. Aus gesundheitlichen Gründen muss keineswegs auf Fett verzichtet werden. Tatsächlich ist das richtige Fett gut kombiniert weit mehr als ein hervorragender Energielieferant. Mehr Fett und weniger Kohlenhydrate zu essen, mindert beispielsweise die bei Insulinresistenz typischen Fettstoffwechselstörungen.

Sattmacher Nr. 2: Sättigung durch Befriedigung

Ebenso wichtig wie für die Gesundheit ist Fett als Geschmacksträger. Denn durchweg alle Aromen sind fettlöslich: Erst in Kombination mit Öl entfalten fettfreie Lebensmittel wie zum Beispiel Gemüse, Gewürze oder Kräuter ihr volles Aroma so intensiv, dass unsere Geschmacksknospen es auch wahrnehmen können. Verwenden Sie in Ihrer Küche hochwertige Öle, um diese positiven Effekte auskosten zu können. Am besten wählen Sie für jede Zubereitung, die ohne Erhitzen auskommt, für kalt gepresste Ölsorten.

Bitte merken! Die Ölfläschchen in der LOGI-Pyramide stehen nicht für Fett im Allgemeinen! Denn bei Verwendung hochwertiger Öle erhält der Körper relativ viele einfach ungesättigte sowie die essenziellen mehrfach ungesättigten Fettsäuren . Verfeinern Sie Ihre Gerichte bevorzugt mit Ölen, die den Stoffwechsel schmieren und fit machen!

Nur eine effektive Versorgung mit mehrfach ungesättigten Omega-3-Fettsäuren gelingt mit Ölen nicht gut. Dafür benötigen wir fette Kaltwasser-Meeresfische oder Wildfleisch bzw. Fleisch von artgerecht gehaltenen Weidetieren.

Welche Sorten?

Mittlerweile ist das Ölangebot in gut sortierten Supermärkten sehr vielfältig. Da fällt die Auswahl schwer. Aufgrund ihrer Fettsäurezusammensetzung, ihres Gesundheitswerts und ihres Aromas sind Rapsöl und Olivenöl wunderbare Basisöle für die warme und kalte Küche und sollten in keinem Haushalt fehlen. Sie enthalten verhältnismäßig hohe Anteile an einfach ungesättigten Fettsäuren (v.a. Ölsäure). Zudem liefern Raps- und Hanföl auch noch mehrfach ungesättigte Omega-6- und Omega-3-Fettsäuren. Natives Hanföl besteht zu rund 80 Prozent aus den essenziellen, das heißt lebensnotwendigen Fettsäuren Linol- und alpha-Linolensäure, die in einem idealen Verhältnis von 3:1 bis 2:1 vorliegen.

Ergänzend zu Hanf-, Raps- und Olivenöl schmecken Ihnen vielleicht auch diese vier erstklassigen Ölsorten: Walnussöl und Leinöl sind reich an Omega-3-Fettsäuren, haben aber jeweils ein sehr intensives Aroma. Auch

Kürbiskern- oder Sesamöl setzen geschmackliche Akzente, die das Aroma vieler Gerichte harmonisch abrunden. Mit Ausnahme des Sesamöls sind diese Öle nur für die kalte Küche geeignet.

Spezielle Einkaufstipps

- Rapskernöl ist milder als Rapsöl.
- Olivenöle mit der Deklaration »nativ« oder »extra nativ« sind besonders hochwertig, sollten allerdings nicht zum starken Anbraten oder Hocherhitzen verwendet werden.
- Olivenöl verträgt Temperaturen von bis zu 180 °C, Rapsöl kann bedenkenlos bis mindestens 140 °C erhitzt werden. Damit eignen sich beide Öle zum Dünsten, Kochen und Backen. Doch beim Braten werden höhere Temperaturen erreicht, wodurch sich gesundheitsschädliche Substanzen bilden können. Im Handel werden spezielle hitzestabile Rapsöle angeboten, achten Sie auf eine entsprechende Kennzeichnung. Stattdessen können Sie auch Kokosfett, Palmkernfett oder Butterschmalz verwenden.

Butter oder Margarine?

Mit gutem Gewissen können Sie zur Butter greifen, wenn Sie diese lieber mögen. Ihr Milchfett enthält alle Arten von natürlichen Fettsäuren. Im Schnitt liefert sie zwischen 50 und 60 Prozent leicht verdauliche mittel- und kurzkettige Fettsäuren sowie rund 25 Prozent einfach ungesättigte Fettsäuren. Ebenfalls von Natur aus stecken in der Butter die fettlöslichen Vitamine A, D und E. In Kombination mit wertvollen Pflanzenfetten und bei niedriger Energiedichte der Mahlzeiten spricht nichts dagegen, Butter zu verwenden. Im Gegensatz zu ihr ist Margarine ein Kunstprodukt, welches erst durch chemische Verfahren verzehrs- und streichfähig gemacht wird – unter Zusatz von Stabilisatoren, Emulgatoren und (z. T. künstlichen) Vitaminen.

Omega-3-Fettsäuren …

Essenzielle Fettsäuren kann der Körper nicht selber herstellen, er ist auf ihre Zufuhr mit der Nahrung angewiesen. Einer ausreichenden Versorgung mit Omega-3-Fettsäuren kommt eine extrem hohe Bedeutung zu. Sie sind wichtige Bestandteile der Gewebshormone und somit für unzählige Körperfunktionen unverzichtbar. Unter anderem wirken sie entzündungshemmend, blutdrucksenkend, gefäßerweiternd und haben viele weitere positive Wirkungen auf das Herz-Kreislauf-System. Ein Mangel erhöht das Risiko für fast alle bekannten Zivilisationskrankheiten!

Die wichtigsten Quellen für Omega-3-Fettsäuren sind fettreicher Seefisch (Makrele, Hering, Lachs, Sardine) und das Fleischfett frei lebender Landtiere (Bio-Fleisch). Auch Milch und Eier von Tieren aus (Bio-)Freilandhaltung enthalten die wertvollen Fettsäuren. Was zu Urzeiten die Regel war, kann sich heute nur kaum noch jemand leisten, was zu den ernsthaften und alarmierenden Versorgungsproblemen der Bevölkerung beiträgt. Zwar enthalten auch manche Pflanzen eine Omega-3-Fettsäure, doch diese kann unser Körper im Vergleich zu tierischen Fetten nur unzureichend nutzen.

… und Omega-6-Fettsäuren

Die Omega-6-Fettsäuren sind ebenfalls wichtige, mehrfach ungesättigte Fettsäuren. Doch da sich das Gleichgewicht dieser beiden Fettsäurefamilien aufgrund unserer Ernährungsgewohnheiten stark verschoben und vom Ideal entfernt hat, sollte die Verwendung von Ölen mit hohem Anteil an Omega-6-Fettsäuren eingeschränkt werden. Verwenden Sie Sonnenblumenöl, Weizenkeimöl, Maiskeimöl, Traubenkernöl und Distelöl nur zurückhaltend.

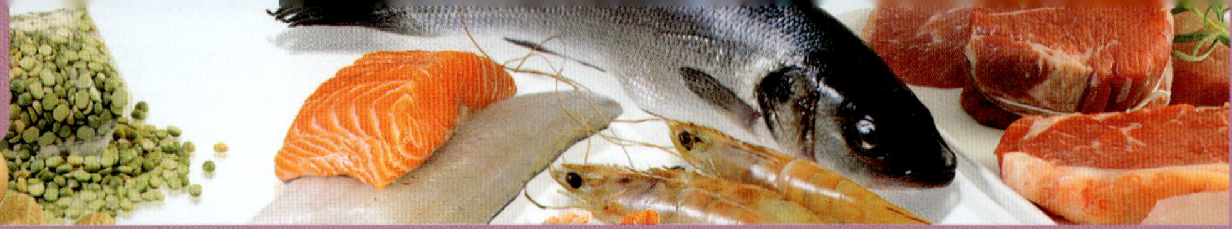

Die LOGI-Pyramide. Stufe 2 – Eiweiße.

Stufe 2 ist für alle hochwertigen Eiweißspender reserviert. Diese sind für eine gesunde Ernährung unverzichtbar, sollten aber immer in ausgewogenem Verhältnis zu den Lebensmitteln aus Stufe 1 stehen.

Eiweiß satt!

Ebenfalls eine große Rolle in der Ernährung nach LOGI spielen eiweißreiche Lebensmittel – tierische wie pflanzliche! Grundsätzlich ist menschliches Leben ohne Eiweiße, auch Proteine genannt, gar nicht denkbar, denn sie gehören zur Grundausstattung jeder menschlichen Zelle. Sowohl Nahrungseiweiß wie auch Körpereiweiß besteht aus vielen kleinen Bausteinen, den Aminosäuren. Da sich die verschiedenen eiweißhaltigen Lebensmittel hinsichtlich der Zusammensetzung ihrer Aminosäuren teilweise sehr unterscheiden, kombinieren Sie diese möglichst oft untereinander und wählen Sie als Zutat immer wieder andere Eiweißquellen. Erst ein ausgewogener Mix stellt sicher, dass Sie sich mit allen Aminosäuren gut versorgen.

Die besten Werte im Zucker- und auch im Fettstoffwechsel werden erreicht, wenn statt stärke- und zuckerreicher Kohlenhydrate mehr Eiweiß und Fett verzehrt werden. Eiweiße statt Kohlenhydrate ist eine der wichtigsten Empfehlungen zur Verbesserung der Insulinsensitivität!

Sattmacher Nr. 3 und Schlankmacher

Eiweiß hat von allen energieliefernden Nährstoffen den besten Sättigungseffekt. Eiweißreiche Mahlzeiten tragen dazu bei, dass wir weniger und seltener essen und insgesamt weniger Energie aufnehmen.

Darüber hinaus steigt der Blutzuckerspiegel im Anschluss an ein solches Essen nicht so hoch an. Wodurch auch der Insulinspiegel auf relativ niedrigem Niveau bleibt und Fettspeicherrate, Hunger- und Appetitattacken effektiv unterdrückt werden.

Genießen Sie zu den Hauptgerichten üppige Gemüsemengen zum Beispiel zu einem schönen Stück Fleisch oder zu aromatisch gegartem Fisch. Während das Gemüse schnell und gut sättigt, weil dessen Ballaststoffe und der hohe Wasseranteil für Volumen im Magen sorgen, bewirken Eiweiß sowie Fett aus der Mahlzeit zeitversetzt eine lang anhaltende Sattheit. Obendrein profitiert der Körper von den vielen Vitalstoffen einer solchen Mahlzeit: Er schöpft daraus kalorienfreie Energie und wird putzmunter.

Greifen Sie zu bei Fisch, Fleisch, Geflügel, Eiern und Milchprodukten, ebenso bei pflanzlichen Eiweißträgern wie Hülsenfrüchten, Nüssen, Tofu und Sojaprodukten.

Gönnen Sie sich dies zu jeder Mahlzeit in moderaten Mengen oder genießen Sie eine größere Portion davon zu einem Hauptgericht.

Wie viel?

Hierzulande nehmen Frauen durchschnittlich knapp 70 Gramm Eiweiß pro Tag mit der Nahrung auf, Männer etwa 90 Gramm. Damit macht der Eiweißkonsum 13 bis 16 Prozent der täglichen Energiezufuhr aus. Stoffwechselfreundlicher wäre es, 20 bis 30 Energieprozent über tierische und pflanzliche Proteine zu decken. Da bei einer Ernährung nach LOGI typischerweise insgesamt weniger Energie aufgenommen wird, steigt die Eiweißzufuhr geringer, als diese Prozentzahlen vermuten lassen. Gönnen Sie sich in Zukunft öfter und am besten in schöner Abwechslung eiweißreiche Lebensmittel.

Welche Sorten?

- Besonders empfehlenswert sind fermentierte Milchprodukte: Sauermilchprodukte wie Joghurt, Kefir, Butter- oder Sauermilch stimulieren den Stoffwechsel und das Immunsystem.
- Bevorzugen Sie Milch und Milchprodukte mit natürlichem Fettgehalt. Diese schmecken und sättigen besser und sind nährstoffreicher als fettarme Sorten. Wer Milch nicht verträgt, kann laktosefreie Milch oder entsprechende Sojaprodukte wählen. Haferdrink oder Reisdrink sind hingegen keine gute Eiweißquelle.
- Geben Sie Fischsorten aus dem Meer den Vorzug. Denn neben dem fischtypischen, leicht verdaulichen Eiweiß und Vitamin D liefern Salzwasser- im Gegensatz zu Süßwasserfischen auch noch das stoffwechselfördernde Jod. Zusätzlich reich an Omega-3-Fettsäuren sind Makrele, Lachs, Hering, Thunfisch sowie Aal.
- Bevorzugen Sie die mageren Stücke vom Fleisch. So oft Sie es sich leisten können, gönnen Sie sich Fleisch aus artgerechter Tierhaltung. Dieses enthält mehr hochwertige Fettsäuren als Fleisch aus konventioneller Produktion.
- Bevorzugen Sie Eier aus Bio-Freilandhaltung. Die »0« des auf dem Ei aufgedruckten Kennzeichnungscodes steht für die Haltungsform »biologische Landwirtschaft«. Und keine Angst: Eier sind definitiv nicht für einen hohen Cholesterinspiegel verantwortlich.
- Hülsenfrüchte sind hervorragende Eiweißquellen, in denen darüber hinaus wertvolle Ballaststoffe, Vitamine, Mineralstoffe und Spurenelemente stecken. Entdecken Sie, wie vielseitig die Zubereitungsmöglichkeiten für Kichererbsen, Linsen, Bohnen & Co. sind.
- Eine Handvoll Nüsse (etwa 30 Gramm) pro Tag ist eine hoch aromatische Ergänzung vieler Gerichte und ein Knabbergenuss, von dem der Körper, die grauen Zellen und das Herz profitieren. Weil Eintönigkeit langweilig ist, wählen Sie immer wieder eine andere Sorte, z. B. Haselnüsse, Walnüsse, Erdnüsse, Mandeln oder Cashewkerne, Pekan- oder Paranüsse.

Gesünder als erwartet!

Es gibt einige Vorbehalte gegen zu hohen Eiweißkonsum. Doch bei einer Ernährung im Sinne der LOGI-Methode ist die Komposition der Nährstoffe untereinander ausschlaggebend für ihre gesundheitliche Unbedenklichkeit. Damit das Gleichgewicht stimmt, achten Sie darauf, Fleisch-, Geflügel-, Fisch- und Käsemahlzeiten grundsätzlich zusammen mit einer großen Portion Salat, Gemüse oder Obst zu verzehren. Das ergibt eine hohe Nährstoffdichte bei geringer Energiedichte und vermeidet einen Säureüberschuss im Körper.

10

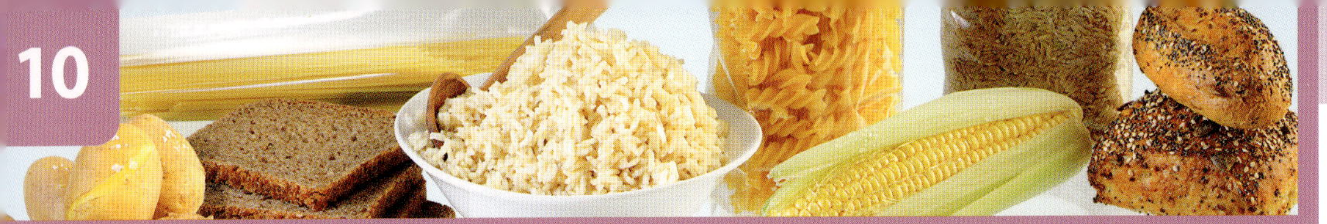

Die LOGI-Pyramide. Stufe 3 – Kohlenhydrate.

Vom Sattmacher zur Beilage! Was Kohlenhydrate angeht, stellt die LOGI-Pyramide einige der althergebrachten Empfehlungen regelrecht auf den Kopf. So bilden kohlenhydratreiche Lebensmittel bei LOGI keineswegs die Basis der täglichen Mahlzeiten. Im Gegenteil: Sie sind erst auf der dritten Stufe zu finden.

Kohlenhydrate – ja gerne, aber nicht so viel

Stärke und Zucker machen nicht fit und wach, sondern hungrig und schlapp. Alles in allem belasten große Mengen davon den Energie-, den Zucker- und den Fettstoffwechsel. Zu viele – insbesondere in Kombination mit Bewegungsmangel – machen dick und krank. Auch solche aus »gesunden« Lebensmitteln. Ob uns das gefällt oder nicht. Denn alle Kohlenhydrate verlassen den Verdauungstrakt als einfacher Zucker. Deswegen gilt es, mit Kohlenhydraten sparsamer umzugehen. Verboten ist ihr Verzehr aber keineswegs. Schließlich ist LOGI keine No-Carb-Ernährungsform.

Empfehlenswert sind gelegentliche, kleine Portionen ballaststoffhaltiger Kohlenhydratträger wie Vollkornbrot, al dente gegarter Teigwaren, Kartoffeln, Naturreis und Getreideprodukte. Ein bis zwei kleine Portionen pro Tag, je nach körperlichem Aktivitätsniveau, widersprechen nicht dem LOGI-Prinzip!

Wenn Sie sich genauer informieren möchten, welche Lebensmittel den Blutzucker stärker und welche nur gering belasten, finden Sie im LOGI-Guide Angaben zu über 500 Lebensmitteln und Fertigprodukten. Theoretisch genügt zwar der Blick auf die LOGI-Pyramide, aber gerade beim Einstieg in die LOGI-Methode können die übersichtlichen Tabellen die Orientierung beim Einkauf erleichtern und Ihnen Sicherheit bei der Lebensmittelauswahl vermitteln.

Welche Sorten?

Auf Brot, Kartoffeln, Reis und Nudeln müssen Sie nicht verzichten. Allerdings sollten die Portionen deutlich kleiner ausfallen, als es heute »normal« ist bzw. empfohlen wird. Und täglich müssen Sie sie auch nicht essen. Kohlenhydrate sind nicht essenziell, das heißt, ihr Verzehr ist nicht notwendig, um gesund zu bleiben.

Bei der Wahl der Kohlenhydrate gilt: Je vollwertiger, also naturbelassener, desto besser. Auch manche Kniffe bei der Zubereitung tragen dazu bei, die Kohlenhydratwirkung auf den Stoffwechsel zu verbessern. Einige Beispiele:

- Essen Sie lieber zwei kleine Scheiben gut sättigendes Vollkornschrotbrot als vier Scheiben Mischbrot oder Baguette aus Auszugsmehl. Besonders empfehlenswert ist auch Pumpernickel.
- Bringen Sie zukünftig wieder Pellkartoffeln mit Schale auf den Tisch statt Pommes frites oder Kartoffelpüree, dann können Sie zusätzlich Pluspunkte bei Ballaststoffen und Vitaminen verbuchen.
- Schmecken Ihnen labberige Eiernudeln? Ihrem Stoffwechsel nicht. Empfehlenswerter ist al dente gekochte Pasta aus Hartweizengries. Oft genügt davon schon die halbe Menge Ihrer bisher üblichen Nudelration, um satt zu werden.

Bloß keine Kohlenhydrathysterie!

Verfolgen Sie das Kohlenhydratsparen allerdings nicht so extrem, dass aus einer Fettphobie eine Kohlenhydrathysterie erwächst! Getreideprodukte aus raffiniertem Mehl (Weißmehl) sowie Nudeln, Toast & Co. – das betrifft auch Getränke – sind bei LOGI nicht verboten. Sie werden aber auch nicht empfohlen und stehen zurecht in der Spitze der Pyramide: Je weniger Sie von solchen nahezu nährstofffreien Kohlenhydratträgern essen, desto günstiger wirkt sich das auf die Figur und eine lange Gesundheit aus.

Doch die hochwertigeren Kohlenhydratquellen müssen Sie keineswegs vom Speiseplan verbannen. Vollkornprodukte enthalten neben Stärke Ballaststoffe und Mineralstoffe sowie einige Vitamine und andere gesundheitsfördernde Begleitstoffe. Gelegentlich ein wenig davon macht die Nahrung abwechslungsreicher.

Die Kohlenhyratdichte

Beim Einkauf abgepackter Ware mit ausgewiesenen Nährwerten kann ein Vergleich des Gesamtkohlenhydratgehalts sowie des Zuckergehalts die Entscheidung für eines von zwei sonst sehr ähnlichen Produkten erleichtern. Je niedriger der Kohlenhydrat- und je niedriger der Zuckergehalt bei vergleichbarer Gesamtenergie, desto besser. Oft weist das günstigere Nahrungsmittel auch noch einen höheren Ballaststoffanteil auf. Perfekt. Wir sprechen in diesem Zusammenhang von der Kohlenhydratdichte. Diese gibt an, wie viele Gramm Kohlenhydrate in 100 Gramm des jeweiligen Nahrungsmittels bzw. einer Speise enthalten sind.

Bei mehr als 25 Gramm Kohlenhydraten pro 100 Gramm weisen Gerichte eine hohe und wenig empfehlenswerte Kohlenhydratdichte auf!

Es sind bereits viele LOGI-Koch- und Backbücher erschienen. Solche mit klassischen Rezepten, solche mit Rezepten für Vegetarier, für Süßschnäbel, für Sportler, zur Gewichtsreduktion und sogar mit LOGI-Rezepten von Spitzenköchen. So unterschiedlich die Zielgruppe ist, so haben doch alle Rezepte etwas gemein: Als gute LOGI-konforme Gerichte weisen viele im Durchschnitt eine niedrige Kohlenhydratdichte von weniger als 12 Gramm Kohlenhydrate je 100 Gramm auf. Das entspricht gerade mal dem Kohlenhydratgehalt eines kleinen Apfels. Auch eine mittlere Kohlenhydratdichte von 13 bis 25 Gramm Kohlenhydrate pro 100 Gramm ist für sättigende Hauptgerichte noch gut zu vertreten. Zum Vergleich: Diese Menge steckt zum Beispiel auch in ein bis zwei Nektarinen.

Die Angaben auf den Fertigprodukten zu studieren ist sinnvoll. Doch im Gegensatz zu unseren Rezeptautorinnen sollten Sie gar nicht erst in die Versuchung kommen, bei der Zubereitung eigener Rezepte nachzurechnen. Setzen Sie sich mit solchen »Zahlenspielen« gar nicht erst unter Druck. Wenn Sie die Tipps zur Auswahl der Kohlenhydratträger berücksichtigen sowie die Gemüse- und Salatportionen stark gewichten, liegen diese sehr wahrscheinlich im grünen Bereich. Lebensmittel mit verschwindend geringem Kohlenhydratanteil werden sowieso erst gar nicht berücksichtigt: Die meisten Salat- und Gemüsesorten, Fisch, Geflügel, Fleisch und Eier haben einen so unwesentlichen Einfluss auf den Blutzucker, dass dieser vernachlässigt werden kann. Milch und Milchprodukte enthalten etwas Milchzucker, der im Verdauungstrakt zu Glukose abgebaut wird. Deswegen lösen diese Nahrungsmittel eine – wenn auch niedrige – Blutzuckerreaktion aus. Ohne Einfluss auf den Blutzucker ist der Verzehr von Sauermilchprodukten, denn ihr Milchzucker ist größtenteils vergoren.

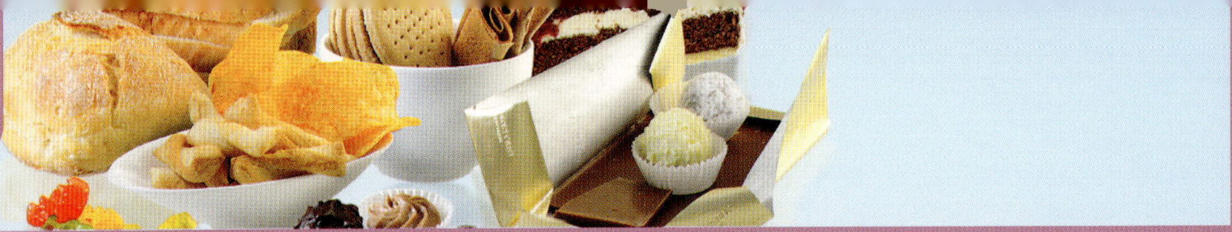

Die LOGI-Pyramide. Stufe 4 – leere Kohlenhydrate.

In der Spitze der Pyramide stehen Nahrungsmittel, auf die wir getrost verzichten könnten: ballaststoffarme, intensiv verarbeitete Kohlenhydratlieferanten mit starker Blutzuckerwirkung. Gift für einen gestörten Stoffwechsel.

Gar nicht nach dem Geschmack unseres Stoffwechsels sind leere Energieträger aus raffinierten Kohlenhydraten bzw. Weißmehl wie Kuchen und Kleingebäck, Pizza & Co. Alle zucker- und stärkereichen Nahrungsmittel verführen nur allzu oft dazu, immer wieder noch einmal nachzunehmen und so über den Hunger hinaus zu essen. So nehmen wir mehr Kohlenhydrate und deutlich mehr Energie auf, als uns gut tut. Vitamine, Mineralstoffe und andere wertvolle Nahrungsinhaltsstoffe – Fehlanzeige. Denn diese haben »veredelte« Produkte wie Auszugsmehl im Laufe ihrer Raffination (industrielle »Verfeinerung«) längst verloren. Es versteht sich von selbst, warum Süßigkeiten und Weißmehlprodukte nur selten auf ihrem Speiseplan stehen sollten. Betrachten Sie Zuckerreiches, ganz gleich ob als Getränk, in Form von Eis, Kuchen oder Bonbons, ab heute als besonderes Extra, das Sie sich hin und wieder in kleinen Portiönchen gönnen. Dann aber wirklich ohne schlechtes Gewissen!

So essen wir uns hungrig

Die schnell verfügbaren Kohlenhydrate ballaststoffarmer und stark verarbeiteter Kohlenhydratträger schießen schon kurz nach ihrem Verzehr ins Blut und lösen so starke Blutzuckerreaktionen aus. Gefolgt von einer hohen Insulinproduktion und -ausschüttung. Solange die Körperzellen auf dessen Schlüsselfunktion noch ansprechen, sinken die Blutzuckerwerte innerhalb kurzer Zeit wieder – sogar unter ihr Ausgangsniveau. Das ist für den Stoffwechsel problematisch, kommt einer Bedrohung gleich. Er interpretiert in das Absinken des Blutzuckers, dass eine Hungersnot droht und schlägt in seiner Not Alarm. Unumgänglich stellt sich quälender Heißhunger ein. Der sich wiederum am leichtesten mit schnell verfügbaren Kohlenhydraten stillen lässt … Und schon ist ein Teufelskreis in Gang gesetzt, aus dem man oft nur schwer entkommt.

Zuckersüchtiges Gehirn

Der beschriebene Mechanismus ist weder neu noch unbekannt. Warum fällt es vielen Menschen trotz dieses Wissens so schwer, auf solche Dickmacher zu verzichten. Warum lassen sie oft sogar gegen ihre Vorsätze immer wieder verlocken?

In jüngster Zeit verdichteten sich die Hinweise, dass dabei auch physiologische Regulationsstörungen eine Rolle spielen könnten: So steigt das Süßverlangen zum Beispiel an, wenn die Energieversorgung des Gehirns gestört ist. Der Adipositas-Experte Prof. Dr. Achim Peters spricht in diesem Zusammenhang von der Selfish-Brain-Theorie: Weil das Gehirn egoistisch ist und als erstes mit Energie versorgt werden will, setzt es alle Hebel in Bewegung, um an schnell verfügbare Energie, also Zucker, zu kommen. Infolgedessen stellt sich ein unstillbares Verlangen nach Süßem ein – das anhält, bis es erfüllt wird. Kommt der aufgenommene Zucker aufgrund einer Störung nicht im Gehirn an, dreht sich der Teufelskreis immer weiter, die Naschsucht hält an. Möglicherweise liegt diese Störung insbesondere bei stark übergewichtigen Menschen zugrunde und beeinflusst unwillkürlich deren Essverhalten.

Die gute Nachricht ist, dass es einen Ausweg gibt. Viele Menschen, die bereits nach der LOGI-Methode essen, haben ihn erstaunt entdeckt und erfolgreich genutzt: Wenn Sie sich schrittweise abgewöhnen, stark gesüßte Produkte zu essen, werden Sie sogar schon einen gesüßten Fruchtjoghurt aus dem Kühlregal bald verschmähen. Er wird Ihnen nicht mehr schmecken. Denn bereits nach wenigen Wochen Zuckerabstinenz verspüren Sie eine Veränderung Ihres Geschmacksempfindens für süß. Probieren Sie dann mal wieder eine alte Lieblingssüßspeise, werden Sie sich möglicherweise schütteln, weil diese so intensiv zuckrig schmeckt.

Lesen Sie das Etikett

Immer wieder werden bessere Deklarationen der Lebensmittel gefordert. Zu Recht. Doch diese bringen erst dann Vorteile für den Verbraucher, wenn dieser sie auch beachtet. Schauen Sie genauer hin! Werden Sie zum Zuckerdetektiv. Kein Hersteller gibt gern zu, dass viel Zucker in einem Produkt enthalten ist. Deswegen wird Zucker in den Zutatenlisten häufig verschleiert, indem man seine Anwesenheit vor dem flüchtigen Leser versteckt.

Das ist leicht, denn Zucker hat viele Namen, die dem Laien nicht unbedingt vertraut sind. Diese verbergen sich meistens hinter Begriffen mit der Endung »-ose« oder hinter dem Begriff »Stärke«. Einige Beispiele, wie Zucker noch benannt werden kann: Saccharose, Glukose, Glukosesirup, Traubenzucker, Dextrose, Fruktose, Fruchtzucker, Maltose, Malzzucker, Invertzucker, Maissirup, Maltodextrin, Isoglukose, modifizierte Stärke, Maisstärke, Weizenstärke.

Doch ganz egal, wie man ihn benennt: Zucker ist Zucker und dieser landet früher oder später im Blut, worauf Ihr Körper mit einer Insulinreaktion antwortet.

So können Sie sich für die Geschmacksrichtung süß sensibilisieren:

- Rühren Sie selbst gemachtes Fruchtpüree in Quark oder Naturjoghurt.
- Verzichten Sie auf süße Getränke wie Wellnesswasser, Limonaden, gezuckerten bzw. künstlich aromatisierten Kaffee.
- Meiden Sie Fertigprodukte und Fast Food.
- Lassen Sie fettreduzierte Lebensmittel am besten gleich im Laden stehen. Diese enthalten meistens viel Zucker – als Geschmacksträger und Füllstoff.
- Naschen Sie weniger (oft) Süßes.

Überlisten Sie Ihre Gelüste für Süßes:

- Genießen Sie bewusst einmal am Tag eine kleine Portion Süßes. Am besten nach einer LOGI-Mahlzeit.
- Bewahren Sie möglichst wenige Süßigkeiten zu Hause oder im Büro auf – das verleitet zu übermäßigem Naschen.
- Trinken Sie aromatisierten Tee, z. B. Rooibostee mit Vanillearoma.
- Legen Sie nie die ganze Packung einer Süßigkeit auf den Tisch. Nehmen Sie eine kleine Portion heraus und verstauen Sie den Rest wieder im Schrank.
- Essen Sie alternativ einen Quark mit Fruchtmus oder ein Kokosbrötchen (Rezept in »Das neue große LOGI-Kochbuch«). Beide befriedigen den Süßhunger und sättigen zugleich nachhaltig.

10

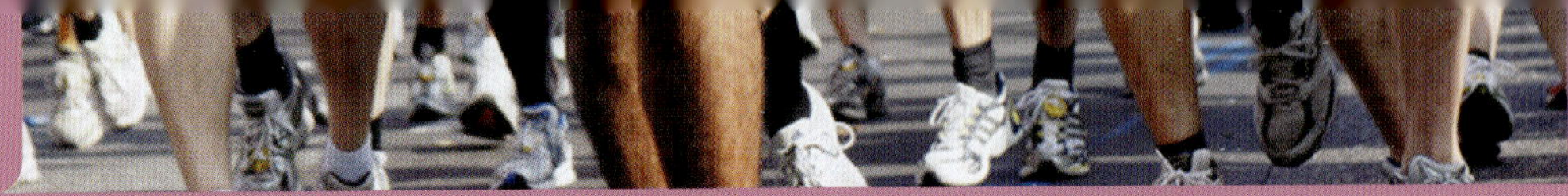

Da ist noch etwas …

Das große Ziel der Ernährungsumstellung, die durch Schlafmangel begünstigten Stoffwechselstörungen abzuwenden, können Sie noch unterstützen, indem Sie mehr Schwung in den Alltag bringen und körperlich aktiver werden.

Sport zu treiben gilt als eine der besten Möglichkeiten, einer Insulinresistenz wie auch Übergewicht vorzubeugen bzw. diesen sogar entgegenzuwirken. Denn infolge der Muskelaktivität sprechen die Muskelzellen wieder besser auf das Insulin an. Das Zusammenspiel körperlicher Aktivität und einer Ernährung mit niedriger glykämischer Last kann deswegen sogar bei bestehendem Typ-2-Diabetes-mellitus dazu beitragen, die Bauchspeicheldrüse zu entlasten. Und: Körperliche Aktivität erweist sich auch als eine wichtige Voraussetzung für erholsamen Schlaf! Somit zahlt es sich doppelt aus, wenn Sie Ihren inneren Schweinehund besiegen und sich wieder mehr bewegen.

Bewegung muss sein

Im Bann von Technisierung und Automatisierung sind wir zunehmend zu Bewegungsmuffeln geworden. Für unsere Gesundheit und Leistungsfähigkeit ist ein Mindestmaß an körperlicher Aktivität jedoch unverzichtbar. Darüber hinaus ist regelmäßige körperliche Aktivität ein gutes Mittel, das Körpergewicht zu kontrollieren und Zunehmen zu vermeiden. Je mehr Sie sich im Tagesverlauf bereits bei der Arbeit und Hausarbeit körperlich bewegen, desto geringer ist das Ausmaß der erforderlichen Freizeitaktivität. Ein flotter Spaziergang von 30 bis 60 Minuten Dauer pro Tag kann dann genügen.

Noch sinnvoller ist regelmäßiges Krafttraining, denn es regt Wachstum und Erhalt der Muskelmasse an. Und je mehr Muskelmasse, desto mehr kann man essen, ohne zuzunehmen.

Besser schlafen dank Sport

Schlafprobleme können auch auf mangelnde Bewegung während des Tages zurückzuführen sein. Und wir sind Meister darin, die Alltagsaktivität auf ein Minimum herunterzufahren: Statt zu Fuß zu gehen oder mit dem Rad zu fahren, nutzen wir das Auto oder öffentliche Verkehrsmittel. Die Wäsche lassen wir schon lange nur noch von der Maschine waschen, das Geschirr mittlerweile auch immer öfter. Statt zu kehren, zu wischen und zu bohnern, bemühen wir Staubsauger und Dampfreiniger. Selbst beim Kochen sollen elektrisch betriebene Küchenhelfer uns immer öfter »entlasten«. Doch tun solche modernen Errungenschaften das wirklich? Tatsächlich fühlen wir uns nach einem typischen, schnelllebigen und hektischen Tag abends zwar erschöpft, sind aber körperlich noch so zappelig und rastlos, dass sich die für den Schlaf notwendige Bettschwere einfach nicht einstellt.

Wissen Sie oft nicht, was Sie dem täglichen Stress entgegensetzen können? Wohin mit Ihrer Rastlosigkeit und inneren Unruhe? Wandeln Sie diese in Bewegung um! Walken, laufen, tanzen Sie oder powern Sie sich beim Muskeltraining aus. Schnell übernehmen innere Ausgeglichenheit und Glückshormone das Kommando. Vorausgesetzt, das Training macht Ihnen Spaß und Sie machen es nicht nur, »weil es halt sein muss«. Gehen Sie es langsam an und steigern Sie sich allmählich.

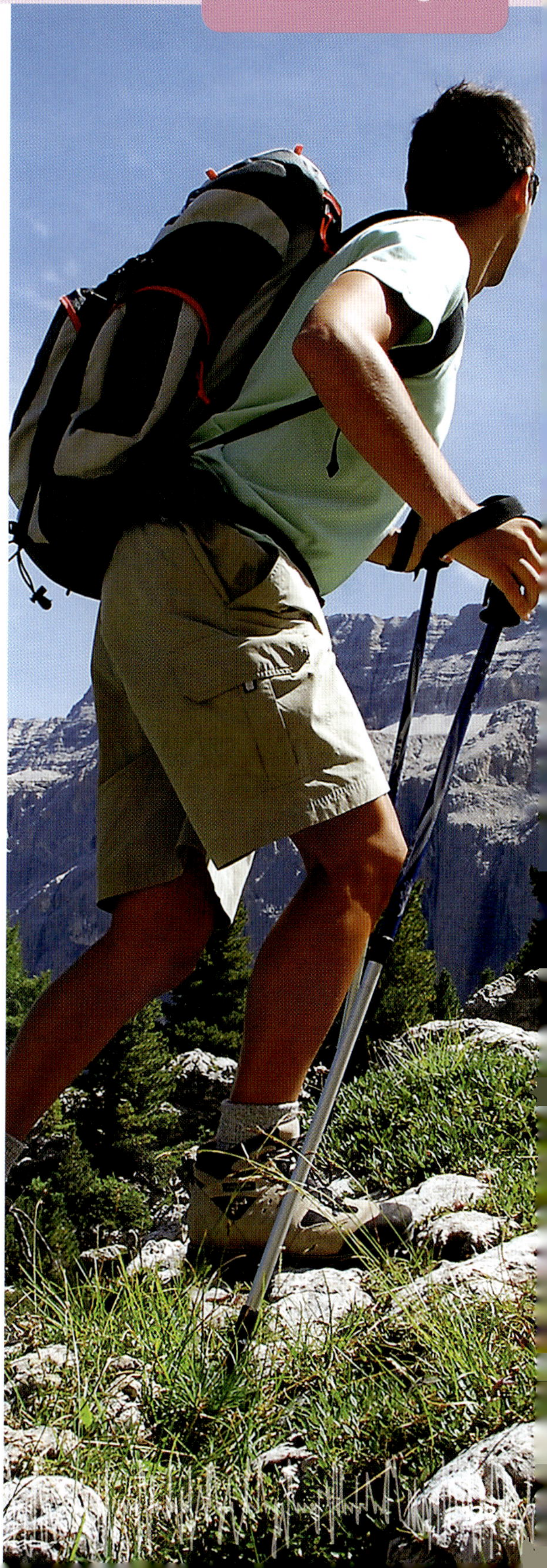

Keine Zeit … – doch!

Schon maßvolle körperliche Verausgabung macht müde, fördert den Stressabbau und die körperliche Entspannung. Und erhöht auf diese Weise die Schlafbereitschaft. Jeder kann die persönliche Alltagsaktivität ohne Zeitverluste erhöhen: Legen Sie kurze Strecken wieder zu Fuß zurück, nehmen Sie die Treppe statt den Aufzug, gehen Sie während des Telefonierens umher, machen Sie isometrische Übungen, wenn Sie längere Zeit an einem Fleck stehen oder sitzen müssen … Wo sind Sie noch eher bequem geworden? Kehren Sie das wieder ins Gegenteil um!

Wenn Sie darüber hinaus auch sportlich aktiv werden, bemerken Sie wahrscheinlich schon nach kurzer Zeit, dass Sie wieder besser schlafen. Denn Sport verkürzt die Einschlafzeit, verlängert die Schlafdauer und verbessert die Tiefschlafphasen – insbesondere bei Menschen mit Ein- und Durchschlafschwierigkeiten. Es wirkt sich übrigens nicht negativ auf den Schlaf aus, wenn Sie abends maßvoll sportlich aktiv werden. Nur sollten Sie sich nicht bis zur Erschöpfung verausgaben. Und beenden Sie Ihr Bewegungsprogramm spätestens eine, besser zwei Stunden vor dem Zubettgehen. Dann spielt es auch keine Rolle, ob Sie beim Krafttraining die Muskeln formen, schwimmen oder tanzen gehen, eine Runde durch die Natur joggen oder im Verein trainieren. Wenn Sie sich dazu absolut nicht aufraffen können, dann machen Sie doch zunächst regelmäßig einen kleinen Abendspaziergang. Bewegung an der frischen Luft tut außerordentlich gut.

»Auch das [Spazierengehen] ist körperliche Bewegung und zwar der ganz ruhigen Art. Sie fördert die Verdauung, entspannt Geist und Körper und geleitet so in den Schlaf.«

Prof. Dr. Jürgen Zulley

11

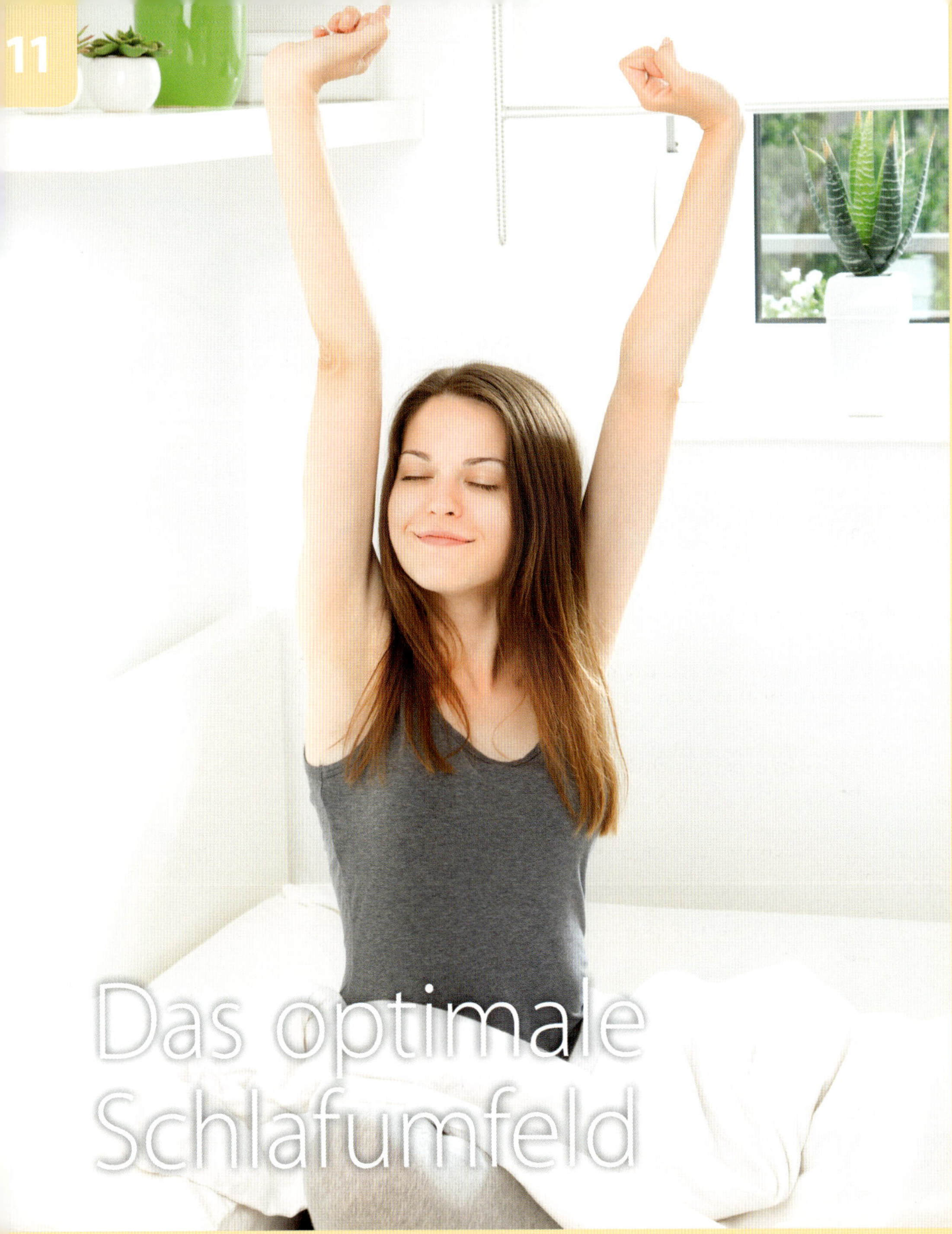

Das optimale Schlafumfeld

Wo und wie Sie sich zur Ruhe betten, spielt beim guten Schlaf eine wichtige Rolle. Und erst, wenn Sie tief und gut schlafen, wirkt Ihr Schlaf positiv auf alle Stoffwechselfunktionen und lädt die Energieakkus wieder auf.

Das Schlafzimmer: Oase der Ruhe

Machen Sie Ihr Schlafzimmer zu einem Ort des Rückzugs und der Stille. In keinem anderen Raum halten Sie sich so lange auf wie im Schlafzimmer. Hier verbringen Sie einen Großteil Ihrer Lebenszeit. Achten Sie deshalb darauf, dass dieser Raum nicht als erweitertes Wohnzimmer, Büro, Esszimmer oder Abstellkammer genutzt wird.

Ihr Schlafzimmer ist ein Bereich der Intimität. Im Schlaf sind wir schutzlos, umso wichtiger ist es, dass dieser Raum auch von der Lage her Schutz bietet. Richten Sie ihn deshalb möglichst nicht in der Nähe des Eingangs ein, und suchen Sie das ruhigste Zimmer aus, um nicht durch eventuellen Verkehrslärm gestört zu werden. Es sollte Möglichkeiten zur Verdunkelung geben wie dichte Vorhänge, Jalousien oder Fensterläden, denn Dunkelheit fördert Ihren entspannten Schlaf auf natürliche Weise.

Wie Sie Ihr Bett stellen, hängt in erster Linie von praktischen Gegebenheiten ab. Sie können dem Bedürfnis nach Schutz aber entgegenkommen, indem Sie Ihr Bett so platzieren, dass es mit dem Kopfende an einer Wand steht. Ist dies aus räumlichen Gründen nicht möglich, sollten Sie es mit einer Seite an die Wand stellen. Vermeiden Sie auch, beim Einschlafen die Türe oder ein Fenster im Rücken zu haben. So wird der Schlaf unruhiger, und Sie erholen sich nicht so gut. Wer kann, sollte sein Bett in Nord-Süd-Richtung aufstellen, Forscher vom Max-Planck-Institut für Biochemie in München haben einen Zusammenhang zwischen Schlafrichtung und Schlafqualität aufgezeigt. Bei Nord-Süd-Schläfern dauert die Zeitspanne zwischen dem Einschlafen und dem Auftreten des ersten REM-Gipfels (Leichtschlafphase mit Träumen) merklich Prozent länger als bei Ost-West-Schläfern. Das bedeutet, dass sich die Schlafqualität verbessert, wenn Sie Ihr Bett nach der Nord-Süd-Achse ausrichten.

Das richtige Bett: Ein Kraftort

Die zweitwichtigste Voraussetzung für einen erholsamen Schlaf ist das richtige Bett. Es sollte bequem und groß genug, die Matratze von guter Qualität und aus natürlichen Materialien sein.

Die Matratze muss den Körper vor allem in den Tiefschlafphasen, während die Muskulatur erschlafft, gut stützen. Dabei sollte die Wirbelsäule im Schlaf nicht überstreckt oder seitlich gekrümmt werden, wie das bei einer zu weichen, durchhängenden Unterlage der Fall sein kann. Außerdem muss eine Matratze dafür sorgen, dass Wirbelsäule und Gelenke druckfrei gelagert werden, also nicht auf einer zu festen Unterlage. Nervenbahnen und Blutgefäße sollen nicht eingeklemmt und die Muskeln im sensiblen Nacken- und Schulterbereich nicht überdehnt werden.

Ideale Materialien für eine Matratze sind Naturfasern wie Schafschurwolle, Leinen, Naturlatex, Baumwolle, Kokos. Alle zehn Jahre sollte eine Matratze ausgewechselt werden. Für eine bessere Schlafhygiene empfiehlt sich eine Matratzenauflage, die den Schweiß (das sind pro Person zwischen 200 bis 500 Milliliter pro Nacht) gut aufsaugt. Eine Schafwollauflage ist ein ausgezeichneter Feuchtigkeits- und Wärmeregulator und wirkt zudem antibakteriell.

Wasserbetten mit eingearbeiteten Heizungsdrähten, Federkernmatratzen mit ihrem Aufbau aus Kunststoff und Metall sowie verstellbare elektrische Betten sind nur eingeschränkt oder aus medizinischen Gründen empfehlenswert. Auch Schaumstoffmatratzen sind nicht geeignet für ein gesundes Schlafklima. Bei Materialtests von Verbraucherschutz-Organisationen werden immer wieder gesundheitsbedenkliche chemische Rückstände von Flammschutzmitteln, Weichmachern und Katalysatoren aus der Schaumproduktion gefunden. Zudem sind diese Matratzen luft- und schweißundurchlässig.

Die Unterkonstruktion Ihres Bettes sollte starr sein, um eine Erholung der Bandscheiben während des Schlafes zu gewährleisten. Das Federelement der Unterlage sollte im besten Fall aus Naturholzlamellen bestehen, die der Wirbelsäule nachempfunden sind und den Körper so in jeder Schlaflage optimal stützen sowie Hals- und Lendenwirbel wirksam entlasten. Am besten lassen Sie sich im Fachhandel beraten.

Tipp

Das Ehebett ist laut Paul Rosenblatt von der University Minnesota dem guten Schlaf beider Partner oft weniger zuträglich. Schlafforscher benennen das Schnarchen eines Partners als wichtigste Ursache für die Störung. Da die meisten Schnarcher männlich sind, verlieren vor allem die Frauen. Falls Sie nachts immer wieder von Ihrem Partner geweckt werden, empfiehlt sich ein eigenes Schlafzimmer. Das verbessert nicht nur Ihren Schlaf, sondern kann auch tagsüber für eine bessere Atmosphäre innerhalb der Beziehung sorgen.

Prima Klima

Ihr Oberbett sollte möglichst groß sein. Bei Paaren sollte sich jeder Schläfer unter ein eigenes Deckbett kuscheln. Das ist bequemer, und jeder kann sich im Schlaf frei bewegen. Auch hier sind Naturfasern die beste Wahl, da sie haut- und umweltfreundlich sind und Wärme- und Feuchtigkeitsunterschiede weit besser ausgleichen als Polyesterfasern.

- Eiderdaunen sind die wertvollsten Daunen überhaupt. Daraus gefertigte Decken sind luftig und doch schön warm. Allerdings sollte man bei der Produktwahl auf Einhaltung des höchsten Tierschutzstandards achten.
- Ein besonderer Luxus sind Kaschmirdecken. Diese Wolle ist luftig, flauschig, atmungsaktiv und wärmt sehr gut.
- Auch Kamelhaar ist sehr fein und weich, wirkt klimatisierend und sorgt für ein angenehm trockenes Schlafklima.
- Schafschurwolle schließt viel Luft ein, wärmt ausgezeichnet, ist gleichzeitig aber luftdurchlässig, staut die Wärme nicht und hat dank ihres Lanolingehalts (Wollfett) eine hohe Selbstreinigungskraft.
- Wildseide ist leicht und atmungsaktiv, wärmt sehr gut, nimmt bis zu 40 Prozent ihres Eigengewichts an Feuchtigkeit auf, ohne sich feucht anzufühlen, trocknet schnell wieder und kühlt dadurch angenehm. Unter einer Seidendecke fühlt man sich auch in warmen Sommernächten wohl.
- Waschbare Baumwolldecken sind wie Wildseidendecken die Alternative für Tierhaarallergiker.

- Grundsätzlich sollte das Wärmevermögen einer Schlafdecke immer der Jahreszeit angepasst sein, um im Sommer nicht zu schwitzen und im Winter nicht zu frösteln. Auch aus hygienischen Gründen sollte man ein- und dieselbe Decke nicht das ganze Jahr hindurch verwenden. Lassen Sie Ihre Bettdecke morgens immer gut auslüften.

Auch wichtig: Das Kissen

Die üblichen 80 cm x 80 cm-Kissen sind für einen gesunden Schlaf weniger geeignet. Mit einem 80 cm x 38 cm-Kissen dagegen entlasten Sie Ihre Nacken- und Schultermuskulatur optimal. Im Handel gibt es auch ergonomisch geformte Kissen. Ideal ist ein variables Kopfkissen, das Sie nach Ihren eigenen Bedürfnissen »gestalten« können. Die Füllung ist Geschmackssache: Neben den klassischen Daunen gibt es auch Schafwolle, Kapok oder Naturlatexflocken. Wichtig ist auch hier die Luft- und Feuchtigkeitsdurchlässigkeit. Gönnen Sie sich alle drei bis vier Jahre ein neues Kissen.

Die richtige Bett- und Nachtwäsche

Bei der Bettwäsche gelten Naturfasern wie Baumwolle, Leinen, Baumwollsatin und Seide als besonders hautfreundlich. Bevorzugen Sie sanfte Farbtöne. Aggressive Muster und kräftige Farben halten wach. Für Ihre Schlafbekleidung gilt dasselbe wie für Ihre Betttextilien. Sie sollte einerseits gemütlich und möglichst aus Naturfasern sein und so für ein angenehmes Schlafklima sorgen.

Elektrosmog vermeiden

Mit »Elektrosmog« bezeichnet man eine gesundheitsschädliche elektromagnetische Strahlung bzw. elektromagnetische Felder, die durch elektrische Geräte und Leitungen erzeugt werden. Dabei entstehen sogenannte Wechselfelder, die in einem gleichbleibenden Rhythmus schwingen (Frequenz) und die biochemische Elektrizität und Signalübertragung im Körper – im Wachen wie im Schlafen – stören. Dadurch kann Elektrosmog auf Dauer krank machen. Deshalb: Verbannen Sie Fernseher, Computer, Stereoanlage, Radiowecker und auch Halogenleuchten aus Ihrem Schlafzimmer bzw. von Ihrer Bettkante. Neben den gesundheitlich nicht unbedenklichen Strahlen, verbreiten sie eine Atmosphäre von Unruhe und Geschäftigkeit. Empfehlenswert: der Einbau eines Netzfreischalters. So schaffen Sie sich einen netzfreien Raum.

Licht und Raumtemperatur

Beleuchten Sie Ihr Schlafzimmer möglichst dezent. Nachts reicht das sanfte Licht einer Nachttischlampe aus. Wenn Sie aufstehen und ins Bad müssen, schalten Sie möglichst wenig Lichter an oder verwenden Sie schwächere Birnen bis maximal 40 Watt. Helligkeit macht wach und bringt die innere Uhr aus dem Takt. Der Schlaf wird anschließend unruhiger und weniger tief. Verdunkeln Sie auch vor dem Schlafengehen Ihre Fenster, denn Lichtquellen wie Straßenlaternen oder Autoscheinwerfer können in der Nacht den Schlaf stören.

Lüften Sie Ihr Schlafzimmer vor dem Schlafengehen. Schlafmediziner des Interdisziplinären Zentrums an der Charité Berlin empfehlen eine Temperatur zwischen 16 und 23 °C als optimal. Achten Sie darauf, dass diese über Nacht konstant bleibt. Temperaturen unter 16 °C beeinflussen das Schlafverhalten negativ.

12

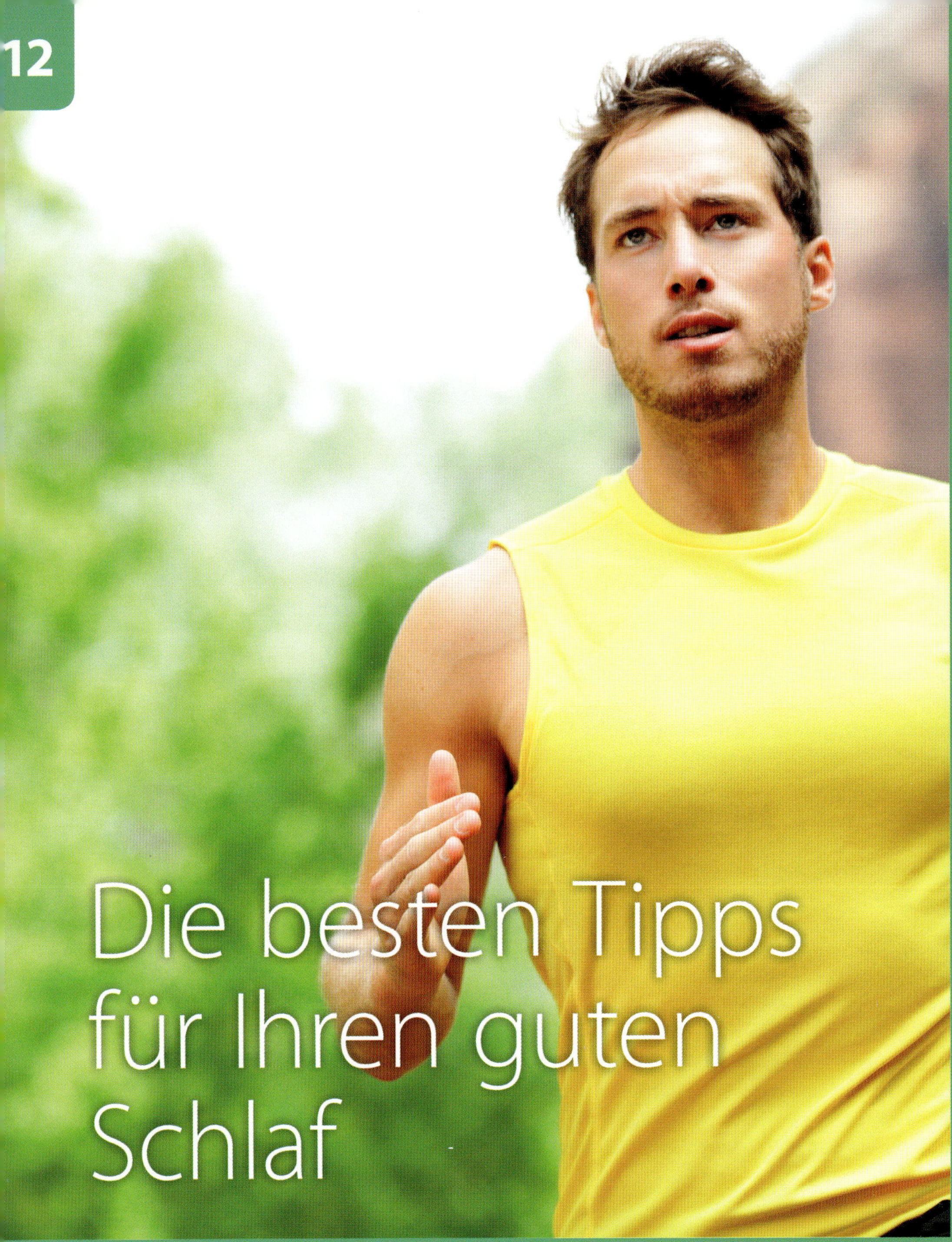

Die besten Tipps für Ihren guten Schlaf

Für Ihren guten Schlaf können Sie eine Menge tun. Von einem strukturierten Tagesrhythmus über schlaffördernde Ernährung bis hin zu Wohlfühl- und Entspannungseinheiten. Lassen Sie sich von den Tipps auf den folgenden Seiten inspirieren.

Im richtigen Rhythmus

Legen Sie die Zeiten fest, an denen Sie aufstehen und zu Bett gehen. Denn wer jede Nacht gut schlafen will, sollte auch tagsüber nach einer festen Tagesstruktur leben. Feste Zeiten für Frühstück, Arbeit, Mittag- und Abendessen, aber auch den täglichen Spaziergang oder Sport sollten Sie möglichst zu denselben Zeiten ausüben. Bestimmte Tätigkeiten sollten dabei ausschließlich für tagsüber oder sogar morgens reserviert bleiben, z. B. eine erfrischende Dusche, schweißtreibendes Training oder die Hauptmahlzeit des Tages. Und: Genießen Sie Ihre Auszeiten und Pausen, Ihre Mahlzeiten und Getränke. Alles, was Sie mit allen Sinnen wertschätzen können, schenkt Ihnen Energie, macht Sie stressresistenter und hebt Ihre Stimmung.

Je regelmäßiger Ihre Tagesstruktur, desto besser halten Sie Ihre biologische Uhr im Takt und programmieren Ihren Körper auf einen gesunden Rhythmus. Stehen Sie morgens sofort auf, wenn Ihr Wecker klingelt, auch wenn Sie sich noch müde fühlen. Der beste Wachmacher ist helles Licht. Also hoch mit den Jalousien und herein mit dem Sonnenlicht.

Tagsüber aktiv – nachts gut schlafen

Ein aktiver, bewegungsfreudiger Alltag macht tagsüber gut gelaunt und abends gut müde. Er stärkt das Immunsystem und wirkt wie ein natürliches Anti-Stress-Programm! Achten Sie vom morgendlichen Aufstehen an bewusst auf mehr Bewegung. Diese lässt sich auch nebenbei einbauen.

- Wippen Sie morgens beim Zähneputzen in den Knien oder laufen Sie auf der Stelle.
- Bringen Sie Ihren Kreislauf morgens in Schwung, indem Sie sich ausgiebig dehnen und strecken.
- Lassen Sie das Auto für kurze Einkäufe oder Gänge stehen und steigen Sie um aufs Rad oder gehen Sie zu Fuß.
- Verzichten Sie tagsüber auf den Aufzug oder Rolltreppen und steigen Sie so oft wie möglich Treppen.
- Gehen Sie insgesamt so viel wie möglich zu Fuß.

Die Aktivitäten müssen nicht immer gleich schweißtreibend sein, aber jede Bewegung sorgt dafür, dass Ihr Körper ins Lot kommt und er abends während der Ruhephase wirklich auf Entspannung umschalten kann. Wer sich täglich bewegt, ist grundsätzlich gelassener. Er kommt zudem abends leichter in die Entspannung und kann besser abschalten, weil durch jede Muskelaktivität Stresshormone abgebaut werden und der Kopf abschalten kann. Wenn Sie unter der Woche keine Gelegenheit dazu haben, zu laufen, zu walken oder Rad zu fahren, gehen Sie mittags nach dem Essen 20 Minuten spazieren und profitieren Sie jetzt von der höchsten Lichtintensität des Tages. Unter der Einwirkung von Tageslicht wird das Wohlfühlhormon Serotonin gebildet, das nachts in schlafförderndes Melatonin umgewandelt wird.

Tipp

Die beste Zeit für Sport ist je nach individuellem Biorhythmus der frühe Morgen oder der späte Nachmittag. Der Taktgeber sind Sie und Ihre innere Uhr. Einzige Bedingung: Beenden Sie Ihre sportlichen Aktivitäten mindestens eine Stunde vor dem Zubettgehen. Wenn Sie unter der Woche keine Zeit haben sollten, verlegen Sie die Sporteinheiten auf das Wochenende. Unterschätzen Sie die Wirkung nicht: Durch seine körperlich entspannende Wirkung sorgt Sport für das nötige Gegenwicht zum unvermeidlichen Alltagsstress.

Ein Lob der Siesta

Eine Studie griechischer Ärzte im Jahr 2007 belegte, dass eine tägliche Siesta bei gesunden Erwachsenen das Risiko von Herzinfarkten verringern könne. Das Team um Dr. Dimitrios Trichopoulos aus Athen stellte fest, dass Menschen, die mindestens dreimal pro Woche mittags eine halbe Stunde oder länger schlafen, eine um 37 Prozent geringere Rate tödlich verlaufender Herzinfarkte aufwiesen im Vergleich zu Menschen, die darauf verzichteten (Quelle: Arch Intern Med 2007; 167 : 296–301. Möglicherweise beruhe die positive Wirkung des Nickerchens darauf, dass so herzschädigender Stress abgebaut wird.

Andere Experimente ergaben, dass sich tagsüber etwa im Takt von vier Stunden unsere Einschlafbereitschaft erhöht. Da in unserem Kulturkreis ein Nickerchen am Tag weder üblich noch gesellschaftlich akzeptiert ist, geben viele diesem Bedürfnis nicht nach. In Spanien, Italien oder Südfrankreich pflegt man dagegen eine Siesta-Kultur. Auch die fleißigen Japaner schätzen ein Tagesnickerchen. Hier heißt das Mittagsschläfchen »Inemuri«, zu Deutsch »anwesend sein und schlafen«.

Machen Sie es anders und führen Sie die Siesta für sich ein: Manchmal reicht es schon, wenn man es sich mit einer Decke bequem macht, die Beine hoch lagert und die Augen schließt. Schon in dieser Lage gelangt wieder mehr Blut in Ihr Gehirn und der Körper drosselt die Produktion des Stresshormons Noradrenalin. Länger als 30 Minuten sollte die Siesta nicht dauern, da Sie sonst abends zu lange wach bleiben und Ihre erholsame Nachtruhe gefährden.

Gut essen, besser schlafen

Auch unsere Ernährungsweise spielt neben dem Tagesrhythmus und körperlichen Aktivitäten eine wichtige Rolle, um nachts einen gesunden, energiereichen Schlaf zu erreichen. Wenn wir auch beim Essen auf den natürlichen Biorhythmus unseres Stoffwechsels achten, sind wir tagsüber fit und leistungsfähig und können uns nachts optimal erholen. Wichtig bei einer gesunden, schlaffördernden Ernährung sind die Zusammensetzung der Mahlzeiten aus Lebensmitteln, die einerseits ausreichend Energie für den Tag bringen und unseren Stoffwechsel aktivieren, ihn aber andererseits nicht überlasten, um uns abends einen guten Schlaf zu bringen. Eine Ernährung nach dem LOGI-Prinzip ist dabei optimal.

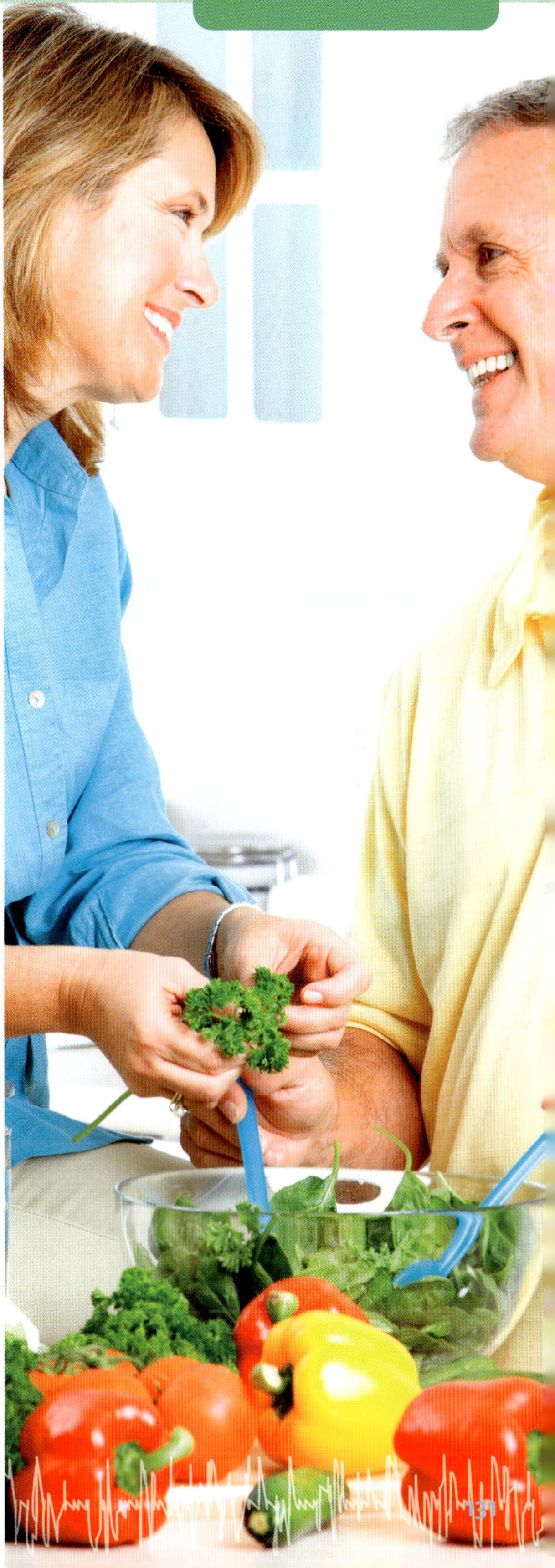

Tipp

»Eulen« und »Lerchen« sollten das Abendessen jeweils an Ire bevorzugte Zubettgehzeit anpassen. Halten Sie auf jeden Fall zwischen dem Ende Ihrer Mahlzeit und dem Zubettgehen einen Abstand von mindestens zwei Stunden und kommen Sie nicht auf die Idee, hungrig zu Bett gehen. Auch das hält wach. Wer dagegen regelmäßig und eher früh zu Abend isst, erleichtert das Ein- und Durchschlafen und entlastet auf diese Weise seinen Stoffwechsel.

Übrigens: Je müder Sie sind, desto intensiver fällt der Tiefschlaf aus und dabei erholen Sie sich am besten. Generell gilt als »beste« Zeit das Einschlafen vor 23 Uhr, um die Tiefschlafphasen in der Non-REM-Zeit zwischen 23 und 2 Uhr zu nutzen. Trotzdem, der Taktgeber sind Sie, Ihr individueller Tagesablauf und Ihre innere Uhr. Wenn Ihnen danach ist, später einzuschlafen, tun Sie das, allerdings möglichst immer zu festen Zeiten.

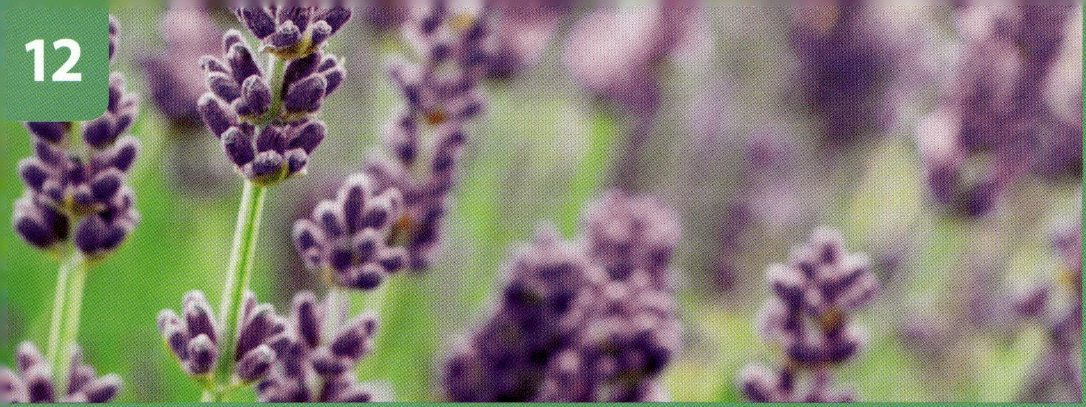

Natürliche Einschlafhelfer

Für einen guten Schlaf gibt es natürliche, gut verträgliche Mittel, wobei die empfindliche Schlafstruktur geschützt wird. Alle Naturheilmittel gibt es rezeptfrei in der Apotheke oder Sie bauen sie selbst im Garten oder auf Ihrer Fensterbank in Töpfen an. Lassen Sie sich bei Unsicherheit von Ihrem Apotheker oder Arzt beraten und eine individuelle Dosierung empfehlen.

Baldrian (Valeriana officinalis L.) – der Klassiker für einen gesunden Schlaf. Von der weiß blühenden Pflanze wird nur die Wurzel mit ihrem charakteristischen Geruch arzneilich verwendet. In der Volksmedizin gilt er als Nerven- und Beruhigungsmittel.

Vom **Hopfen (Humulus lupulus L.)** werden die Hopfenzapfen verwendet. Sie enthalten Humulon und Lupulon, Bitterstoffe, ätherisches Öl sowie Harzsubstanzen, die die beruhigende Wirkung ausmachen. Er wirkt positiv bei nervöser Erregung und Einschlafstörungen.

Von der **Passionsblume (Passiflora incarnata L.)** wird das Kraut, das Flavonoin, Vitexin, Cumarin, Umbelliferon und Maltol enthält, verwendet. Passionsblumentee wird bei Schlaflosigkeit und Nervosität empfohlen.

Die Blätter der **Melisse (Melissa officinalis L.)** enthalten das ätherische Melissenöl mit Citronellal, Citral und Caryophyllen. Melissentee wirkt nervenberuhigend. Honig verstärkt seine Wirkung.

Johanniskraut (Hypericum perforatum L.) wird in voller Blüte geerntet. Der wichtigste Wirkstoff des stimmungsaufhellend wirkenden Krauts ist neben Flavonoiden, Harzen und Gerbstoffen das Hypericin.

Arzneilich verwendbarer **Lavendel (Lavandula angustifolia Mill.)** wirkt beruhigend auf das Zentralnervensystem. Hauptwirkstoff neben Gerbstoffen, Flavonoiden und Phytosterolen ist duftendes ätherisches Öl.

Rezept für einen Schlaftee: Lassen Sie sich in der Apotheke diesen Tee mischen: jeweils zehn Gramm Fenchel und Kümmel, jeweils 40 Gramm Pfefferminz und Baldrianwurzel. Für einen Viertelliter Tee brauchen Sie einen Teelöffel der Kräutermischung. Sie können einen Teelöffel Honig zugeben. Trinken Sie jeden Abend vor dem Schlafengehen zwei bis drei Tassen davon.

Ein Klassiker bei Schlaflosigkeit und kalten Füßen sind **kalte Wadenwickel.** Sie sorgen für eine gute Durchblutung und schenken ein wohliges Wärmegefühl. Tauchen Sie zwei Leintücher in kaltes Wasser, wringen sie aus, wickeln sie straff um Ihre Unterschenkel und darüber noch ein trockenes Tuch und dicke Wollkniestrümpfe oder einen Schal. Lassen Sie den feuchten Wickel etwa zehn Minuten einwirken.

Fußbad: Füllen Sie eine Fußbadewanne mit einem Liter Melissentee. Dann gießen Sie so viel kaltes Wasser auf, bis eine Temperatur von 33 °C erreicht ist. Stellen Sie die Füße hinein und erhöhen Sie in der nächsten Viertelstunde durch Zugießen von heißem Wasser die Temperatur auf maximal 42 °C. Füße gut abtrocknen, warme Socken anziehen und ab ins Bett.

Kräuterkissen: Füllen Sie ein kleines Schlafkissen aus Baumwolle mit Kräutern (jeweils 40 Gramm Johanniskraut, Hopfenzapfen, Kamillenblüten, Melissenblätter) und legen Sie es auf oder neben Ihr Kopfkissen. Die ätherischen Öle sorgen für Beruhigung und einen erholsamen Schlaf. Die Wirkung hält rund eine Woche an, danach füllen Sie neue Kräuter nach.

Wohlfühlbad: Geben Sie 50 Gramm Rosenblätter, 20 Gramm Pfefferminzblätter und drei Tropfen Rosenöl in ein Säckchen oder einen Teefilter und binden es zu. Übergießen Sie es in der Badewanne mit etwas heißem Wasser. Das Badewasser sollte nicht heißer als 37 °C sein. Verrühren Sie das Rosenöl mit drei bis vier Esslöffeln Bienenhonig und geben es ebenfalls ins Badewasser. Das Bad wirkt lindernd, beruhigend und entspannt Ihre Muskulatur.

Das Plus: Vermehren Sie positive Gefühle im Alltag und meiden Sie negative. Das sorgt am Ende des Tages für die nötige innere Ruhe, um gut zu schlafen.

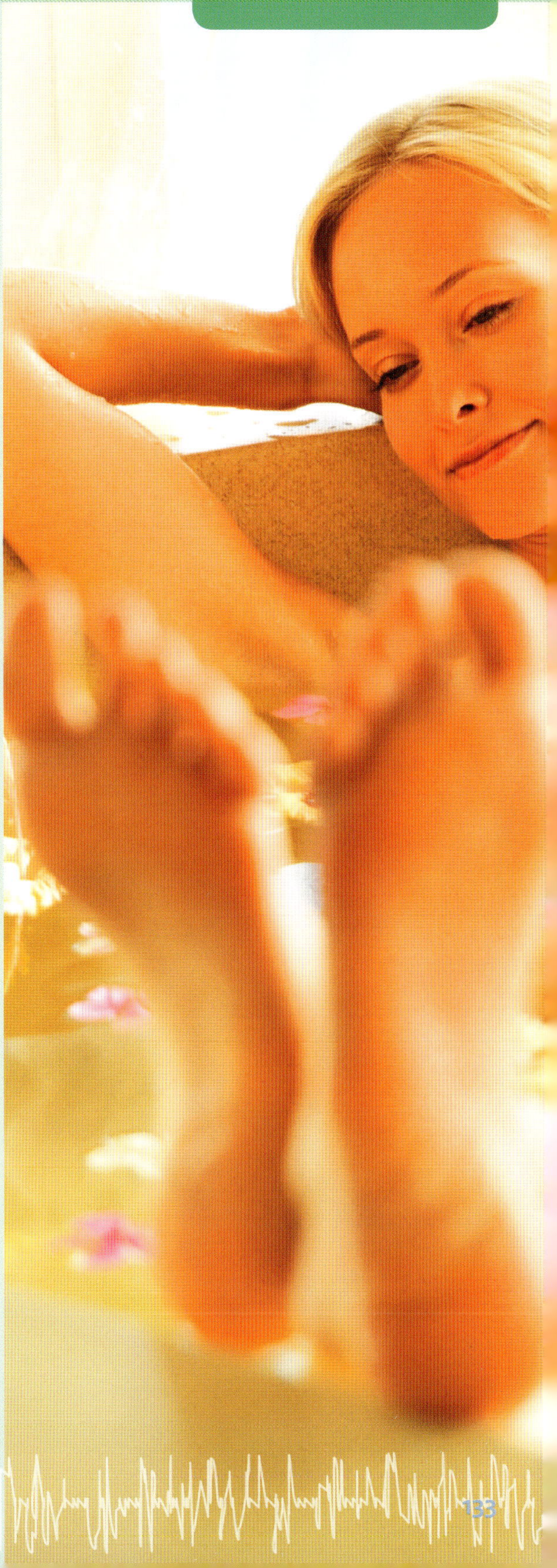

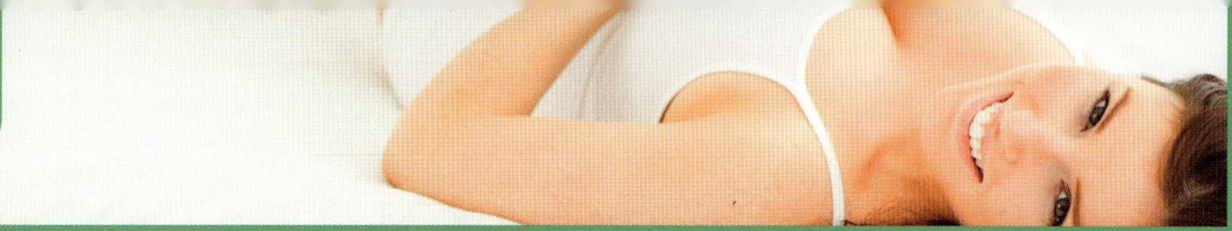

Entspannungsübung – Progressive Muskelentspannung

Eine einfache und einschläfernde Entspannungstechnik, für die Sie nicht viel Zeit brauchen und deren Effekt Sie aber sofort spüren, ist die Progressive Muskelentspannung nach Jacobson. So geht's:

Sie liegen entspannt auf dem Rücken (eventuell auf einer Decke), die Beine hüftweit auseinander und die Arme locker neben dem Oberkörper. Atmen Sie während der gesamten Übung ruhig und entspannt.

Ballen Sie nun Ihre Hände zu Fäusten. Halten Sie die Anspannung fünf Sekunden lang, lassen Sie dann locker und spüren Sie 30 Sekunden nach.

Winkeln Sie Ihre Unterarme an und ballen Sie Ihre Fäuste. Halten Sie die Anspannung fünf Sekunden lang, lassen Sie dann locker und spüren Sie 30 Sekunden nach.

Spannen Sie jetzt Ihre Oberarme sowie den Schulter- und Nackenbereich an. Halten Sie die Anspannung fünf Sekunden lang, lassen Sie dann locker und spüren Sie 30 Sekunden nach.

Kneifen Sie Ihre Gesichtsmuskulatur zusammen. Halten Sie die Anspannung fünf Sekunden lang, lassen Sie dann locker, spüren Sie 30 Sekunden nach.

Spannen Sie die Muskeln am vorderen Hals und Ihre Brustmuskeln an. Halten Sie die Anspannung fünf Sekunden lang, lassen Sie dann locker und spüren Sie 30 Sekunden nach. Spannen Sie jetzt Ihre Rückenmuskeln an. Halten Sie die Anspannung fünf Sekunden lang, lassen Sie dann locker und spüren Sie 30 Sekunden nach.

Ziehen Sie jetzt kräftig Ihren Bauch ein. Halten Sie die Anspannung fünf Sekunden lang, lassen Sie dann locker und spüren Sie 30 Sekunden nach.

Spannen Sie Ihre Gesäßmuskeln an. Halten Sie die Anspannung fünf Sekunden lang, lassen Sie dann locker und spüren Sie 30 Sekunden nach.

Spannen Sie Ihre Oberschenkelmuskulatur an. Halten Sie die Anspannung fünf Sekunden lang, lassen Sie dann locker, spüren Sie 30 Sekunden nach.

Spannen Sie Ihre Unterschenkelmuskulatur an und ziehen Sie Ihre Füße an. Halten Sie die Anspannung fünf Sekunden lang, lassen Sie dann locker und spüren Sie 30 Sekunden nach.

Spannen Sie jetzt Ihren ganzen Körper an. Halten Sie die Anspannung fünf Sekunden lang, lassen Sie dann locker und spüren Sie 30 Sekunden nach.

Wenn Sie nicht einschlafen wollen und diese Übung tagsüber zwischendurch durchführen, um sich zu entspannen, zählen Sie an dieser Stelle leise rückwärts von vier bis eins. Öffnen Sie ihre Augen, strecken sich und fühlen sich wieder fit. Wenn Sie einschlafen wollen, dann verzichten Sie einfach auf das »Zurückholen«.

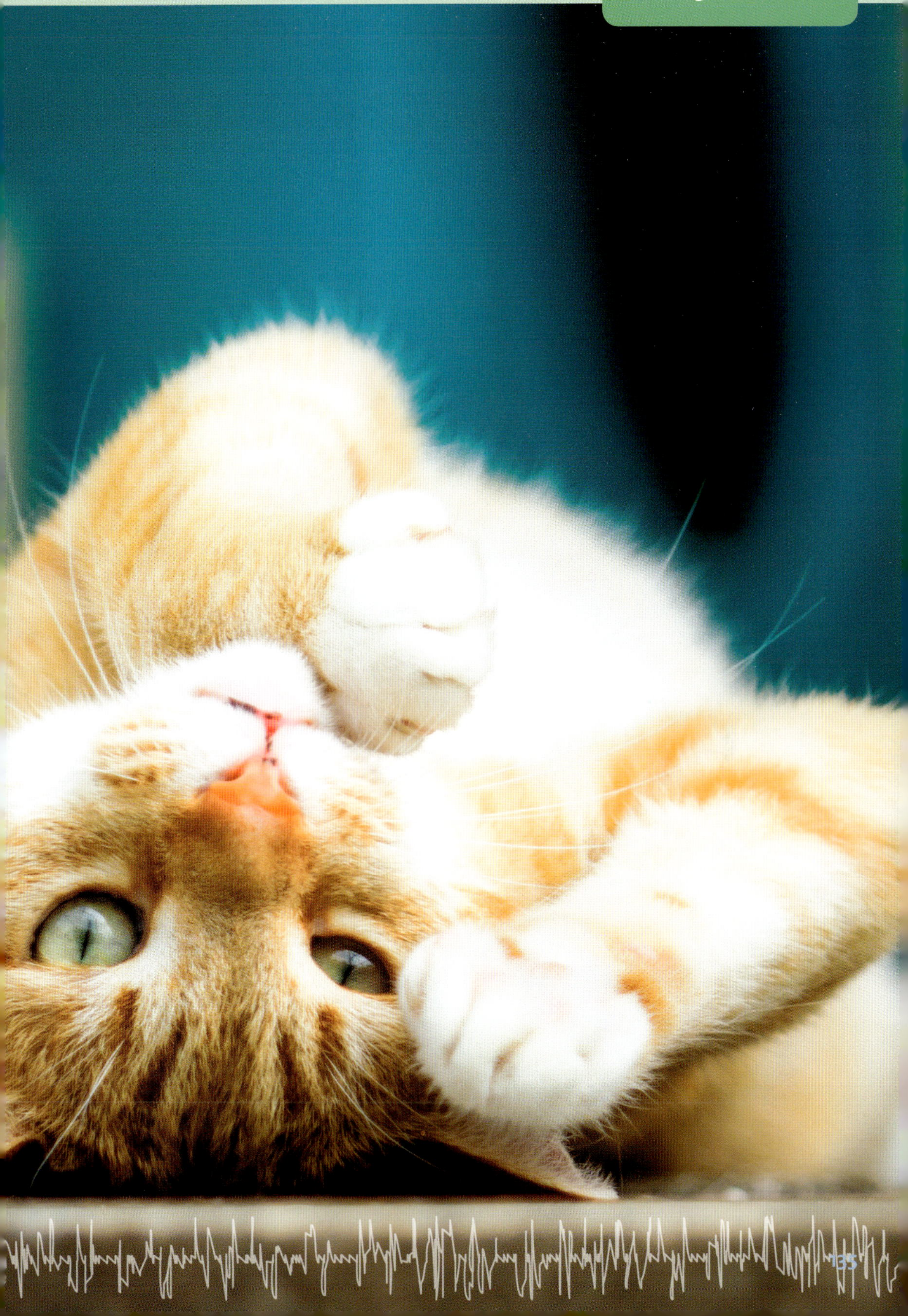

Kapitel 2: Im Rhythmus der Moderne

1. Zulley J. Der Biorhythmus des Menschen. Unterwegs 2009(4):4-6.

2. Cajochen C, Frey S, Anders D, et al. Evening exposure to a light emitting diodes (LED)-backlit computer screen affects circadian physiology and cognitive performance. J Appl Physiol 2011.

3. Chellappa SL, Steiner R, Blattner P, Oelhafen P, Gotz T, Cajochen C. Non-visual effects of light on melatonin, alertness and cognitive performance: can blue-enriched light keep us alert? PLoS ONE 2011;6(1):e16429.

4. Van den Bulck J. The effects of media on sleep. Adolesc Med State Art Rev 2010;21(3):418-29.

5. Foster RG, Wulff K. The rhythm of rest and excess. Nat Rev Neurosci 2005;6(5):407-14.

6. Arnetz BB, Wiholm C, Kuster N, Hillert L, Moffat SD. Exploring exposure to mobile-phone electromagnetic fields and psychophysiological and self-rated symptoms. Psychosom Med 2009;71(1):115; author reply -6.

7. Lowden A, Akerstedt T, Ingre M, et al. Sleep after mobile phone exposure in subjects with mobile phone-related symptoms. Bioelectromagnetics 2011;32(1):4-14.

8. Thomee S, Harenstam A, Hagberg M. Mobile phone use and stress, sleep disturbances, and symptoms of depression among young adults--a prospective cohort study. BMC Public Health 2011;11:66.

9. Knutson KL, Van Cauter E, Rathouz PJ, DeLeire T, Lauderdale DS. Trends in the prevalence of short sleepers in the USA: 1975-2006. Sleep 2010;33(1):37-45.

10. Santé INdPedEpl. Les francais et leur sommeil., 2009:1-12.

11. Partinen M. Epidemiology of sleep disorders. Handb Clin Neurol 2011;98:275-314.

12. Landrigan CP, Rothschild JM, Cronin JW, et al. Effect of reducing interns' work hours on serious medical errors in intensive care units. N Engl J Med 2004;351(18):1838-48.

13. Lockley SW, Cronin JW, Evans EE, et al. Effect of reducing interns' weekly work hours on sleep and attentional failures. N Engl J Med 2004;351(18):1829-37.

14. Levine AC, Adusumilli J, Landrigan CP. Effects of reducing or eliminating resident work shifts over 16 hours: a systematic review. Sleep 2010;33(8):1043-53.

Kapitel 3: Lieber kurz und gut als lang und schlecht

1. Ohayon MM. From wakefulness to excessive sleepiness: what we know and still need to know. Sleep Med Rev 2008;12(2):129-41.

2. Foster RG. A sense of time: body clocks, sleep and health. Dtsch Med Wochenschr 2010;135(51-52):2601-8.

3. Knutson KL. Sleep duration and cardiometabolic risk: a review of the epidemiologic evidence. Best Pract Res Clin Endocrinol Metab 2010;24(5):731-43.

Kapitel 4: Mangel macht fett

1. Patel SR, Hu FB. Short sleep duration and weight gain: a systematic review. Obesity (Silver Spring) 2008;16(3):643-53.

2. Patel SR. Reduced sleep as an obesity risk factor. Obes Rev 2009;10 Suppl 2:61-8.

3. Spiegel K, Tasali E, Leproult R, Van Cauter E. Effects of poor and short sleep on glucose metabolism and obesity risk. Nat Rev Endocrinol 2009;5(5):253-61.

4. Spiegel K, Tasali E, Penev P, Van Cauter E. Brief communication: Sleep curtailment in healthy young men is associated with decreased leptin levels, elevated ghrelin levels, and increased hunger and appetite. Ann Intern Med 2004;141(11):846-50.

5. Spiegel K, Leproult R, L'Hermite-Baleriaux M, Copinschi G, Penev PD, Van Cauter E. Leptin levels are dependent on sleep duration: relationships with sympathovagal balance, carbohydrate regulation, cortisol, and thyrotropin. J Clin Endocrinol Metab 2004;89(11):5762-71.

6. Guilleminault C, Powell NB, Martinez S, et al. Preliminary observations on the effects of sleep time in a sleep restriction paradigm. Sleep Med 2003;4(3):177-84.

7. Chaput JP, Despres JP, Bouchard C, Tremblay A. Short sleep duration is associated with reduced leptin levels and increased adiposity: Results from the Quebec family study. Obesity (Silver Spring) 2007;15(1):253-61.

8. Schmid SM, Hallschmid M, Jauch-Chara K, Born J, Schultes B. A single night of sleep deprivation increases ghrelin levels and feelings of hunger in normal-weight healthy men. J Sleep Res 2008;17(3):331-4.

9. Benedict C, Kern W, Schmid SM, Schultes B, Born J, Hallschmid M. Early morning rise in hypothalamic-pituitary-adrenal activity: a role for maintaining the brain's energy balance. Psychoneuroendocrinology 2009;34(3):455-62.

10. Taheri S, Lin L, Austin D, Young T, Mignot E. Short sleep duration is associated with reduced leptin, elevated ghrelin, and increased Body-Mass-Index. PLoS Med 2004;1(3):e62.

11. Bjorvatn B, Sagen IM, Oyane N, et al. The association between sleep duration, Body-Mass-Index and metabolic measures in the Hordaland Health Study. J Sleep Res 2007;16(1):66-76.

12. Gangwisch JE, Malaspina D, Boden-Albala B, Heymsfield SB. Inadequate sleep as a risk factor for obesity: analyses of the NHANES I. Sleep 2005;28(10):1289-96.

13. Diethelm K, Bolzenius K, Cheng G, Remer T, Buyken AE. Longitudinal associations between reported sleep duration in early childhood and the development of Body-Mass-Index, fat mass index and fat free mass index until age 7. Int J Pediatr Obes 2011;6(2-2):e114-23.

14. Cappuccio FP, Taggart FM, Kandala NB, et al. Meta-analysis of short sleep duration and obesity in children and adults. Sleep 2008;31(5):619-26.

15. Chen X, Beydoun MA, Wang Y. Is sleep duration associated with childhood obesity? A systematic review and meta-analysis. Obesity (Silver Spring) 2008;16(2):265-74.

16. Schmid SM, Hallschmid M, Jauch-Chara K, et al. Short-term sleep loss decreases physical activity under free-living conditions but does not increase food intake under time-deprived laboratory conditions in healthy men. Am J Clin Nutr 2009;90(6):1476-82.

17. Brondel L, Romer MA, Nougues PM, Touyarou P, Davenne D. Acute partial sleep deprivation increases food intake in healthy men. Am J Clin Nutr 2010;91(6):1550-9.

18. Vgontzas AN, Lin HM, Papaliaga M, et al. Short sleep duration and obesity: the role of emotional stress and sleep disturbances. Int J Obes (Lond) 2008;32(5):801-9.

19. Pejovic S, Vgontzas AN, Basta M, et al. Leptin and hunger levels in young healthy adults after one night of sleep loss. J Sleep Res 2010;19(4):552-8.

20. Meerlo P, Sgoifo A, Suchecki D. Restricted and disrupted sleep: effects on autonomic function, neuroendocrine stress systems and stress responsivity. Sleep Med Rev 2008;12(3):197-210.

21. Tasali E, Leproult R, Ehrmann DA, Van Cauter E. Slow-wave sleep and the risk of type 2 diabetes in humans. Proc Natl Acad Sci U S A 2008;105(3):1044-9.

22. Warne JP, Dallman MF. Stress, diet and abdominal obesity: Y? Nat Med 2007;13(7):781-3.

23. St-Onge MP, Roberts AL, Chen J, et al. Short sleep duration increases energy intakes but does not change energy expenditure in normal-weight individuals. Am J Clin Nutr 2011. epub ahead of print

Kapitel 5: Schlafmangel macht Zucker

1. Gelbrich G, Bluher S, Reich A, Muller G, Kiess W. Prevalence of obesity and elevated blood pressure as well as onset of puberty in German school children attending different educational tracks. Horm Res 2008;70(6):340-8.

2. Sinha R, Fisch G, Teague B, et al. Prevalence of impaired glucose tolerance among children and adolescents with marked obesity. N Engl J Med 2002;346(11):802-10.

3. Hall MH, Muldoon MF, Jennings JR, Buysse DJ, Flory JD, Manuck SB. Self-reported sleep duration is associated with the metabolic syndrome in midlife adults. Sleep 2008;31(5):635-43.

4. Choi KM, Lee JS, Park HS, Baik SH, Choi DS, Kim SM. Relationship between sleep duration and the metabolic syndrome: Korean National Health and Nutrition Survey 2001. Int J Obes (Lond) 2008;32(7):1091-7.

5. Mottillo S, Filion KB, Genest J, et al. The metabolic syndrome and cardiovascular risk a systematic review and meta-analysis. J Am Coll Cardiol 2010;56(14):1113-32.

6. Pothiwala P, Jain SK, Yaturu S. Metabolic syndrome and cancer. Metab Syndr Relat Disord 2009;7(4):279-88.

7. Ayas NT, White DP, Al-Delaimy WK, et al. A prospective study of self-reported sleep duration and incident diabetes in women. Diabetes Care 2003;26(2):380-4.

8. Cappuccio FP, D'Elia L, Strazzullo P, Miller MA. Quantity and quality of sleep and incidence of type 2 diabetes: a systematic review and meta-analysis. Diabetes Care 2010;33(2):414-20.

9. Schmid SM, Schultes B. Schlechter Schlaf als Risikofaktor für das metabolische Syndrom. Internist (Berl) 2011.

10. Spiegel K, Leproult R, Van Cauter E. Impact of sleep debt on metabolic and endocrine function. Lancet 1999;354(9188):1435-9.

Kapitel 6: Schlaflos ins Verderben

1. Rosekind MR, Smith RM, Miller DL, et al. Alertness management: strategic

naps in operational settings. J Sleep Res 1995;4(S2):62-6.

2. Cohen S, Doyle WJ, Alper CM, Janicki-Deverts D, Turner RB. Sleep habits and susceptibility to the common cold. Arch Intern Med 2009;169(1):62-7.

3. Lange T, Dimitrov S, Born J. Effects of sleep and circadian rhythm on the human immune system. Ann N Y Acad Sci 2010;1193:48-59.

4. Leproult R, Van Cauter E. Effect of 1 week of sleep restriction on testosterone levels in young healthy men. JAMA 2011;305(21):2173-4.

5. Hammoud AO, Walker JM, Gibson M, et al. Sleep apnea, reproductive hormones and quality of sexual life in severely obese men. Obesity (Silver Spring) 2011;19(6):1118-23.

6. Foster RG, Wulff K. The rhythm of rest and excess. Nat Rev Neurosci 2005;6(5):407-14.

7. Culpepper L. Understanding the burden of depression. J Clin Psychiatry 2011;72(6):e19.

8. Akerstedt T, Wright KP. Sleep Loss and Fatigue in Shift Work and Shift Work Disorder. Sleep Med Clin 2009;4(2):257-71.

9. Ohayon MM, Smolensky MH, Roth T. Consequences of shiftworking on sleep duration, sleepiness, and sleep attacks. Chronobiol Int 2010;27(3):575-89.

10. Cappuccio FP, Cooper D, D'Elia L, Strazzullo P, Miller MA. Sleep duration predicts cardiovascular outcomes: a systematic review and meta-analysis of prospective studies. Eur Heart J 2011;32(12):1484-92.

11. Chami HA, Resnick HE, Quan SF, Gottlieb DJ. Association of incident cardiovascular disease with progression of sleep-disordered breathing. Circulation 2011;123(12):1280-6.

12. Ikehara S, Iso H, Date C, et al. Association of sleep duration with mortality from cardiovascular disease and other causes for Japanese men and women: the JACC study. Sleep 2009;32(3):295-301.

13. Kronholm E, Laatikainen T, Peltonen M, Sippola R, Partonen T. Self-reported sleep duration, all-cause mortality, cardiovascular mortality and morbidity in Finland. Sleep Med 2011;12(3):215-21.

14. King CR, Knutson KL, Rathouz PJ, Sidney S, Liu K, Lauderdale DS. Short sleep duration and incident coronary artery calcification. JAMA 2008;300(24):2859-66.

15. Wolff B, Volzke H, Schwahn C, Robinson D, Kessler C, John U. Relation of self-reported sleep duration with carotid intima-media thickness in a general population sample. Atherosclerosis 2008;196(2):727-32.

16. Chandola T, Ferrie JE, Perski A, Akbaraly T, Marmot MG. The effect of short sleep duration on coronary heart disease risk is greatest among those with sleep disturbance: a prospective study from the Whitehall II cohort. Sleep 2010;33(6):739-44.

17. Knutson KL. Sleep duration and cardiometabolic risk: a review of the epidemiologic evidence. Best Pract Res Clin Endocrinol Metab 2010;24(5):731-43.

18. Chien KL, Chen PC, Hsu HC, et al. Habitual sleep duration and insomnia and the risk of cardiovascular events and all-cause death: report from a community-based cohort. Sleep 2010;33(2):177-84.

19. Cappuccio FP, D'Elia L, Strazzullo P, Miller MA. Sleep duration and all-cause mortality: a systematic review and meta-analysis of prospective studies. Sleep 2010;33(5):585-92.

Kapitel 7: Schnarchen ist kein Kavaliersdelikt

1. Kawaguchi Y, Fukumoto S, Inaba M, et al. Different impacts of neck circumference and visceral obesity on the severity of obstructive sleep apnea syndrome. Obesity (Silver Spring) 2011;19(2):276-82.

2. Karimi M, Koranyi J, Franco C, et al. Increased neck soft tissue mass and worsening of obstructive sleep apnea after growth hormone treatment in men with abdominal obesity. J Clin Sleep Med 2010;6(3):256-63.

3. Simpson L, Mukherjee S, Cooper MN, et al. Sex differences in the association of regional fat distribution with the severity of obstructive sleep apnea. Sleep 2010;33(4):467-74.

4. Pillar G, Shehadeh N. Abdominal fat and sleep apnea: the chicken or the egg? Diabetes Care 2008;31 Suppl 2:S303-9.

5. Romero-Corral A, Caples SM, Lopez-Jimenez F, Somers VK. Interactions between obesity and obstructive sleep apnea: implications for treatment. Chest 2010;137(3):711-9.

6. Dempsey JA, Veasey SC, Morgan BJ, O'Donnell CP. Pathophysiology of sleep apnea. Physiol Rev 2010;90(1):47-112.

7. Ahmed MH, Byrne CD. Obstructive sleep apnea syndrome and fatty liver: association or causal link? World J Gastroenterol 2010;16(34):4243-52.

Kapitel 8: Schlaf Dich schlank!

1. Nedeltcheva AV, Kilkus JM, Imperial J, Schoeller DA, Penev PD. Insufficient sleep undermines dietary efforts to reduce adiposity. Ann Intern Med 2010;153(7):435-41.

2. Elder CR, Gullion CM, Funk KL, Debar LL, Lindberg NM, Stevens VJ. Impact of sleep, screen time, depression and stress on weight change in the intensive weight loss phase of the LIFE study. Int J Obes (Lond) 2011.

3. Cizza G, Marincola P, Mattingly M, et al. Treatment of obesity with extension of sleep duration: a randomized, prospective, controlled trial. Clin Trials 2010;7(3):274-85.

4. Ronksley PE, Brien SE, Turner BJ, Mukamal KJ, Ghali WA. Association of alcohol consumption with selected cardiovascular disease outcomes: a systematic review and meta-analysis. BMJ 2011;342:d671.

5. Brien SE, Ronksley PE, Turner BJ, Mukamal KJ, Ghali WA. Effect of alcohol consumption on biological markers associated with risk of coronary heart disease: systematic review and meta-analysis of interventional studies. BMJ 2011;342:d636.

6. Foster RG, Wulff K. The rhythm of rest and excess. Nat Rev Neurosci 2005;6(5):407-14.

Kapitel 9: Ernährung bei Schlafmangel

1. Reddy KJ, Singh M, Bangit JR, Batsell RR. The role of insulin resistance in the pathogenesis of atherosclerotic cardiovascular disease: an updated review. J Cardiovasc Med (Hagerstown) 2010;11(9):633-47.

2. Pothiwala P, Jain SK, Yaturu S. Metabolic syndrome and cancer. Metab Syndr Relat Disord 2009;7(4):279-88. doi: 10.1089/met.2008.0065.

3. Kirwan JP. Insulin sensitivity in skeletal muscle: »use it or lose it, fast«. J Appl Physiol 2010;108(5):1023-4.

4. Starling RD, Poehlman ET. Assessment of energy requirements in elderly populations. Eur J Clin Nutr 2000;54 Suppl 3:S104-11.

5. Solomon TP, Haus JM, Kelly KR, et al. A low-glycemic index diet combined with exercise reduces insulin resistance, postprandial hyperinsulinemia, and glucose-dependent insulinotropic polypeptide responses in obese, prediabetic humans. Am J Clin Nutr 2010;92(6):1359-68.

6. Goodpaster BH, Kelley DE, Wing RR, Meier A, Thaete FL. Effects of weight loss on regional fat distribution and insulin sensitivity in obesity. Diabetes 1999;48(4):839-47.

7. Franz MJ, VanWormer JJ, Crain AL, et al. Weight-loss outcomes: a systematic review and meta-analysis of weight-loss clinical trials with a minimum 1-year follow-up. J Am Diet Assoc 2007;107(10):1755-67.

8. Worm N. Ernährungsempfehlungen beim metabolischen Syndrom. Schweizer Zeitschrift für Ernährungsmedizin 2007;5(2):29-34.

9. Volek JS, Fernandez ML, Feinman RD, Phinney SD. Dietary carbohydrate restriction induces a unique metabolic state positively affecting atherogenic dyslipidemia, fatty acid partitioning, and metabolic syndrome. Progress in Lipid Research 2008; 47:307–18.

10. Krauss RM, Blanche PJ, Rawlings RS, Fernstrom HS, Williams PT. Separate effects of reduced carbohydrate intake and weight loss on atherogenic dyslipidemia. Am J Clin Nutr 2006;83(5):1025-31;

11. Hession M, Rolland C, Kulkarni U, Wise A, Broom J. Systematic review of randomized controlled trials of low-carbohydrate vs. low-fat/low-calorie diets in the management of obesity and its comorbidities. Obes Rev 2009;10(1):36-50.

12. Boling CL, Westman EC, Yancy WS, Jr. Carbohydrate-restricted diets for obesity and related diseases: an update. Curr Atheroscler Rep 2009;11(6):462-9.

13. Feinman RD, Volek JS. Carbohydrate restriction as the default treatment for type 2 diabetes and metabolic syndrome. Scand Cardiovasc J 2008:1-8.

14. Shah M, Adams-Huet B, Garg A. Effect of high-carbohydrate or high-cis-monounsaturated fat diets on blood pressure: a meta-analysis of intervention trials. Am J Clin Nutr 2007;85(5):1251-6.

15. Gonder U, Worm N. Mehr Fett! Liebeserklärung an einen zu Unreht verteufelten Nährstoff. Lünen: Systemed, 2010.

16. Worm N. Glücklich und schlank. Die LOGI-Methode in Theorie und Praxis. Lünen: Systemed-Verlag, 2003.

Kapitel 10: LOGIsch essen für ein besseres Lebensgefühl

1. Worm N. Syndrom X oder Ein Mammut auf den Teller! Mit Steinzeitdiät aus der Wohlstandsfalle. Lünen: Systemed-Verlag, 2002.

2. Worm N. Glücklich und schlank. Die LOGI-Methode in Theorie und Praxis. Lünen: Systemed-Verlag, 2003.

3. Mangiameli F, Worm N. LOGI GUIDE. Tabellen mit über 500 Lebensmitteln, bewertet nach ihrem glykämischen Index und ihrer glykämischen Last. Lünen: Systemed-Verlag, 2004.

4. Worm N. Ernährungsempfehlungen beim metabolischen Syndrom. Schweizer Zeitschrift für Ernährungsmedizin 2007;5(2):29-34.

5. Worm N, Lemberger H, Mangiameli F. Ernährungsstrategie bei Patientinnen mit polyzystischem Ovarsyndrom. Gynäkologische Endokrinologie 2011;9:102–8.

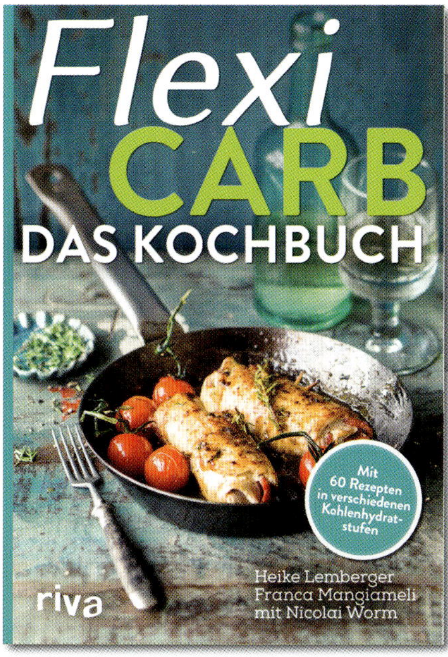

Auch als **E-Book** erhältlich

224 Seiten
19,99 € (D) | 20,60 € (A)
ISBN 978-3-86883-632-5

Heike Lemberger
Franca Mangiameli
Nicolai Worm

Flexi-Carb – Das Kochbuch

Mit 60 Rezepten in verschiedenen Kohlenhydratstufen

Das *Flexi-Carb*-Kochbuch zeigt Ihnen, wie die kohlenhydratangepasste Mittelmeerküche im Alltag funktioniert. Von A wie Artischocke bis Z wie Zitrone stellen Heike Lemberger und Franca Mangiameli die wichtigsten und wirkungsvollsten Zutaten einer modernen mediterranen Ernährung vor und packen diese in 60 leckere und schnelle Rezepte für Frühstück, Hauptmahlzeiten und Snacks. Alle Gerichte gibt es in unterschiedlichen Kohlenhydrat- und Kalorienstufen: Für jedes persönliche Ziel bietet Flexi-Carb die richtige Strategie. Der Wochenplan, die passende Einkaufsliste sowie viele praktische Tipps für zu Hause verhelfen zu einem schnellen Start in ein neues, mediterranes Lebensgefühl mit viel Spaß, Geschmack und ganz ohne Verzicht auf Genuss.

riva

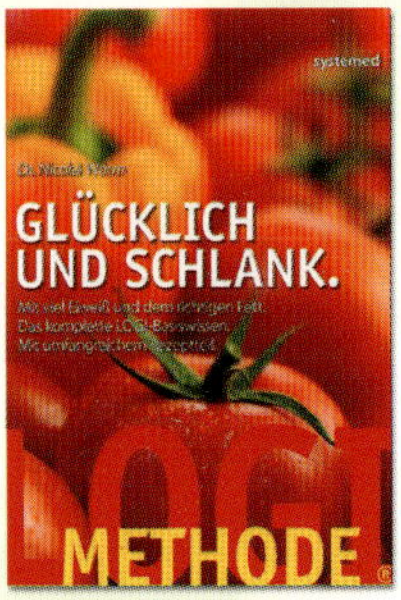

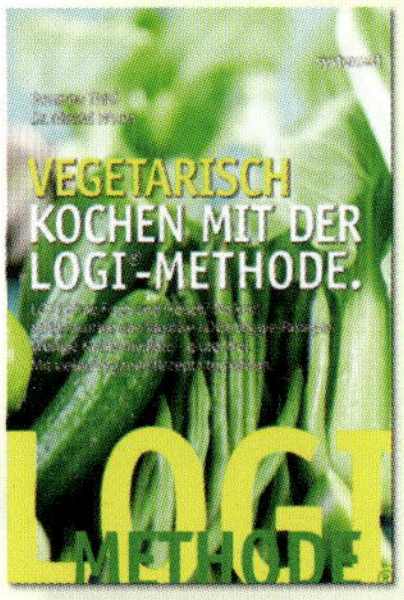

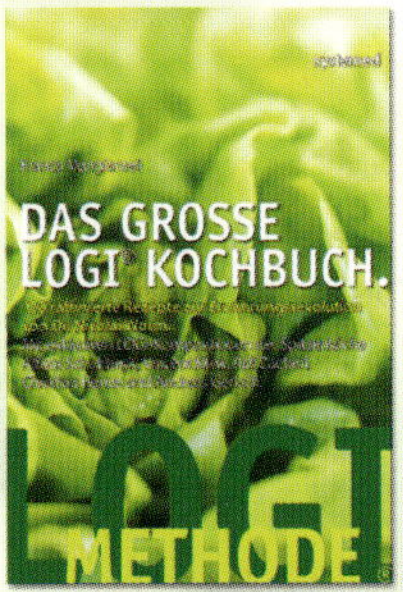

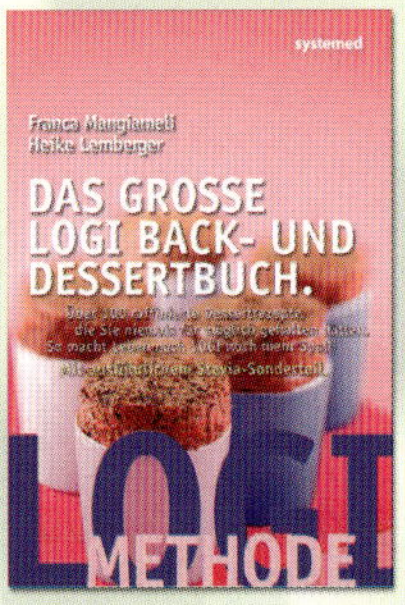

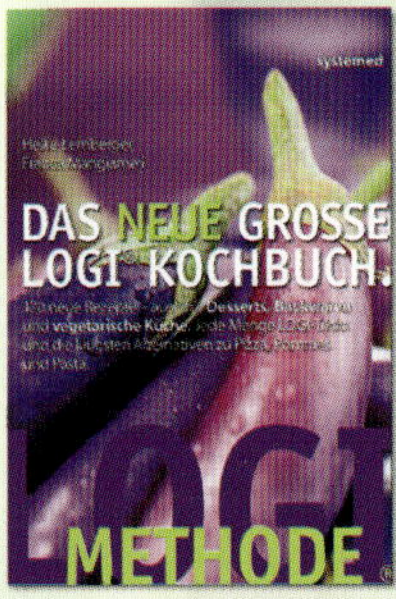

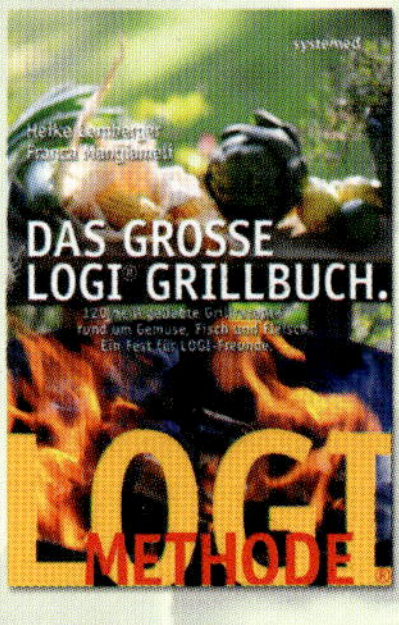

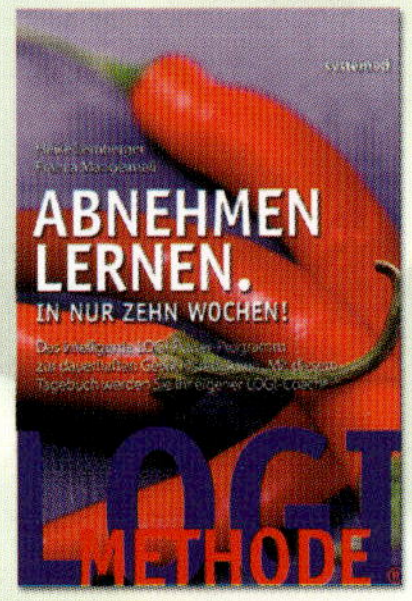

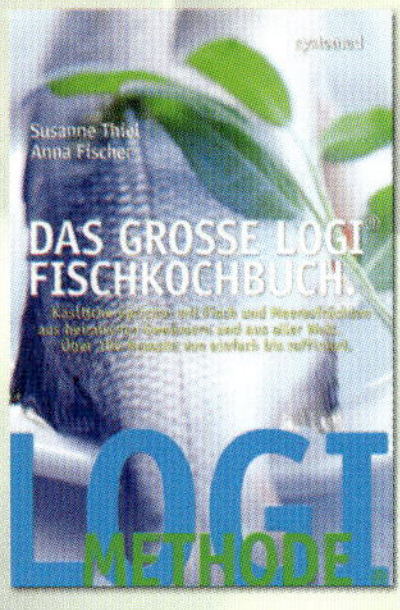

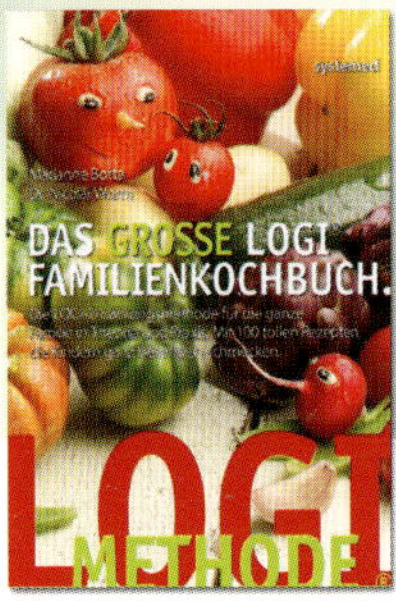

LOGI. Eine beispiellose Erfolgsgeschichte! Vom Insidertipp zur Ernährungsrevolution zur offiziellen Empfehlung zahlloser Mediziner, Ernährungswissenschaftler, Krankenversicherer, Trainer, und Diabetesberater.

Über eine Million LOGI-Bücher haben in den letzten 15 Jahren ihre Leser gefunden. Tausende Tonnen Fett wurden abgespeckt. So viele Menschen von ihren Sorgen, Beschwerden und »Zivilisationskrankheiten« befreit. LOGI ist nicht ohne Grund DAS erfolgreichste Ernährungskonzept der letzten Jahrzehnte.

Alles zur nunmehr über zehn Jahre dauernden Erfolgsgeschichte der LOGI-Methode – von ihren Hintergründen bis zu ihrer Anwendung im Alltag – erfahren Sie in der großen LOGI-Ratgeberreihe aus dem systemed Verlag.

Natürlich kann jeder LOGI zum gesund und schlank werden geniessen. Diese Ernährungsform eignet sich aber auch ganz besonders für Typ-2-Diabetiker, Prädiabetiker und Übergewichtige.

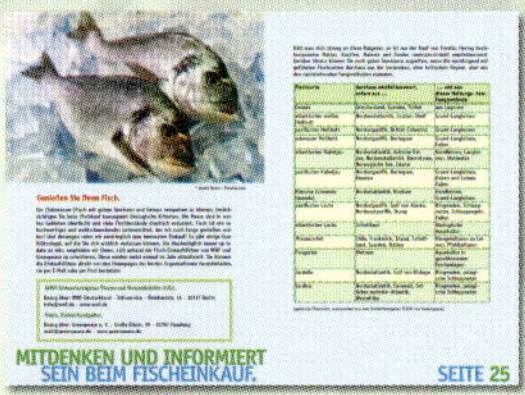

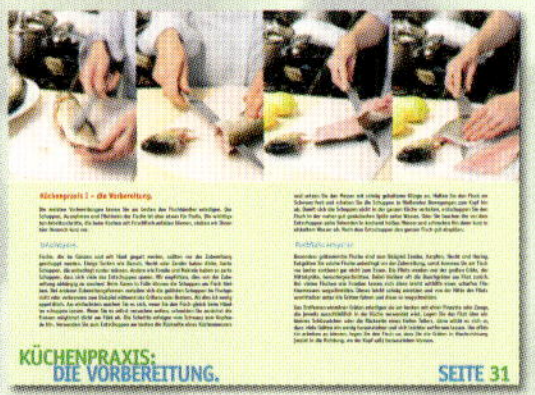

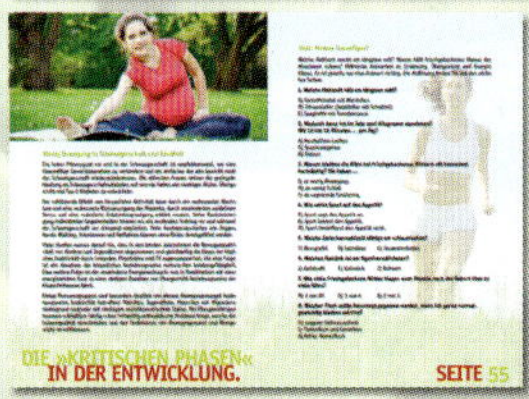

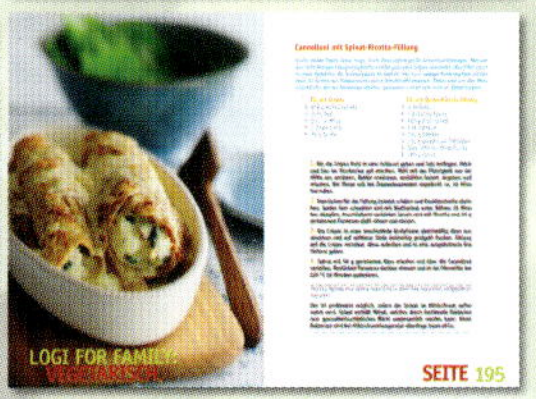

www.systemed.de | www.logi-aktuell.de

systemed verlag